Frank-P. Bossert, Wolfgang Jenrich, Klaus Vogedes

Leitfaden Elektrotherapie

Frank-P. Bossert, Wolfgang Jenrich, Klaus Vogedes

Leitfaden Elektrotherapie

Mit Anwendungen bei über 130 Krankheitsbildern

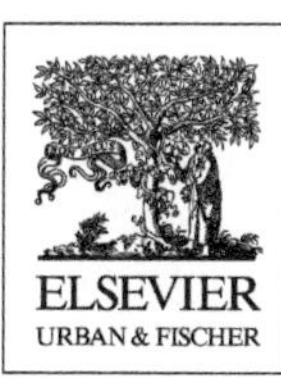

URBAN & FISCHER
München · Jena

Zuschriften und Kritik an:
Elsevier GmbH, Urban & Fischer Verlag, Lektorat Fachberufe, Karlstraße 45, 80333 München

Wichtiger Hinweis für den Benutzer

Die Erkenntnisse in der Medizin unterliegen laufendem Wandel durch Forschung und klinische Erfahrungen. Die Autoren dieses Werkes haben große Sorgfalt darauf verwendet, dass die in diesem Werk gemachten therapeutischen Angaben (insbesondere hinsichtlich Indikation, Dosierung und unerwünschten Wirkungen) dem derzeitigen Wissensstand entsprechen. Das entbindet die Nutzer dieses Werkes aber nicht von der Verpflichtung, ihre therapeutischen Entscheidungen in eigener Verantwortung zu treffen.
Wie allgemein üblich wurden Warenzeichen bzw. Namen (z. B. bei Pharmapräparaten) nicht besonders gekennzeichnet.

Bibliografische Information Der Deutschen Bibliothek
Die Deutsche Bibliothek verzeichnet diese Publikation in der Deutschen Nationalbibliografie; detaillierte bibliografische Daten sind im Internet unter http://dnb.ddb.de abrufbar.

1. Auflage 2006

Der Urban & Fischer Verlag ist ein Imprint der Elsevier GmbH.

06 07 08 09 10 5 4 3 2 1

Um den Textfluss nicht zu stören, wurde bei Patienten und Berufsbezeichnungen die grammatikalisch maskuline Form gewählt. Selbstverständlich sind in diesen Fällen immer Frauen und Männer gemeint.

Planung: Ines Mergenhagen, München
Lektorat: Hilke Dietrich, München
Redaktion: Verena Trautmann, München
Herstellung: Hildegard Graf, München
Satz: Mitterweger & Partner, Plankstadt
Druck und Bindung: Clausen & Bosse, Leck
Fotos: Frank-P. Bossert, Klaus Vogedes, Düsseldorf
Grafiken: Wolfgang Jenrich, Potsdam
Zeichnungen: Frohse/Fränkel: Die Muskeln des menschlichen Armes/Beines, Gustav Fischer, Jena 1913
Titelfotografie: Frank-P. Bossert, Klaus Vogedes, Düsseldorf
Umschlaggestaltung: Zwischenschritt/Rainald Schwarz, Meike Sellier, München

ISBN-13: 978-3-437-48100-0
ISBN-10: 3-437-48100-2

Aktuelle Informationen finden Sie im Internet unter http://www.elsevier.de und http://www.elsevier.com

Geleitwort

Die Elektrotherapie ist ein wichtiger Teil der modernen Physiotherapie. Fachkenntnisse und Qualität rücken immer mehr in das Interesse des Therapeuten, des Arztes und auch der Kostenträger. Neben den klassischen Lehrbüchern wird es deshalb immer wichtiger, einen kompakten Leitfaden für die tägliche Praxis zur Hand zu haben, der die genannten Anforderungen erfüllt und gleichzeitig in übersichtlicher Form den Einsatz der Elektrotherapie bei verschiedenen Krankheitsbildern beschreibt.
Das vorliegende Buch ist ein gelungenes Werk für den Anwender „vor Ort", der klare Therapievorschläge sucht und dennoch auf die Darstellung der theoretischen Hintergründe nicht verzichten will. Ich wünsche den Autoren ein umfangreiches Feedback von den Lesern.

Prof. Dr. med. Thomas Mokrusch
Präsident der Deutschen Gesellschaft
für Elektrostimulation und Elektrotherapie e.V. (GESET)

Vorwort

Das vorliegende Werk vereint die wissenschaftlichen Grundlagen und Erkenntnisse mit einer Vielzahl von Anwendungsmöglichkeiten der Elektrotherapie und Elektrostimulation in den verschiedenen medizinischen Kliniken. Die ausgewählten elektrotherapeutischen Verfahren zu den verschiedenen Krankheitsbildern beruhen auf den im ersten Teil des Buches beschriebenen Grundlagen, den wissenschaftlichen Erkenntnissen, sowie den über viele Jahre hinweg gemachten Erfahrungswerten. Beschrieben werden neben den altbewährten Verfahren, wie sie die Galvanisation, oder die Diadynamischen Ströme darstellen, auch die neueren Entwicklungen, wie der Peroneusstimulator und KENS (Kälteassistierte Elektrische Nervenstimulation). Dieser Leitfaden soll sowohl den Klinikern, als auch den in niedergelassener Praxis tätigen Ärzten und dem nichtärztlichen Therapiepersonal in Klinik und Praxis stets als unabdingbares Nachschlagewerk für die Elektrotherapie dienen.

Wir danken den Institutionen Evangelisches Krankenhaus Düsseldorf, dem Klinikum Ernst von Bergmann Potsdam und dem Neuro-Centrum Düsseldorf, durch welche wir mit großer Unterstützung die Möglichkeit hatten, unsere klinischen Erfahrungen mit der Elektrotherapie am Patienten weiter zu vertiefen.

Besonders möchten wir aber auch Frau Barbara Bellardts, Herrn Wolfgang Ziefer und Frau Jennifer Wilbers erwähnen, die bei der Erstellung des Manuskriptes einen nicht unerheblichen Aufwand hatten.

Wir danken auch den Lektorinnen, Frau Ines Mergenhagen und Frau Hilke Dietrich, der Herstellerin Frau Hildegard Graf, sowie Frau Verena Trautmann für die redaktionelle Bearbeitung.

Ebenso richtet sich unser Dank an unsere Familien, die in der Phase der Erstellung des Buches häufig auf die gemeinsame Zeit mit uns verzichten mussten.

Düsseldorf und Potsdam
im Frühjahr 2006

Frank-P. Bossert
Dr. med. Wolfgang Jenrich
Klaus Vogedes

Kleine Bedienungsanleitung

Dieser Leitfaden Elektrotherapie soll als Nachschlagewerk direkt in der Praxis einsetzbar sein. Wir haben daher eine komprimierte und übersichtlich strukturierte Darstellung gewählt, die einen schnellen Zugriff auf die gesuchte Information ermöglicht: Der Text bietet kurz und knapp alle nötigen Informationen und Details, auf den Abbildungen lässt sich mit einem Blick das korrekte Anlegen der Elektroden erkennen.
Im ersten Teil des Buches werden die elektrotherapeutischen Grundlagen beschrieben. Ab Kapitel 9 finden Sie die elektrotherapeutischen Verfahren für zahlreiche Krankheitsbilder – mit kurzer Beschreibung, Therapiezielen, optimaler Elektrodenanlage und Dosierungshinweisen.

 Tipps, Tricks und Hinweise auf vermeidbare Fehler sind durch die Mausefalle gekennzeichnet.

Ein Abkürzungsverzeichnis findet sich auf der nächsten Seite.

Zugangswege zur Information
Auf der zweiten Seite des Leitfadens gibt es eine Übersicht über die Kapitel des Buches, zu Beginn jedes Kapitels gibt es ein ausführliches Inhaltsverzeichnis.

Abkürzungsverzeichnis

A	Ampère
AMS	amplitudenmodulierte Ströme
ASTE	Ausgangsstellung
bds.	beidseits
BWS	Brustwirbelsäule
ca.	circa
Cl	Chlor
cm	Zentimeter
CP	Modulé en courtes periodes
d. h.	das heißt
DF	Diphasé fixe
EHA	Elektrodenhautabstand
EMG	Elektromyographie
ENG	Elektroneurographie
ggf.	gegebenenfalls
H	Wasserstoff
HF	Hochfrequenz
Hz	Hertz
HWS	Halswirbelsäule
i.d.R.	in der Regel
I/t-Kurve	Stromstärke/Impulsdauer
IF	Interferenz
IGeL	individuelle Gesundheitsleistung
IR	Infrarot
K	Kalium
kHz	Kilohertz
LIB	Long impulse bidirectional
LP	Modulé en longues periodes
LWS	Lendenwirbelsäule
M.	Musculus
m	Meter
m/s	Meter pro Sekunde
mA	Milliampère
max.	maximal
MFT	Muskelfunktionstest
MHz	Megahertz
Min.	Minute
Mm.	Musculi
ms	Millisekunde
mV	Millivolt
N.	Nervus

Na	Natrium
NF	Niederfrequenz
nm	Nanometer
o.g.	oben genannt
OP	Operation
PNF	Propriozeptive neuromuskuläre Fazilitation
QF	Querfinger
s. o.	siehe oben
Sek.	Sekunde
SL	Seitlage
sog.	sogenannt
tägl.	täglich
TENS	transkutane elektrische Nervenstimulation
u. a.	unter anderem
u.U.	unter Umständen
V	Volt
v.a.	vor allem
VA-Skala	visuelle Analogskala
vgl.	vergleiche
W	Watt
WHO	Weltgesundheitsorganisation
Wo.	Woche
WS	Wirbelsäule
z. B.	zum Beispiel
Z.n.	Zustand nach

1

Grundlagen

1

Geschichte

Die ersten Aufzeichnungen zur Elektrotherapie stammen von dem Arzt *Scribonius Largus* (ca. 30–54 n. Chr.) über die Behandlung von Beschwerden des Bewegungsapparates mit Zitterrochen, die in ihrer Muskulatur Spannungen bis 1000 Volt erzeugen können.
Die in Reibungselektrisiermaschinen erzeugte Elektrizität wurde erstmals von *Kratzenstein* 1741 zur Therapie eingesetzt.
Nach der Erfindung der Gleichstrombatterie (Voltasche Säule) 1799 durch *Volta* war die Behandlung mit ununterbrochenem und unterbrochenem (mittels eines Wagnerschen Hammers im Induktionsapparat nach Faraday 1831) Gleichstrom möglich. Nach den bekannten Elektrophysiologen wurde die Behandlung mit diesen Strömen *Galvanisation* und *Faradisation* genannt. Durch umfangreiche Untersuchungen mit galvanischen und faradischen Strömen entwickelte *Duchenne* in Frankreich die erste moderne Bewegungsphysiologie (1867). Das erste Handbuch der Elektrotherapie mit einer genauen Beschreibung der Reizpunkte wurde 1886 von *Erb* herausgegeben. Umfangreiche Studien zur Topographie der Reizpunkte erfolgten seit 1898 durch *Cohn*, welcher auch viel besuchte Kurse zur Elektrotherapie an der Berliner Universität durchgeführt hat.
Nach der Entdeckung der elektromagnetischen Wellen 1888 durch *Hertz* wurden von *D'Arsonval* 1892 hochfrequente, jedoch stark gedämpfte, d. h. sehr schnell in der Intensität abklingende Ströme mit langer Pause (ohne ausreichende Wärme-, sondern nur mit Hautreizwirkungen) in die Therapie eingeführt. Mit dem 1891 von *Tesla* entwickelten Transformator konnte *v. Zeyneck* 1894 Wärmewirkungen der Hochfrequenzströme nachweisen und mit dem 1905 von *Paulsen* entwickelten Funkenstreckensender thermische therapeutische Durchwärmungen (Thermopenetration) bei Patienten erzielen. 1907 nannte *Nagelschmidt* dieses Verfahren Diathermie, welches infolge seiner Wellenlänge von 300 m (= Langwellen) Isolatoren, wie z. B. Luft, nicht überbrücken konnte. Deshalb musste der Hochfrequenzstrom über Elektroden dem Körper zugeführt werden. Nach dem Bau der Elektronenröhre 1927 durch *Esau* wurde 1929 durch *Schliephake* die Kurzwellenkondensatorfeldmethode mit dem Abstandsprinzip therapeutisch eingesetzt.
Ab 1934 wurde durch *Kowarschik* in Wien und durch *Merriman, Holmquist und Osborne* in den USA die Spulenfeldmethode zu Heilzwecken genutzt. *Kowarschik* führte außerdem die Exponentialimpulse zur selektiven Behandlung schlaffer Lähmungen ein.
Als Folge der Entwicklung der Radartechnik im 2. Weltkrieg konnte *Krusen* 1946 mit Magnetronröhrengeräten die ersten Behandlungen mit Mikrowellen durchführen. Seit 1938 wurde der Ultraschall durch *Pohlman* zur Therapie von Erkrankungen des Bewegungsapparates und des peripheren Nervensystems verwendet.

Nach dem 2. Weltkrieg kamen in der Reizstromtherapie neben den variabel einstellbaren Impulsströmen auch so genannte präformierte Ströme, wie z. B. die Diadynamischen Ströme nach *Bernard*, der Ultrareizstrom nach *Träbert* oder die Impulsgalvanisation nach *Jantsch* zum Einsatz. Gleichzeitig wurden die Mittelfreqenzströme als Interferenzstrom durch *Nemec* und als amplitudenmodulierter Mittelfrequenzstrom durch *Jasnogorodski* in die Therapie eingeführt.

Die Entwicklung der modernen Mikroelektronik ermöglichte, begünstigt durch die 1965 veröffentlichte Gate control theory von *Melzack und Wall*, den Bau kleiner Taschenstimulatoren zur transkutanen elektrischen Nervenstimulation (TENS) und zur Myostimulation. Die technische Weiterentwicklung der Geräte in Richtung Computersteuerung gestattet sowohl die Abgabe vielfältiger Stromformen, z. B. auch die extrem kurzer Impulse mit hohem Spannungsbedarf (Hochvolttherapie), als auch die Abspeicherung aller gewählten Parameter.

Physikalische Grundlagen

Atome

Ein Atom besteht aus einem Atomkern und einer Atomhülle. Der positiv geladene Kern setzt sich aus positiv geladenen Protonen und neutralen Neutronen zusammen. In der Hülle umkreisen negativ geladene Elektronen den Kern. Entspricht die Anzahl der kreisenden Elektronen der Anzahl der positiven Kernladungen, dann ist das Atom elektroneutral. Aus dem Atomverband können Elektronen austreten (Dissoziation), wodurch der Atomrest elektropositiv wird. Überwiegen die negativen Ladungen der Elektronen gegenüber den positiven Ladungen des Atomkerns, so liegt ein negativ geladenes Ion (Anion) vor. Umgekehrt liegt ein positiv geladenes Ion (Kation) vor, wenn es mehr positive Ladungen des Atomkerns gibt als negative Ladungen der Elektronen.

Elektronen

Die frei gewordenen Elektronen können sich anderen Atomen anschließen, die andererseits wieder Elektronen abgeben können. In Stromleitern erster Ordnung findet dauernd ein Austausch von Elektronen zwischen den Atomen statt. Die Bewegungen in allen Richtungen ordnen sich bei Anlage einer Gleichstromquelle, die Elektronen wandern nur noch in Richtung der Anode (von minus nach plus).

Moleküle sind Verbindungen mehrerer Atome.

Es werden ruhende und bewegte Ladungen unterschieden. Ruhende Ladungen können sich anziehen (ungleichnamige) oder abstoßen (gleichnamige). Bewegte Ladungen liegen bei elektrischen Strömen mit dem Wandern von Elektronen oder Ionen vor.

1

Stromquellen

Als Stromquellen dienen Batterien und Akkumulatoren zur Abgabe von Gleichstrom und Generatoren zur Erzeugung von Wechselstrom für das technische Netz.

Elektrische Leitfähigkeit

In Bezug auf die Leitfähigkeit für elektrischen Strom werden Stromleiter erster und zweiter Ordnung sowie Nichtleiter unterschieden.

Stromleiter erster Ordnung

- Ladungstransport durch negativ geladene Elektronen
- Elektronen können aus dem Atomverband austreten, sich frei bewegen bzw. sich wieder anderen Atomen anschließen
- Ungerichtete Bewegung der Elektronen wird durch Anlegen einer Spannung geordnet, sie bewegen sich zur Anode
- Elektropositive Atomverbände bleiben am Ort, sich bewegende positive Ladungsträger gibt es im Stromleiter erster Ordnung nicht
- Beispiel: Metalle.

Stromleiter zweiter Ordnung

- Ladungstransport durch wandernde Ionen von Salzen, Säuren oder Basen
- Moleküle dissozieren in wässriger Lösung in positiv oder negativ geladene Ionen
- Beim Anlegen einer Spannung bewegen sie sich zur Kathode oder Anode. Der Stromfluss erfolgt also durch Wanderung zweier entgegengesetzt geladener Ionengruppen
- Beispiel: alle Salzlösungen, und damit ein großer Anteil des Körpers.

Nichtleiter/Isolatoren

- Stoffe, in denen weder Elektronen aus den Atomverbänden austreten, noch sich Ionen bilden können
- Stromfluss in ihnen ist nicht möglich, da Ladungsträger fehlen
- Beispiel: Porzellan.

Elektrische Leitfähigkeit einzelner Gewebe

Die elektrische Leitfähigkeit der einzelnen Gewebe des menschlichen Organismus ist sehr verschieden. Sie hängt vom Flüssigkeitsgehalt der Gewebe ab und ist umso größer, je mehr Ionen im Gewebe vorhanden sind.

- Gute Stromleiter: Blut, Harn, Lymphe, Liquor, die parenchymatösen Organe und die Muskulatur
- Relativ schlechte Stromleiter: Fettgewebe, Sehnen, Gelenkkapseln, myelinisierte Nerven und Knochen
- Nichtleiter: Hornschicht der trockenen Haut, Nägel und Haare.

In der Haut fließt der Strom überwiegend über die Ausführungsgänge der Schweiß- und der Talgdrüsen.

Stromverlauf

Die verschiedene Leitfähigkeit der Gewebe des Organismus ist der Grund dafür, dass der Strom im Körper nicht geradlinig, sondern in Richtung des geringsten elektrischen Widerstandes im interzellulären Raum und entlang der Blut- und Lymphgefäße fließt. Das sind Gebiete mit der höchsten Stromdichte, d. h. mit der höchsten Stromstärke pro durchströmtem Querschnitt.

Widerstand und Stromdichte

Der Hauptanteil des Widerstandes entfällt auf die Haut. Aber auch die tiefer gelegenen Gewebe beeinflussen den Stromverlauf und damit die Stromdichte unterschiedlich. Bei der Galvanisation ist der ungleichmäßige Stromverlauf infolge des Ohmschen Widerstandes stärker ausgeprägt als bei der Anwendung des Mittelfrequenzstromes (Abnahme mit steigender Frequenz) und damit sind tiefe Strukturen nur bedingt direkt erreichbar. Eine reflektorische Tiefenwirkung ist damit jedoch nicht ausgeschlossen. Bei unterschiedlichen Elektrodengrößen ist die kleinere Elektrode wegen ihrer höheren, allerdings oberflächennahen Stromdichte die aktive. Mit kleinen Punktelektroden sollten nur oberflächliche, eng umgrenzte Bereiche behandelt werden.

Stromstärke, Stromleistung

Die **Stromstärke** ist die Ladungsmenge, die pro Zeiteinheit durch den Querschnitt eines Leiters fließt und wird in **Ampère (A)** gemessen. In der Elektrotherapie werden Ströme von Tausendstel Ampère (mA) verwendet.
Die **Spannung** entsteht durch die Potentialdifferenz zwischen einem Ort mit Elektronenüberschuss und einem Ort mit Elektronenmangel und wird in **Volt (V)** gemessen. Jeder Leiter setzt dem Stromfluss einen Widerstand entgegen.
Der **Widerstand** ist abhängig vom Material des Leiters, seiner Temperatur, Länge und Querschnitt. Nach dem Ohmschen Gesetz verhält sich die Stromstärke proportional der Spannung und umgekehrt proportional dem Widerstand. Die Einheit des elektrischen Widerstandes ist **Ohm (Ω)**.
Die Größe der durch einen Strom erzielten **Leistung** ergibt sich aus dem Produkt aus Stromstärke und Spannung und wird in **Watt (W)** gemessen.

Erregungsphysiologie

Reize

Die Rezeptoren der Haut und der Muskulatur mit den Sehnen reagieren auf mechanische Reize wie Druck, Berührung, Vibration, Stellungen, Bewegungen, Kraft sowie auf thermische Reize und Schmerzreize.

Im Gegensatz zu diesen natürlichen Reizen reagieren erregbare Nerven- und Muskelzellen auf einen künstlichen elektrischen, mit einer Mindeststärke und Mindestdauer wirkenden Reiz mit einer Erregung. Diese Erregung äußert sich als elektrische Entladung der Membran. Ein Reiz mit ausreichender Schwellenstärke vermindert das Ruhemembranpotential und das Aktionspotential beginnt.

Ruhemembranpotential

Im unerregten Zustand besteht eine bioelektrische Potentialdifferenz zwischen Innen- und Außenseite erregbarer biologischer Membranen, die auf Unterschieden der intra- und extrazellulären Ionenkonzentrationen und Ungleichheiten der Membranpermeabilitäten, v. a. für K^+ und Na^+-Ionen beruht.
Die Zellmembran der Nervenzelle und ihrer Fasern besitzt ein Ruhemembranpotential von −70mV. Mit Hilfe von Ionenpumpen werden als Vorbedingungen für das Aktionspotential Konzentrationsgradienten geschaffen. Intrazellulär befinden sich vorwiegend K^+ und extrazellulär vor allem Na^+ und Cl^-.

Aktionspotential

Das Aktionspotential dient der Signalfortleitung durch eine kurzzeitige Änderung des Membranpotentials.

Depolarisation

Der Mechanismus der Erregung geht mit einer Permeabilitätsänderung für Na^+-Ionen einher. Beim Aufbringen negativer Ladungen auf die Außenseite der Membran steigt die Na^+-Leitfähigkeit der Membran an und Na^+-Ionen strömen in das Innere der Nervenfaser. Die Membran wird depolarisiert, d. h. das Membranpotential wird weniger negativ. Gleichzeitig erfolgt ein vermehrter K^+-Ausstrom. Bei einer Depolarisation des Ruhepotentials um 20−50mV wird die Reizschwelle erreicht, es erfolgt eine starke Vergrößerung der Na^+-Durchlässigkeit und ein erheblicher Na^+-Einstrom. Das Membranpotential erreicht als Aktionspotential den positiven Ladungsbereich von +20 bis +50mV.

Repolarisation

Schon während der Depolarisation beginnt ein Gegenregulationsprozess, um das Ruhepotential wiederherzustellen. Diese Repolarisation beinhaltet eine Inaktivierung des Transportmechanismus der Na^+-Ionen und eine Erhöhung der K^+-Permeabilität der Membran.

Absolute und relative Refraktärperiode

In der Zeit des Permeabilitätswechsels (Depolarisation) ist die Nervenfaser nicht erregbar (absolute Refraktärperiode). In der anschließenden Repolarisationsphase ist die Reizschwelle erhöht (relative Refraktärperiode).

Erregungsleitung

Die Erregung pflanzt sich bei markarmen (myelinarmen), nicht segmentierten Nervenfasern kontinuierlich fort. Die Leitungsgeschwindigkeit ist langsam.
Bei markreichen, segmentierten Nervenfasern erfolgt die Erregungsleitung mit erhöhter Geschwindigkeit saltatorisch in Sprüngen von Schnürring zu Schnürring.

Leitungsgeschwindigkeit

Verschiedene Fasern haben unterschiedliche Leitungsgeschwindigkeiten:

- Dicke A-Alpha-Fasern aus primären Muskelspindelafferenzen und zur efferenten Versorgung der Skelettmuskeln leiten mit 80–100 m/s.
- Dünnere A-Beta-Fasern für die Berührungs- und Druckafferenzen aus der Haut leiten mit 50–60 m/s.
- Noch dünnere A-Gamma-Fasern zur motorischen Versorgung der Muskelspindeln und A-Delta-Fasern für die Temperaturafferenzen aus der Haut leiten mit 10–20 m/s.
- Die sympathischen präganglionären B-Fasern leiten mit einer Geschwindigkeit von 3–8 m/s und sind die langsamsten Nervenfasern.
- Die marklosen sympathischen postganglionären C-Fasern und die C-Fasern für die nozizeptiven Hautafferenzen leiten mit einer Geschwindigkeit von 0,5–2 m/s.

Künstliche elektrische Reizung des Nerven

Zum Auslösen der Erregung einer Nervenfaser benötigt man eine ausreichende Stromdichte (= Stromstärke durch Fläche). Die Stromstärke, die gerade eine Erregung auslöst, ist die Schwellenstromstärke. Bei Überschreiten der Schwelle wird sofort eine volle Erregung erzielt. Die Einzelfaser reagiert nach der „Alles-oder-Nichts-Regel". Trotzdem steigt mit zunehmender Reizstärke das Summenaktionspotential an, da die einzelnen Fasern im Nerv eine unterschiedliche Schwelle besitzen. Außer einer ausreichenden Stromstärke zur Auslösung einer Erregung muss auch die Zeitdauer des Stromreizes lang genug sein. Da sofort nach Beginn der Stromeinwirkung gegenläufige Prozesse im Nervengewebe auftreten, ist für die Wirkung des elektrischen Reizes auch die Geschwindigkeit der Potentialänderung bzw. die Anstiegssteilheit des Reizes wichtig.
Der physiologische Elektrotonus ist die Gesamtheit der Erregbarkeitsänderungen, die der Strom im Nerv hervorruft. Die Kathode an der Außenseite des Nervs bewirkt eine erhöhte Erregbarkeit: Depolarisation der Membran. Die Anode an der Außenseite des Nervs vergrößert das Membranpotential und erschwert den Erregungseintritt. Schaltet man den Strom aus, kommt es zur Entladung der polarisierten Grenzflächen und besonders unter der Anode zu einer Senkung des Membranpotentials mit einer Öffnungszuckung.

1

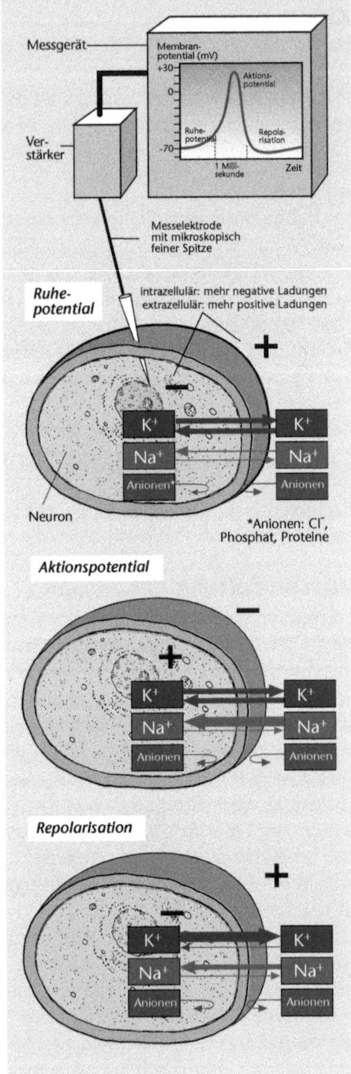

Abb. 1.1: Ladungsverschiebung

Unter der Kathode ist beim Ausschalten des Stroms demgegenüber die Erregbarkeit herabgesetzt.
Reizt man einen isolierten Nerv durch Schließen und Öffnen eines Gleichstroms, so findet man bei schwachem Strom zuerst eine **Kathodenschließungszuckung**, bei Verstärkung des Stromes eine **Anodenschließungszuckung**, bei weiterer Verstärkung eine **Anodenöffnungszuckung** und zuletzt eine **Kathodenöffnungszuckung**. Diese Gesetzmäßigkeit gilt nur für den isolierten Nerv.
In der Praxis führen die nicht exakt definierten Bedingungen für die Stromzuleitung der zu reizenden Gebilde und deren unbekannte tatsächliche Stromeintritts- und Stromaustrittsstellen oft zu anderen Reizverhältnissen: Erregung unter der Anode und Senkung der Erregbarkeit unter der Kathode. Aus diesen Gründen ist die polare Erregbarkeit kein verlässliches diagnostisches Merkmal. Die Möglichkeit des Wirkungswechsels gilt für alle Polangaben in der Elektrotherapie.

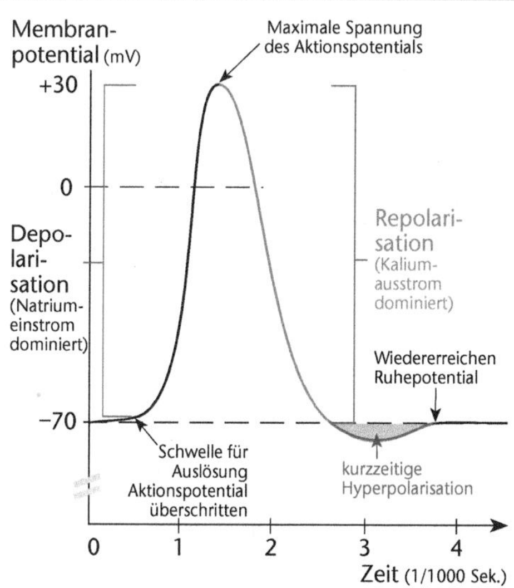

Abb. 1.2: Zeitlicher Ablauf des Aktionspotentials

1

Einteilung nach dem Frequenzspektrum

Frequenzspektrum

Die Elektrotherapie wird nach dem Frequenzspektrum eingeteilt in:

- Galvanisation: 0 Hz
- Niederfrequenztherapie: 1 – 1.000 Hz
- Mittelfrequenztherapie: 1.000 – 100.000 Hz
- Hochfrequenztherapie: > 100.000 Hz
- Ultraschalltherapie: ≥ 800.000 Hz

Die Hochfrequenztherapie wird wegen ihrer Wärmewirkung auch der **Thermotherapie** zugeordnet.

Die Ultraschalltherapie zählt aufgrund der elektrisch erzeugten mechanischen Wellen auch zu der **Mechanotherapie**.

Stromformen

Die therapeutischen Stromformen im Nieder- und Mittelfrequenzbereich können in Impuls- und in Wechselströme eingeteilt werden. Die Galvanisation hat stets die gleiche Amplitude und ist deshalb nicht geformt.

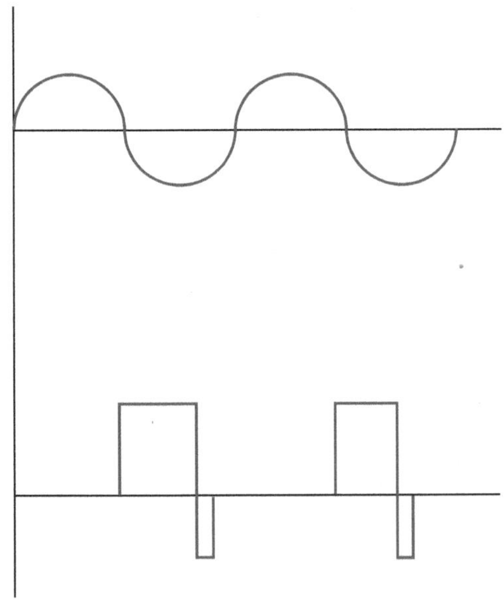

Abb. 1.3: Wechsel- und Impulsströme

Impulsströme

- Bei Impulsströmen erfolgt nach jedem Stromimpuls eine Pause.
- Impulsströme können **monophasisch** (gleichgerichtet) oder **biphasisch** (Stromrichtung wechselnd) sein. Biphasische Ströme werden in symmetrische und asymmetrische eingeteilt. Bei den asymmetrischen Strömen werden balancierte und nichtbalancierte unterschieden (☞ 3.1).

Wechselströme

- Bei Wechselströmen gehen die einzelnen Impulse ineinander über.
- Wechselströme werden nur symmetrisch in Form des Trägerfrequenzbandes der Mittelfrequenzströme verwendet.

Impulsformen

- sinusförmig
- rechteckig
- dreieckig oder
- nadelförmig.

Impulsparameter

- die Impulsdauer
- die Phasendauer (bei monophasischen Impulsen: Phasendauer = Impulsdauer)
- das Impulsintervall (Pausendauer)
- die Anstiegs- und die Abfallzeit.

Modulation einer Impulsfolge

- Amplituden-
- Pulsdauer- oder
- Frequenzmodulation.

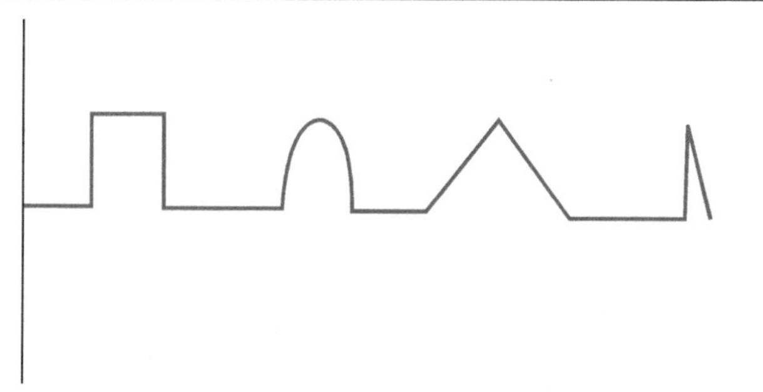

Abb. 1.4: Impulsformen: Rechteck-, Sinus-, Dreieck- und Nadelimpuls

1

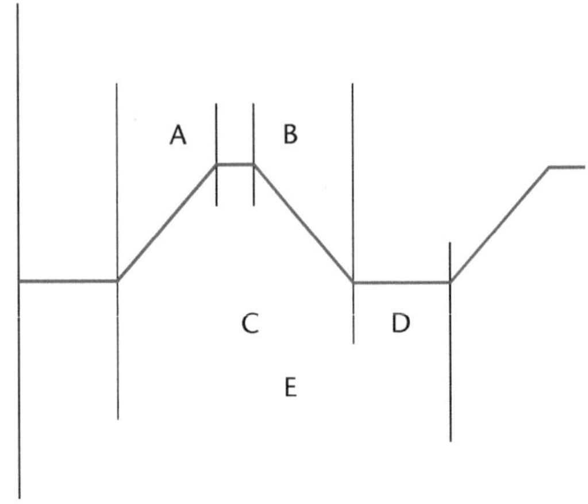

Abb. 1.5: Impulsparameter: A – Anstiegszeit, B – Abfallzeit, C – Impulsdauer, D – Impulsintervall, E – Periodendauer

Modulation ist die Veränderung einer Impulsfolge zur Verminderung eines Gewöhnungseffektes. Die Veränderungen der Impulsfolge betreffen die Höhe, die Breite oder den Abstand der Impulse. Am häufigsten kommt die Amplitudenmodulation zum Einsatz. Eine motorisch schwellige Applikation einer ununterbrochenen Impulsfolge bewirkt eine Dauerkontraktion mit einer Zunahme von Verspannungen und einer Abnahme der Durchblutung. Eine Dauerkontraktion lässt sich durch eine Unterbrechung der Impulsfolge vermeiden. Wird eine Impulsfolge unterbrochen, tritt nach einer bestimmten Menge von Impulsen eine Pause ohne Impulse ein. Der Übergang von Pausen und Impulsen kann schlagartig erfolgen, d. h. der erste Impuls besitzt die volle Amplitudenhöhe und nach dem letzten Impuls mit voller Amplitudenhöhe erfolgt die Pause.

Die andere Möglichkeit des Überganges ist eine langsame Steigerung der Amplitudenhöhe der Impulse und eine langsame Absenkung der Amplitudenhöhe vor Eintritt der Pause. Die Gruppierungen von Impulsen mit schlagartigem Übergang zwischen diesen und den Pausen werden als (ungeschwellte) **Gruppen** bezeichnet; die mit langsam ansteigender und dann absteigender Intensität als **Schwellungen**. In der Literatur werden z. T. auch Schwellungen als Gruppen bezeichnet, da manche Hersteller in ihren Geräten nicht zwischen harten, etwas unangenehmen Gruppen und sehr langsamen, ebenfalls unangenehmen Schwellungen unterscheiden, sondern generell alle Übergänge mit einer geringen, besonders angenehmen Schwellung von 5–10 % der Schwellungsdauer versehen.

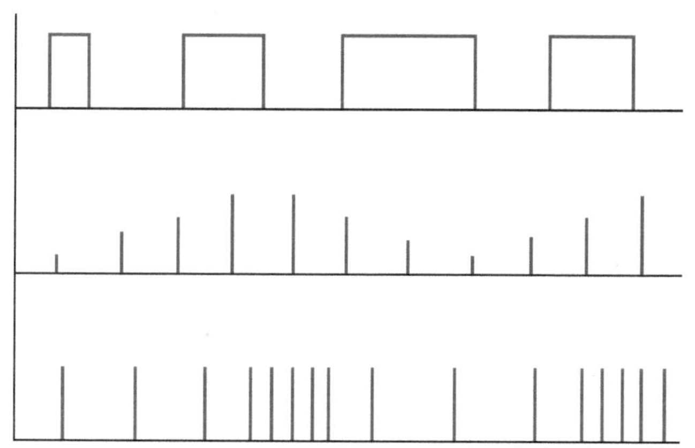

Abb. 1.6: Impulsfolgenmodulation: Pulsdauer, Amplitude, Frequenz

Gerätesicherheit

Nach der **Medizinprodukte-Betreiberverordnung** (MPBetreibV) vom 29.6.1998 dürfen Medizinprodukte nur ihrer Zweckbestimmung entsprechend von Personen mit der erforderlichen Sachkenntnis betrieben werden. Kombinationen von Geräten müssen entsprechend der Zweckbestimmung und Sicherheit geeignet sein.

Der Anwender muss sich vor der Anwendung von der Funktionsfähigkeit des Gerätes zu überzeugen.

Die in der Anlage 1 der MPBetreibV aufgeführten Medizinprodukte, zu denen *„Medizinprodukte zur Erzeugung und Anwendung elektrischer Energie zur unmittelbaren Beeinflussung der Funktion von Nerven und/oder Muskeln .... (mit Ausnahme batteriebetriebener Reizstromgeräte)"* gehören, dürfen nur nach einer Funktionsprüfung und nach einer Einweisung des Behandlers mit Beleg durch eine vom Hersteller beauftragte Person durch das eingewiesene Personal genutzt werden.

Nach den Angaben des Herstellers hat der Betreiber fristgemäß (ansonsten spätestens alle 2 Jahre) sicherheitstechnische Kontrollen mit Protokoll durchführen zu lassen.

Für die Produkte der Anlage 1 ist ein **Medizinproduktebuch** zu führen. In das Medizinproduktebuch sind der Typ, die Gerätenummer, die Funktionsprüfungen, die Namen des Einweisers, der Einzuweisenden, die Zeit-

punkte der Einweisungen, die sicherheitstechnischen Überprüfungen und die Funktionsstörungen einzutragen.
Für alle aktiven (energetisch durch eine Strom- oder eine andere Energiequelle, jedoch nicht durch den menschlichen Körper oder die Schwerkraft betriebenen) Medizinprodukte ist ein **Bestandsverzeichnis** mit den Angaben Gerätetyp, Gerätenummer, Hersteller, CE-Kennzeichnung, Standort und Fristen der sicherheitstechnischen Kontrollen zu führen.
Die Gebrauchsanweisungen der Geräte müssen jederzeit zugänglich sein.
Die Medizinproduktebücher müssen ebenso jederzeit zugänglich sein und noch 5 Jahre nach Außerbetriebnahme des Gerätes aufbewahrt werden.

Jede Funktionsstörung, Eigenschaft, Kennzeichnung oder Bedienungsanweisung des Medizinproduktes, die zum Tode oder einer schwerwiegenden Verschlechterung des Gesundheitszustandes geführt hat oder hätte führen können, ist unverzüglich dem Bundesinstitut für Arzneimittel und Medizinprodukte, Friedrich-Ebert-Allee 38, 53113 Bonn zu melden (Meldung über Vorkommnisse).

2

Galvanisation

Physikalische Grundlagen

Die Galvanisation ist die therapeutische Anwendung eines Stromes mit konstanter Stärke und Richtung, d. h. Frequenz = 0.

Kationen (Na^+, Ca^{2+}, K^+) bewegen sich unter der Einwirkung des galvanischen Stroms zur Kathode, Anionen (NO_3^-, SO_4^-, Cl^-, CO_3^-) zur Anode.

Polarisierung des Gewebes

Die Ionen bewegen sich mit unterschiedlicher Geschwindigkeit. So wandert z. B. das H^+-Ion viermal so rasch wie das Cl^--Ion und siebenmal so rasch wie das Na^+-Ion. Die unterschiedliche Wanderungsgeschwindigkeit der Ionen bewirkt Veränderungen des Elektrolytmilieus.
Es kommt zu Veränderungen des Ladungszustandes an den Zellmembranen. An jeder Zelle bilden sich virtuelle Elektroden mit anodischer und kathodischer Seite aus.
Diese Polarisierung der Gewebe führt zum Auftreten einer elektromotorischen Kraft, die dem Stromfluss entgegenwirkt und damit den Widerstand des Gewebes erhöht. Eine besonders intensive Polarisierung bildet sich in der Haut, den Faszien und Sehnen aus.

Änderung der Zellmembraneigenschaften

Die Durchlässigkeit der Zellmembranen ändert sich unter dem Einfluss des galvanischen Stroms, die Diffusions- und Osmoseprozesse verstärken sich, der Gewebestoffwechsel wird intensiver:

- Die **Diffusion** gleicht die verschiedenen Ionenkonzentrationen beiderseits einer halbdurchlässigen Membran aus.
- Die **Osmose** bewirkt eine Bewegung des Lösungsmittels (Wasser) zum Ausgleich der unterschiedlichen Konzentrationen der gelösten Stoffe innerhalb und außerhalb der Zelle.

Da der galvanische Strom die Konzentrationsunterschiede verstärkt, werden die Diffusion und die Osmose ebenfalls verstärkt ablaufen.

Die Ausprägung dieser Prozesse ist von der Zeitdauer der Anwendung abhängig.

Wirkung

Trophische Wirkung

Die genannten Veränderungen der Ionenkonzentrationen, bzw. des Elektrolytmilieus können zur Beeinflussung des Funktionszustandes der einzelnen Gewebe des Organismus genutzt werden:

- verstärkte Zellteilung des Epithels und des Bindegewebes
- Hautwunden schließen sich schneller
- Epidermis und bindegewebige Strukturen, wie z. B. Sehnen, werden fester und dicker
- ATP-Bildung und Proteinsynthese sind erhöht.

Vasomotorische Wirkung

Die vasomotorische Wirkung ist zweiphasig:

1. Phase: kurze Verengung der Blutgefäße
2. Phase: Erweiterung der Blutgefäße durch Reizung freier vasoaktiver Nervenendigungen (Auslösung von Axonreflexen bei Reizung von C-Fasern).

Äußerlich ist das an einer ausgeprägten Hyperämie unter den Elektroden zu erkennen, v. a. unter der Kathode. Das stärkere Kathodenerythem entsteht infolge einer rascheren Freisetzung vasodilatatorischer Mediatoren als an der Anode.

Bei der galvanischen Hyperämie steigt die Blutflußgeschwindigkeit in den Kapillaren an.

- die Haut ist hellrot verfärbt
- diese Hyperämie hält 1 ½–2 h an
- eine höhere Hyperämiebereitschaft ist auch nach Tagen noch nachweisbar
- Wiedererscheinen des Erythems nach Anwendung thermischer Reize
- fast vollständige Hemmung des Erythems (gemessen an der Reduzierung der kutanen Gefäßreaktionen um ca. 90 %) durch Einsatz eines Lokalanästhetikums (vorherige Applikationen einer entsprechenden Creme) = Blockade der freien Nervenendigungen.

Im Verlauf einer Anwendungsserie wird das Erythem wahrscheinlich infolge einer Entspeicherung und Verarmung vasoaktiver Mediatoren und Transmitter in den Zellen und Nervenendigungen schwächer, nach mehreren Tagen Pause tritt das Erythem wieder in voller Stärke auf.

Reflektorische Wirkung

Es kommt nicht nur zur Erweiterung der oberflächlichen Hautgefäße, sondern auch der tiefer liegenden Gefäße der Muskulatur. Diese reflektorische Wirkung ist bei Anwendung großer Elektroden so intensiv, dass die Durchblutung im gesamten Segment zunimmt. Nachgewiesen ist eine ausgeprägte konsensuelle Wirkung an der Extremität der Gegenseite (ca. 50 % der Wirkung der behandelten Extremität).

- Volumenpulssteigerung nach Galvanisation:
  - behandeltes Bein: 141 %
  - konsensuell: 82 %
  - Dauer der Volumenpulssteigerung: 40 Min.
  - Gehstreckenverbesserung nach Galvanisation: + 41 %
- Steigerung des arteriellen Zuflusses, des venösen und lymphatischen Abflusses
- Resorptionsförderung von Ergüssen, Ödemen und Hämatomen. (Durch die erhöhte Strömungsgeschwindigkeit im kapillären Bereich werden Entzündungsmediatoren, z. B. bei entzündlichen und traumatischen Ödemen, schneller abtransportiert).

Schmerzstillende Wirkung

- tritt unter beiden Elektroden auf, ist jedoch unter der Anode stärker ausgeprägt
- entwickelt sich langsamer als die von Impulsströmen, überdauert jedoch die Stromflusszeit der Galvanisation erheblich.

Der Einsatz der Galvanisation stellt mehr als nur eine symptomatische Therapie der Schmerzstillung dar. Er normalisiert, abhängig vom Ausgangszustand, die Funktion des Nervs insgesamt.

Erregbarkeitssteigernde Wirkung

Infolge der Membranpotentialverschiebungen wird die Reizschwelle des motorischen Nervs lokal um 25–50 % herabgesetzt:

- unter der Kathode stärker ausgeprägt, jedoch ist der Unterschied zur Anode sehr gering
- wird zur Vorbehandlung und als eigenständige Behandlung schlaffer Lähmungen genutzt
- eine Erregung löst der gleichmäßig fließende galvanische Strom allerdings nicht aus, nur eine plötzliche Unterbrechung des Stromflusses (ruckartiges Aus- oder Einschalten) führt zur Kontraktion der Muskulatur.

Wird ein Nerv mit einer Elektrode rückenmarksnah und einer Elektrode muskelnah über eine lange Wegstrecke und mit einer ausreichenden Stromdichte galvanisiert, so ändert sich seine Erregbarkeit. Bei einer proximalen Kathode und einer distalen Anode („aufsteigende Durchströmung“) erhöht sich die Erregbarkeit dieses Nervs und bei umgedrehter Elektrodenanordnung („absteigende Durchströmung“) sinkt sie.

Eine praktische Nutzung dieser elektrotonischen Wirkung erfordert eine mittelgroße Elektrode über dem Rückenmark und eine weit distal befindliche Elektrode im Bereich eines oberflächlichen Verlaufs des Nervs.

Eine Querdurchflutung eines Nervs oder die übliche kurzstreckige Längsdurchflutung bewirkt keine elektrotonischen Wirkungen am gesamten Nerv.

Im Bereich des motorischen Kortex mit seiner bestimmten räumlichen Zellausrichtung führt der Einfluss der Anode (über dem Motorkortex und Kathode über der kontralateralen Stirn, jede Elektrode $35 cm^2$ groß, Intensität 1mA) bei einer Behandlungsdauer von 15 Min. zu einer 90minütigen Erregbarkeitszunahme um 40 % und bei einer umgekehrten Anlage zu einer entsprechenden Erregbarkeitsabnahme.
Eine Strommenge von ca. 50 % des galvanischen Stroms vermag den Schädel zu durchdringen und erreicht die oberste Zellschicht der Hirnrinde. Infolge der hier einsetzenden Streuung des Feldes und der daraus resultierenden Abnahme der Stromdichte können tiefer gelegene Strukturen des Gehirns mit galvanischem Strom nicht wirksam beeinflusst werden.

2

Indikationen und Kontraindikationen

Indikationen

- **Anheben der Schmerzschwelle**
  - als reizmildeste Stromart
  - am Beginn der Behandlungsserie bei akuten Schmerzzuständen von peripheren Nerven, Gelenken und Sehnen (Arthrosen, Arthralgien, Neuralgien, Wurzelreizsyndrome, Neuropathien)
- **Verbesserung der motorischen Erregbarkeit**
  - zur (Vor-)Behandlung schlaffer Lähmungen (☞ Kap. 3.4.2)
- **Abschwellung und Durchblutungsförderung**
  - zur Behandlung frischer Zerrungen und Prellungen
  - bei arteriellen Durchblutungsstörungen
  - zur Trophikverbesserung bei chronischen degenerativen Gelenkerkrankungen; (Trophische Veränderungen des umgebenden Bindegewebes mit einem hemmenden Einfluss auf die Funktionsfähigkeit der zugehörigen Muskulatur sind bei diesen Krankheitsbildern häufig.)

Kontraindikationen

- metallische Fremdkörper und Herzschrittmacher im Behandlungsgebiet
- Blutungen oder Blutungsgefahr
- Emboliegefahr
- Strahlentherapeutisch behandelte oder sensibilitätsgestörte Hautareale.

Durchführung

Applikationsform und Elektrodenanlage

Plattenelektroden und Elektrodenunterlagen

Es werden Plattenelektroden verwendet, eine 2–3 cm dicke Elektrodenunterlage schützt die Haut vor chemischen Verätzungen unter den Elektroden.

Zur Vermeidung einer direkten Berührung der Haut sollten diese Elektrodenunterlagen die Plattenelektroden an jeder Seite um 2 cm überragen. Um den Elektroden-Hautwiderstand zu verringern, sind die Elektrodenunterlagen gut mit warmem Wasser anzufeuchten. Der Hautwiderstand nimmt ebenfalls ab, wenn die Haut vorgewärmt wird (Senkung um das 2- bis 3fache).
Der Abstand der Elektroden voneinander sollte nicht kleiner als der Elektrodendurchmesser sein. Ein Abstand von 3 cm darf wegen der Gefahr von Verätzungen nicht unterschritten werden.
Hautulzerationen, Erosionen, Knochenvorsprünge konzentrieren die Feldlinien. Um Verätzungen zu vermeiden, sollten diese Gebiete bei der Elektrodenanlage ausgespart, bzw. mit einer Fettsalbe abgedeckt werden. Werden die Ulzera direkt behandelt, werden Einmalelektrodenunterlagen verwendet. Die Dosierung bezüglich der Intensität sollte entsprechend dem reduzierten Hautwiderstand angepasst werden.
Bei Hautkontakt durch

- zu kleine/fehlende Elektrodenunterlagen
- fehlende Isolierung der Stromleiter
- zu hohe Dosierung

kommt es durch die entstehenden elektrolytischen Produkte zu sehr schwer heilenden chemischen Verätzungen unter den Elektroden (trockene, schorfige Koagulationsnekrosen durch Säuerung unter der Anode und weiche Kolliquationsnekrosen durch Alkalisierung unter der Kathode).

Allgemeines über Elektroden

- Gleich große Elektroden dienen zur Behandlung eines bestimmten Körpervolumens.
- Bei Anwendung von Mittelfrequenzströmen und biphasischen Niederfrequenzströmen sind beide gleich wirksam.
- Bei monopolaren Niederfrequenzströmen kann die Kathode erregend wirken, die Möglichkeit des Wirkungswechsels der Polarität (☞ 1.3.4) ist dabei zu beachten.
- Bei unterschiedlicher Elektrodengröße ist die kleinere wegen der größeren Stromdichte die differente Elektrode.
- Die differente Elektrode dient als Wirkelektrode, wenn sie sich möglichst nahe am zu behandelnden Substrat befindet. Der unterschiedliche Stromlinienverlauf bei der Längs- und der Querdurchflutung muss entsprechend der Befestigung der größeren indifferenten Elektrode beachtet werden.
- Auch bei der Anwendung von apolaritär wirksamen Mittelfrequenzströmen und biphasischen Impulsströmen ist die kleinere Elektrode die wirksamere.

Elektrodengröße

„Die Galvanisation ist eine Flächen- und keine Punktbehandlung.“ (Kowarschik)

Durch den Einsatz großflächiger Elektroden ist es möglich, auch tiefer gelegene Prozesse (v. a. reflektorisch) zu erreichen und damit die Trophik und die Durchblutung zu verbessern.

Auch bei der Galvanisation von Nervenpunkten werden (relativ groß-) flächige Elektroden und nicht die Punktelektroden verwendet.

Quer- und Längsdurchflutung

Bei der Querdurchflutung erreicht man eine bessere Tiefenverteilung infolge der Nichtnutzung der mehrheitlich längs verlaufenden, aber oberflächlich gelegenen leitenden Strukturen (Gefäße, oberflächlich gelegene Muskeln). Der galvanische Strom muss den weniger gut leitenden Weg in die Gewebetiefe nutzen. Der Verlauf und die Verteilung in der Tiefe (> 2 cm) kann allerdings hierbei nicht exakt bestimmt werden. Deshalb werden bei der Querdurchflutung möglichst große Elektroden verwendet.

Bei der Längsdurchflutung breitet sich der Strom v. a. entlang der oberflächlich gelegenen Gefäße, Nervenstränge und Muskeln aus, sodass die Längsdurchflutung zur gezielten Behandlung von motorischen/sensiblen Nerven und Muskelgruppen eingesetzt werden kann. Muskelgewebe z. B. leitet elektrischen Strom in Längsrichtung 4-mal besser als in Querrichtung.

Dosierung

Das Ein- und Ausschalten des Stromes geschieht ein- und ausschleichend. Wird das Ein- und Ausschalten zu schnell durchgeführt, kommt es zur Reizung und zur Zuckung unter den Elektroden. Aus diesem Grunde darf während der Behandlung auch kein plötzlicher Polwechsel vorgenommen werden.

Die zugeführte Stromdosis ist abhängig von:

- der angewandten Stromstärke
- der Größe der Behandlungsfläche
- der Behandlungsdauer.

Von diesen drei Faktoren können nur die Fläche und die Zeitdauer variiert werden. Da die Fläche entsprechend dem Krankheitsprozess (Größe und Lage des erkrankten Substrats) auszuwählen ist, steht als wichtigster variabler Dosierungsfaktor v. a. die Behandlungsdauer zur Verfügung.

Intensität

Voraussetzung für die richtige Dosierung ist das Vorhandensein einer normalen Gefühlswahrnehmung beim Patienten.

Mit dem Ansteigen der Stromstärke kommt es zu folgenden Empfindungen:

Kribbeln → Stechen → Schmerz → Brennen.

Während der Behandlung darf nur ein leichtes Kribbeln auftreten, alle anderen Empfindungen sind Zeichen einer zu hohen Stromstärke.

Objektives Zeichen einer mittleren therapeutischen Dosis ist eine leichte gleichmäßige Rötung.

Grundsätzlich sollte die Stromstärke 0,1 mA/cm^2 Elektrodenfläche nicht übersteigen, jedoch darf auch bei dieser Stromstärke nie ein Brennen auftreten.

In Ausnahmefällen kann bis 0,2 mA/cm^2 dosiert werden. Voraussetzung ist eine nicht atrophische und nicht gereizte Haut, die keinerlei Verletzungen aufweist. Die Elektrodenunterlagen sollen in diesen Fällen mindestens 3 cm dick sein.

Das Auftreten von Brennen muss der Patient unverzüglich mitteilen, damit die Dosis entsprechend reduziert werden kann. Verschwindet das Brennen nicht, sollte der Strom ausschleichend ausgeschaltet, die Elektroden abgenommen und die Haut auf anormale Reaktionen untersucht werden.

Die Berechnung der Stromstärke erfolgt, indem man die Gesamtstromstärke durch die Elektrodenfläche der kleineren Elektrode teilt.

Rechenbeispiel: 2,0 mA : 24 cm^2 = 0,08 mA/cm^2.

Behandlungsdauer

Die Dauer der einzelnen Behandlung beträgt 10–40 Min. Eine Behandlungszeit unter 10 Min. gewährleistet keine ausreichende vasomotorische Wirkung. Die Wirkung steigt mit zunehmender Behandlungszeit an und erreicht ihr Maximum je nach vorheriger Behandlungszeit 5–15 Min. nach Behandlungsende.

Bei einer Behandlungsdauer von 30 Min. und mehr ist zu beachten, dass die Elektrodenunterlagen in dieser Zeit partiell austrocknen können oder die Flüssigkeit nicht mehr gleichmäßig verteilt ist. Dabei oder bei Teilabhebungen einer Elektrode bleibt in stromkonstanten Geräten (Constant Current, CC-Regelung) die Stromstärke konstant und verteilt sich auf einer reduzierten Restfläche. Die infolgedessen erhöhte Stromdichte kann zu Verätzungen führen. Um das Auftreten von Verätzungen zu vermeiden, müssen die Unterlagen (bei herunter geregeltem Strom) nachgefeuchtet werden.

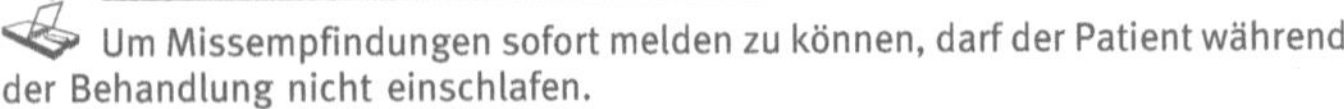

Um Missempfindungen sofort melden zu können, darf der Patient während der Behandlung nicht einschlafen.

Behandlungshäufigkeit

Die Behandlung erfolgt täglich. Eine Behandlungsserie umfasst 10–12 Behandlungen.

Um eine trophische Wirkung zu erzielen, sollten allerdings längere Serien durchgeführt werden. Am besten sind hierfür Heimgeräte geeignet. Die Patienten sind bezüglich dieser Anwendungen sorgfältig einzuweisen.

Iontophorese

Eine Sonderform der Galvanisation ist die Iontophorese. Sie bezeichnet den transkutanen Transport ionisierbarer Medikamente mittels des Stromes. Die negativen Anionen werden unter der Kathode und die positiven Kationen unter der Anode positioniert. Die Gegen- oder Referenzelektrode sollte wegen der geringeren sensiblen Belastung größer als die Wirkelektrode sein. Die Medikamentenionen wandern unter dem Stromeinfluss zum Pol entgegengesetzter Ladung und bilden in der Hornhaut Depots (mit einer kontinuierlichen Freigabe bis zu 3 Tagen), bzw. werden durch das kapillare Gefäßsystem abtransportiert.

Medikamente

Die zum Einsatz kommenden Medikamente sollten vom Hersteller auf Iontophorese-Tauglichkeit überprüft worden sein.

Die entsprechenden Anwendungshinweise des Herstellers bezüglich Lösungsmittel, Lösungskonzentration, Polung und Anwendungsdauer sind zu beachten.

Meist werden die in Frage kommenden Medikamente als gebrauchsfertige hydrophile Gele zur äußeren Anwendung angeboten. Das Medikament wird vom angefeuchteten Elektrodenschwamm durch eine stromdurchlässige Zellophanfolie getrennt.

Polung der Medikamente	
Positive (unter Anode)	**Negative** (unter Kathode)
Acetylcholin, Bienengift, Doloarthrosenex®	Voltaren-Emulgel®, Exhurid®, Mobilat®, Heparin, Salycilsäure

Vierzellen- und Stangerbad (hydroelektrische Anwendungen)

Weitere Sonderformen der Galvanisation sind die hydroelektrischen Anwendungen. Das Badewasser dient hierbei als großflächige, anliegende Kontaktelektrode mit hydrostatischen Wirkungen, wie Auftrieb und thermischen Effekten.

Beim **Stangerbad**, dem hydroelektrischen Vollbad, wird der Patient nur von 10–30 % des Stroms beeinflusst, der Rest fließt durch das Wasser um ihn herum (der maximale Stromdurchgang durch den Körper erfolgt bei einem Kochsalzgehalt des Badewassers von 0,2 %).
Im **Zellenbad** mit zwei Arm- und zwei Beinwannen wird der Patient vom gesamten Strom durchflossen und darf deshalb eine Extremität während der Behandlung nicht plötzlich aus dem Wasser nehmen.
Eine Sonderform des Zellenbades mit zwei kleinen Wannen ist die **„Leitungswasser-Iontophorese"**. Hinter diesem Begriff verbirgt sich eine normale Galvanisation gegen übermäßiges Schwitzen.

Wirkung

Die hydroelektrischen Anwendungen mit fest installierten Geräten dürfen aus Sicherheitsgründen nur mit einer Kleinspannung bis 25 V betrieben werden. Daraus ergibt sich eine eingeschränkte, bzw. keine direkte Tiefenwirkung. Die Wirksamkeit des therapeutischen Gleichstroms reicht bei diesen Anwendungen wahrscheinlich nur bis in den obersten Teil der Lederhaut und beeinflusst die hier befindlichen freien Nervenendigungen (die Tiefenwirkung ist nur reflektorisch möglich).
Die Eindringtiefe kann durch warmes Badewasser vergrößert werden, da der Hautwiderstand dadurch gesenkt wird. Ein weiterer positiver Effekt des warmen Bades ist die allgemeine Entspannung. Mobile Geräte (wie z. B. das ED 2011 von DKI Dresden) verwenden höhere Spannungen und erreichen eine größere Tiefenwirkung.

Polung

Absteigende Polung (Anode am Kopf- und Kathode am Fußende): dämpfende Wirkung durch das schnellere Reagieren der freien Nervenendigungen am Fußende.
Aufsteigende Polung (Kathode am Kopf- und Anode am Fußende): Erregbarkeitssteigerung durch das schnellere Reagieren der freien Nervenendigungen am Kopfende.
Wirkungen, die den Erregungszustand verändern, sind u. a. abhängig von dem Ausgangszustand des Nervensystems. Nach der Ausgangswert-Regel (*Wilder*) besteht eine verstärkte Reaktionsbereitschaft in Richtung einer Funktionsnormalisierung. Das verstärkte Ansprechen des vegetativen Nervensystems entsteht durch die in der großflächigen Anwendung des Stangerbades parallele Beeinflussung einer Vielzahl v. a. oberflächlich gelegener freier Nervenendigungen in der Körperdecke.
Der Einfluss der momentanen vegetativen Reaktionslage und, in geringerem Maße, des konstitutionellen Reaktionsverhaltens ist bei vielen Patienten stärker, als der Einfluss der Polung.

Durch eine entsprechende Schaltung der Elektroden (eine Elektrode als Wirkelektrode und die anderen als Gegenelektroden) kann die Stromeinwirkung auf einen schmerzhaften Bereich zentriert werden.

Indikationen und Kontraindikationen der Iontophorese und der hydroelektrischen Bäder

- Indikationen und Kontraindikationen sind die gleichen wie bei der Galvanisation mit Plattenelektroden.
- Bei der Iontophorese kommen zusätzlich die Indikationen der Arzneimittelwirkungen und bei den hydroelektrischen Anwendungen die Indikationen für eine milde Wärmetherapie dazu.
- Zusätzliche Kontraindikationen für die Iontophorese ergeben sich aus der Spezifik der verwendeten Arzneimittel und für die hydroelektrischen Anwendungen aus der Herz- und Kreislaufbelastung durch den hydrostatischen Druck im Stangerbad.

Literatur

Cheng, N., Van Hoof, H., Bockx, E.: The effects of electrical currents on ATP generation, protein synthesis and membran transport in rat skin. Clinic. Orthopaedics 171(1982)264–272

Schnizer, W., Kröling, P., Claussen, A., Magyarosy, I.: Die Abschwächung (Desensibilisierung) des galvanischen Erythems durch wiederholte Gleichstromreizung. Phys Med Rehab Kuror 13 (2003) 145–148

Schöps, P., Kröling, P., El-Tahlaoui, E., Schnizer, W.: Das galvanische Erythem besitzt eine neurogene Komponente. Phys Rehab Kur Med 8 (1998) 52–53

3 Niederfrequenztherapie

3

Physikalische Grundlagen

Die Niederfrequenzströme sind Impulsströme mit einer Frequenz bis 1000 Hz, die sich alle auf die Grundparameter Mono-/Bipolarität, Impulsfrequenz (als Dauerfolge oder unterbrochene Folge) und Impulsbreite (und davon abgeleitet Impulsanstieg und -form) zurückführen lassen.

Stromformen

Eingeteilt werden die niederfrequenten Ströme in:
- monopolare (unidirektionale oder monophasische) und
- bipolare (bidirektionale oder biphasische).

Monopolare Ströme

Bei den monopolaren ändert sich die Stärke, jedoch nicht die Richtung des Stromes und damit erfolgt ein Ladungstransport analog der Galvanisation mit Elektrolyse und Verätzungsgefahr.

Bipolare Ströme

Die bipolaren Impulsströme sollten balanciert (kompensiert oder nulliniensymmetrisch mit Hin- und Herpendeln der Ionen ohne Ladungstransport) sein, d. h.
der positive Anteil und der negative Anteil des Impulses haben den gleichen Flächeninhalt
- die Amplitude der Anteile kann eine unterschiedliche Höhe besitzen
- bei gleicher Form der Anteile ist der Impuls symmetrisch
- bei unterschiedlicher Form ist der Impuls asymmetrisch und
- bei einer Zeitverzögerung zwischen beiden Anteilen ist er sequentiell.

Impulsformen

Nach der Form können die Impulse in Sinus-, Rechteck-, Dreieck- und in die besonders gut verträglichen Spitzen-, bzw. Nadelimpulse eingeteilt werden.
Impulsfolgen kann man abrupt als Gruppe oder mit anschwellender und abschwellender Amplitude als Schwellung unterbrechen (☞ 1).

Wirkungen

Die klinischen Hauptwirkungen der niederfrequenten Impulsströme sind die Schmerzstillung und die Myostimulation. Diese werden bei den Stromformen und Anwendungen im Einzelnen beschrieben. Hier folgen die Wirkungen bezogen auf das anatomische Substrat.

Wirkungen an den sensiblen Nervenfasern

Aus der physiologischen Grundlagenforschung ist die Frequenzabhängigkeit der Stimulation der verschiedenen Nervenfasern bekannt.

A-Beta-Fasern

- leiten das Tast- und Vibrationsempfinden
- Stimulation wird mit Frequenzen von (50–)100 (–250) Hz durchgeführt
- Schmerzminderung erfolgt auf segmentaler, spinaler Ebene: Aktivierung des Gate-control-Systems über die den Eingang peripherer Schmerzinformationen hemmenden Interneurone der Substantia gelatinosa im Hinterhorn des Rückenmarks (Gate-control-Modell nach Melzack and Wall)
- Im nervalen Versorgungsgebiet ist nach einer entsprechenden Stimulation eine zeitweilige Erhöhung der mechanischen Schmerzschwelle und der taktilen Schwelle festzustellen.
- Die Stimulation bewirkt bei richtiger Elektrodenanlage während der Behandlung ausstrahlende Paraesthesien nach distal in Richtung des Nervenverlaufs.

A-Delta-Fasern

- leiten Schmerz-, Temperatur- und Druckempfindungen
- A-Delta-Fasern und C-Fasern können mit Frequenzen von 2–4 Hz stimuliert werden
- Der schmerztherapeutische Effekt beruht bei der Anwendung höherer Intensitäten (direkt unter oder gerade über der Schmerzschwelle) auf der Anregung supraspinaler antinozeptiver Systeme und auf einer Aktivierung endogener Opioidpeptide.

Die Theorie des Gate-control-Systems wurde 1965 von *Melzack* und *Wall* entwickelt. Sie postuliert, dass durch eine elektrische Stimulation der rasch leitenden A-Beta-Fasern die hemmend wirkenden Interneurone der Substantia gelatinosa im Hinterhorn des Rückenmarks aktiviert werden. Damit wird die Weiterleitung von Schmerzinformationen aus den C- und A-Delta-Fasern über zentralwärts aufsteigende Bahnen blockiert. Experimentelle Befunde konnten diese Theorie nicht stützen. Allerdings gibt es an vielen (multimodalen) Hinterhornneuronen eine Konvergenz schmerzhafter und nicht schmerzhafter Afferenzen. Vorausgehende nicht schmerzhafte Afferenzen können den Einfluss der schmerzhaften hemmen.

Hemmende Afferenzen

- aus Sensoren der Merkel-Zell-Axonkomplexe für den Drucksinn
- der Vater-Pacini-Körperchen für den Vibrationssinn
- der Sensoren der Meissner-Zell-Axonkomplexe für Berührungsempfindungen
- aus den Muskel- und Sehnenspindeln.

Das Zusammenspiel von Afferenzen aus den verschiedenen Rezeptoren und freien Nervenendigungen bei einer Reizung direkt im Schmerzgebiet verbessert die therapeutischen Erfolge gegenüber einer alleinigen Reizung der weiterleitenden Fasern.

3

Wirkungen direkt im Schmerzgebiet

- Durch die Frequenzen von (50–)100(–250) Hz werden
  - die Druck- und Vibrationssensoren in der Haut
  - die Meissner-Zell-Axonkomplexe
  - die Vater-Pacini-Körperchen sowie
  - die Propriozeptoren in der Muskulatur, die primären Muskelspindelsensoren, erregt.
- Bei motorisch unterschwelliger Stimulation ist eine Abnahme des Muskelschmerzes und der Empfindlichkeit von muskulären Maximalpunkten nachweisbar.
- Die mechanische Druckschmerzschwelle wird während der Stimulation angehoben. Das Wirkungsmaximum wird nach 20 Min. erreicht. Nach Beendigung der Stimulation klingt die Wirkung langsam ab.
- Die Stimulation mit Frequenzen um 100 Hz verengt durch Histamin erweiterte Gefäße, beseitigt pathologische Schwellungen bei Entzündungsreaktionen und reduziert die akuten Entzündungsschmerzen.
- Bei Einsatz der niedrigen Frequenzen um 4 Hz sind vasoaktive Wirkungen mit Hauterwärmung nachweisbar, gleichzeitig wird die Wundheilung beschleunigt.
- Impulse mit einer Breite > 0,3 ms erzeugen deutliche galvanische Wirkungen. Je breiter der Impuls ist, desto größer ist der galvanische Wirkanteil (☞ Kap. 2).

Wirkungen am sympathischen Nervengeflecht und an den Ganglien

- Durch Stimulation mit niedrigen Frequenzen an den sympathischen Nervengeflechten oder an den Ganglien können Durchblutungssteigerungen hervorgerufen werden.
- Das Reizmaximum sympathischer Fasern liegt bei 5 Hz, unterhalb 3 Hz ist die Reizung selektiv.
- Die Stimulation bewirkt bei richtiger Elektrodenanlage ein ausstrahlendes Wärmegefühl.

Wirkungen an den motorischen Nerven und Muskelfasern

Die **denervierte Muskulatur** hat einen höheren Stromstärkebedarf und kann sich an langsam ansteigende Impulse nicht anpassen.

- Dadurch ist sie selektiv im Verhältnis zur gesunden Muskulatur erregbar.
- Die Erregbarkeit des motorischen Nervs ist dabei erloschen (☞ Kap. 3.2.1).

Die **nicht denervierten Muskelfasern** reagieren entsprechend ihrer unterschiedlichen Eigenschaften auch unterschiedlich bezüglich ihres Tetanusbereiches und des Stimulationsmaximums.

- Durch entsprechende Stimulationsdosierung können Funktionseinbußen behoben werden
- Fasertransformationen können erfolgen (☞ Kap. 3.3).

Gegenirritationswirkung

Eine besondere Wirkung beruht auf dem Phänomen des Gegenreizes.

- Durch eine Stimulation mit hoher Intensität direkt unter oder gerade über der Schmerzschwelle der Rezeptoren, wird eine Schmerzhemmung über Neurone im Hirnstamm und eine Endorphinausschüttung bewirkt.
- Besonders intensiv ist das Gegenreizprinzip ausgeprägt, wenn verschiedene Rezeptoren gleichzeitig einbezogen sind, wie z. B. die Haut- und die Muskelrezeptoren.
- Zu beachten ist dabei, dass die lokale und die allgemeine Reaktionsfähigkeit nicht überschritten werden. Ansonsten kann es zu einer Verschlechterung des Funktionszustandes mit mehr Schmerzen kommen.

3.1 Niederfrequente Stromarten zur Schmerzbehandlung

3.1.1 Diadynamische Ströme

Die diadynamischen Ströme sind charakterisiert durch Folgen von monophasischen, breiten sinusförmigen Impulsen. Die diadynamischen Ströme eignen sich zum Einsatz bei akuten Schmerzbildern, die sensible Belastung für den Patienten ist infolge der breiteren monophasischen Impulse mit einem ausgeprägten galvanischen Wirkungsanteil jedoch stärker als beim Einsatz schmalerer biphasischer Impulse mit nur geringem oder fehlendem galvanischen Wirkungsanteil.

Einteilung

- Diphasé Fixe (DF): Sinushalbwellen von 100 Hz
- Monophasé Fixe (MF): Sinushalbwellen von 50 Hz
- Modulé en courte periode (CP): Wechsel von 50 Hz und 100 Hz im Sekundenrhythmus
- Modulé en longue periode (LP): die Sinushalbwellen von 100 Hz werden in eine Folge von 50 Hz während einer Dauer von 5 (−7) Sek. hineingeschwellt.

3

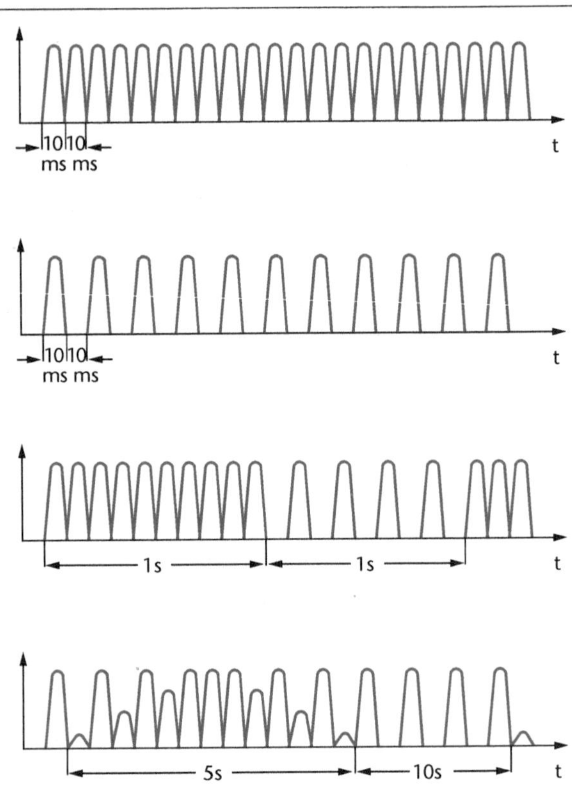

Abb. 3.1: Diadynamische Ströme DF, MF, CP, LP

In der 50 Hz-Folge besteht zwischen den Halbwellen jeweils eine genau so lange Pause, in der 100 Hz-Folge entfällt diese Pause. Die Sinushalbwellen besitzen eine Impulsbasis von 10 ms Dauer. In einigen Geräten wird zusätzlich noch eine galvanische Basis appliziert.

Da die Stromimpulse bei den vier diadynamischen Stromformen die gleiche Form, die gleiche Breite und die gleiche Höhe besitzen, besteht ein Unterschied zwischen den Stromformen DF und CP nur bezüglich der Frequenz der Impulse.

Die Frequenz von 50 Hz ruft ein grobschlägiges und die Frequenz von 100 Hz ein feinschlägiges Vibrationsgefühl hervor.

Die Veränderung der Schmerzschwellen unterscheidet sich für die beiden Frequenzen nur gering. Der Gewöhnungseffekt ist bei der Stromform DF mit der konstanten Frequenz von 100 Hz stärker ausgeprägt als bei der Stromform CP mit dem einsekundigem Frequenzwechsel.
Der galvanische Wirkungsanteil ohne galvanische Basis ist bei der 50 Hz-Impulsfolge halb so groß als bei der 100 Hz-Impulsfolge. Folglich ist er bei der Stromform CP geringer als bei der Stromform DF.
Der Unterschied zwischen den diadynamischen Stromformen besteht in der Reizintensität und nicht in einer Reizspezifik. Die mildeste Stromform der diadynamischen Ströme ist DF, als reizintensiver ist CP anzusehen.

Wirkung

Auch ohne die galvanische Basis kommt es durch die lange Stromflussdauer von 10 ms zu einer ausgeprägten Ionenverschiebung und Veränderung des Elektrolytmilieus. Bei vorhandener galvanischer Basis beträgt der galvanische Wirkungsanteil der Basis und der Sinusimpulse 40–70 % der Gesamtwirkung.
Der galvanische Anteil wirkt durch die Reizung der freien Nervenendigungen

- schmerzstillend
- erregbarkeitssteigernd
- vasomotorisch und
- reflektorisch (☞ Kap. 2).

Gegenüber einer reinen Galvanisation ist die galvanische Wirkung allerdings geringer, so beträgt sie z. B. bei der Stromform DF ohne Basis 60 % der vasomotorischen Wirkung der Galvanisation.
Gleichzeitig erfolgt die frequenzgebundene Stimulationswirkung, deshalb können die diadynamischen Ströme auch als galvano-faradische Mischströme bezeichnet werden. Die Stimulation mit den Frequenzen 50 und 100 Hz bewirkt sowohl am sensiblen Nerven als auch bei lokaler Einwirkung im Schmerzgebiet eine Anhebung der mechanischen Schmerzschwelle und der taktilen Schwelle.

- Dabei ist die Frequenz von 100 Hz wirksamer als die Frequenz von 50 Hz.
- Das analgetische Frequenzspektrum reicht von 50 bis 250 Hz.
- Lokal nehmen der Muskelschmerz und die Empfindlichkeit von muskulären Maximalpunkten ab.

Die Stimulation verengt durch Histamin erweiterte Gefäße und beseitigt damit spezifisch pathologische Schwellungen bei Entzündungsreaktionen. Histamin wird bei Entzündungsvorgängen freigesetzt und erhöht die Gefäßdurchlässigkeit. Außerdem sensibilisiert Histamin die Schmerzrezeptoren. Diese Mechanismen treten häufig bei Weichteiltraumen, wie Prellungen oder Zerrungen, auf.

Die Stimulation um 100 Hz unterbricht die pathologischen Vorgänge, was sich klinisch als abschwellende Wirkung bemerkbar macht. Die diadynamischen Ströme sind dabei sogar prophylaktisch wirksam, die antientzündliche Wirksamkeit zeigt sich in einer Minderung postoperativer Gelenkergüsse am Kniegelenk. Ein gutes Ergebnis ist dann zu erzielen, wenn das zu behandelnde Substrat oberflächlich liegt, wie z. B. die Gelenkkapsel des Kniegelenks, oder wenn eine flächige Behandlung eines größeren Gewebsvolumens, z. B. bei Prellungen, notwendig ist. Bei Schwellungen anderer Ursache ist diese Stimulation nicht wirksam.

Der hohe galvanische Anteil und relativ flache Anstieg und Abfall der Sinusimpulse bewirkt, dass der Stromfluss ausschließlich nichtkapazitiv erfolgt. Damit ergibt sich eine geringere Wirktiefe und v. a. durch die Beeinträchtigung des Stromverlaufs durch schlecht leitende Gewebe, wie das Fettgewebe und teilweise das Bindegewebe, eine schwierige Tiefenlokalisation. Das trifft vor allem für punktförmige, weniger für flächige Anwendungen zu.

Indikationen und Kontraindikationen

Indikationen

- akute Schmerzzustände am Bewegungsapparat und peripheren Nervensystem, z. B. Prellungen, Zerrungen, Gelenkergüsse
- hoch akute Krankheitsbilder mit ausgeprägten Ruheschmerzen, bei denen die Impulsströme mit einer großen Basis versehen sind, um eine überwiegende galvanisch-reflektorische Wirkung zu erzielen.

Einschränkungen

- Bei adipösen Patienten kann die Wirksamkeit wegen der ungünstigen Stromleitung eingeschränkt sein.
- Bei chronischen Schmerzzuständen ist die Wirkung nur minimal; es ist zu entscheiden, ob nicht besser biphasische Ströme zur Schmerzbehandlung oder eine Myostimulation eingesetzt werden.

Kontraindikationen

- metallische Fremdkörper im Behandlungsgebiet
- Herzschrittmacher (außer Behandlungen im Beinbereich)
- Blutungen oder Blutungsgefahr
- Emboliegefahr
- strahlentherapeutisch behandelte oder sensibilitätsgestörte Hautareale
- fieberhafte Erkrankungen.

Eine zu hohe Dosierung kann einen Dauertetanus mit Schraubstockgefühl auslösen, der im ungünstigen Fall über viele Stunden anhält. Deshalb ist bei Patienten mit arteriellen Durchblutungsstörungen und Diabetes mellitus besondere Vorsicht geboten.

Durchführung

Die Polarisation ist umso größer, je länger die Anwendung dauert. Wesentlich ist daher die Verwendung ausreichender Elektrodenunterlagen. Wird bei der Anwendung die Zeitdauer von 20 Min. überschritten, sollten die Unterlagen bei abgeschalteter Intensität wegen der Verätzungsgefahr durch Austrocknen nachgefeuchtet werden.

Elektrodenanlage

Die Platzierung der Elektroden erfolgt entsprechend dem Krankheitsbild. Allerdings ist zu bedenken, dass durch den erheblichen galvanischen Anteil die Tiefenwirkung geringer ist. Es ist zwischen einer topischen und einer flächigen Elektrodenanlage zu unterscheiden:

Topische Anlage

- relativ kleine Wirkelektrode (Kathode) an einem Nervenreizpunkt oder über einem Ganglion und eine große Gegenelektrode quer gegenüber
- das zu behandelnde Objekt sollte oberflächlich liegen
- bei tiefer Lage und ungünstiger Stromleitung nur unzureichende Erreichbarkeit, dann eventuell besser schmale biphasische Impulse verwenden.

Flächige Elektrodenanlage

- beiderseits des Wirkortes, z. B. eines Gelenkes, befinden sich der Größe angepasste Elektroden.

Intensität

Die Intensität sollte nur bis zum Auftreten eines fein- (100 Hz) oder grobschlägigen (50 Hz) Vibrationsgefühls erhöht werden, das Auftreten einer Kontraktion ist nicht erwünscht. Um Kontraktionen zu erhalten, sind grundsätzlich andere Stromformen mit schmaleren, sensibel weniger belästigen Impulsen und ausreichenden, stromfreien Pausen zwischen den Kontraktionen zu verwenden.

Behandlungsdauer

Die Behandlungszeit kann von 5 auf 30 Min. gesteigert werden. Behandlungszeiten von 2 oder 3 Min. sind unzureichend. Oft bringen erst längere Behandlungszeiten einen ausreichenden Effekt.

Behandlungshäufigkeit

Am Anfang der Serie tägliche Behandlung mit einer Stromform, mit zunehmender Besserung Wechsel der Stromform oder Übergang zu einer anderen Stromart. Die Dauer der Serie umfasst 10–12 Behandlungen zur primären Schmerzversorgung, eine weiterführende Muskelstimulation ist oft notwendig.

3.1.2 Ultrareizstrom nach Träbert

Der Ultrareizstrom nach *Träbert* besteht aus monophasischen Rechteckimpulsen von 2 ms Dauer mit einer nachfolgenden Pause von 5 ms (142,8 Hz).

Wirkung

Die Wirkung entspricht dem Prinzip des Gegenreizes. Durch eine Stimulation mit hoher Intensität direkt unter oder gerade über der Schmerzschwelle der Rezeptoren wird eine Schmerzhemmung über Neurone im Hirnstamm und eine Endorphinausschüttung bewirkt.

Besonders intensiv ist das Gegenreizprinzip ausgeprägt, wenn verschiedene Rezeptoren gleichzeitig einbezogen sind, wie z. B. die Haut- und die Muskelrezeptoren. Der Ultrareizstrom ruft eine maximale Reizung der freien Nervenendigungen in der Haut und Unterhaut und der Propriozeptoren in der Muskulatur hervor.

- Die lokale und die allgemeine Reaktionsfähigkeit darf dabei nicht überschritten werden. Ansonsten kann es zu einer Verschlimmerung des Funktionszustandes mit mehr Schmerzen kommen.
- Die therapeutische Breite zwischen Unter- und Überdosierung ist beim Ultrareizstrom besonders gering.
- Bei einem Einsatz von biphasischen Rechteckimpulsen von 2 ms Dauer wird die Verträglichkeit verbessert und bei einer Verlängerung der Pause auf 8 ms die analgetische Wirkung leicht verstärkt.

Indikationen und Kontraindikationen

Indikationen

Diese Stromform wird vor allem bei Myalgien angewandt.

Kontraindikationen

- metallische Fremdkörper im Behandlungsgebiet
- Herzschrittmacher (außer Behandlungen im Beinbereich)
- Blutungen oder Blutungsgefahr
- Emboliegefahr
- strahlentherapeutisch behandelte oder sensibilitätsgestörte Hautareale
- fieberhafte Erkrankungen.

Eine zu hohe Dosierung kann einen Dauertetanus mit Schraubstockgefühl auslösen, der im ungünstigen Fall über viele Stunden anhält. Deshalb ist bei Patienten mit arteriellen Durchblutungsstörungen und Diabetes mellitus besondere Vorsicht geboten.

Wenn Patienten stromempfindlich sind oder muskulär gegenspannen, sollte der Ultrareizstrom nicht angewandt werden.

Durchführung

Elektrodenanlage

Der Einsatz erfolgt mit großflächigen Elektroden mit ausreichenden Elektrodenunterlagen (wie Galvanisation, ansonsten Verätzungsgefahr) meist über paravertebralen Muskelgebieten der Wirbelsäule als senkrechte oder waagerechte Längsanlage. Analog wird die Behandlung an den Extremitäten durchgeführt.

- Der Elektrodenabstand beträgt nicht weniger als 3 cm.
- Nervenverläufe, Sehnen und oberflächliche Anteile von Gelenkkapseln sind möglichst auszusparen.

Intensität

Die therapeutische Intensität erzeugt ein starkes, noch erträgliches Kribbeln und ein deutliches Spannungsgefühl. Infolge des Gewöhnungseffektes wird in der ersten Hälfte der Behandlungszeit nachgeregelt. Das Spannungsgefühl sollte nicht überschritten werden, Dauerkontraktionen sind unerwünscht.

Behandlungsdauer und -häufigkeit

Die Behandlungsdauer beträgt 15 Min., täglich oder jeden zweiten Tag. Die Behandlungsserie umfasst 10 Behandlungen.

3.1.3 Biphasische Ströme

In der Schmerzbehandlung werden biphasische (bipolare balancierte) Ströme mit Impulsbreiten von 0,1 – 1,0 ms eingesetzt. Je schmaler die Impulse sind, desto besser werden schlecht leitende Gewebe, wie das Fettgewebe und bestimmte Anteile des Bindegewebes überbrückt. Damit ist auch unter ungünstigen Bedingungen eine gute Tiefenwirkung zu erzielen. Insbesondere kleine Objekte in der Tiefe können damit gut lokalisiert werden.
Der Nachteil der kurzen Impulse ist die Abnahme der galvanischen Wirkkomponente, die ab 0,3 ms aufwärts noch deutlich wirksam, zwischen 0,1 und 0,3 ms minimal und unter 0,1 ms nicht mehr vorhanden ist.
In der Praxis wird häufig die Frequenzeinteilung nach *Kloth* benutzt:

- bei akuten Schmerzen: Frequenzen von 50 – 100 – (250) Hz
- bei chronischen Schmerzen: Frequenzen von 1 – 5 – (10) Hz.

Die Wirkungsbereiche der Frequenzen sind nicht klar abzugrenzen, da die Erregbarkeitskurven im Umkehrbereich einen flachen Verlauf besitzen. Es ist besser, Wirkungsoptima zu bestimmen; beiderseits geht die Wirkung erst leicht, dann stärker zurück.

Entsprechend der gewünschten Wirkung und des jeweiligen Lokalbefundes, sollten die Parameter (Polarität, Frequenz, Frequenzverlauf, Impulsbreite, Impulsform, Intensität, Dauer) individuell für jeden Patienten ausgewählt werden.

Behandlung bei akuten Schmerzen

Für die Behandlung bei akuten Schmerzen mit Ruhe- und Nachtschmerz verwendet man meist biphasische Impulse von (50–) 100(–250) Hz.

Wirkung

Die Stimulation mit den oben genannten Frequenzen bewirkt sowohl am sensiblen Nerv als auch bei lokaler Einwirkung im Schmerzgebiet eine Anhebung der mechanischen und der thermischen Schmerzschwelle sowie der taktilen Schwelle.

Lokal nehmen der Muskelschmerz und die Empfindlichkeit von muskulären Maximalpunkten ab. Der durch Aktivierung der A-Delta-Fasern (z. B. mittels einer Laserbestrahlung) ausgelöste Schmerz wird durch eine 100 Hz-Stimulation besser beeinflusst als durch eine niedrigfrequente Stimulation mit 10 Hz. Bei ausreichender Stimulationsintensität erhöht sich über einen spinalen Mechanismus die Ausschüttung des Endorphins Dynorphin A. Die beim Schmerz auftretenden zerebralen Potentiale werden beeinflusst. Durch Histamin erweiterte Gefäße werden verengt, die Eiweißdurchlässigkeit der Mikrogefäße verringert und damit pathologische Schwellungen bei Entzündungen beseitigt (abschwellende-antientzündliche Wirkung). Die akuten Entzündungsschmerzen nehmen ab.

Ein beschleunigter lymphatischer Abtransport wurde ebenfalls nachgewiesen.

Die Stimulation der sensiblen Fasern des oberflächlichen Zervikalplexus (Längsanlage am Hinterrand des M. sternocleidomastoideus der betroffenen Seite, 100 Hz, sensibel schwellig) erhöht bei Neglect-Patienten die Rumpfstabilität erheblich. Ebenso verbessern sich das taktile Empfinden und Handbewegungen der betroffenen Seite.

Zu beachten ist die zeitweilige Verminderung der Erregbarkeit des motorischen Kortex für nachfolgendes motorisches Lernen nach Anwendung einer nicht unterbrochenen Impulsfolge dieses Frequenzbereiches (z. B. 100 Hz) an der entsprechenden (für eine zu erlernende Bewegung benötigten) Muskulatur (gegensätzlich zur Wirkung niederfrequenter Stimulationen).

Sollen galvanisch-reflektorische Effekte durch Veränderungen des Elektrolytmilieus mitgenutzt werden, so wählt man eine Impulsbreite über 0,3 ms, z. B. von 0,3–1,0 ms. Die schmerztherapeutische Wirkung bei Anwendung dieser Impulsbreite ist stärker als beim Einsatz von Stromimpulsen mit weniger als 0,3 ms Impulsbreite.

Zur Verringerung eines Gewöhnungseffektes werden die Impulse mittels

- eines Frequenzdurchlaufs
- einer Randomisierung durch einen Zufallsgenerator (stochastische Ströme),

- als Gruppenanwendung oder
- als Schwellstrom variiert.

Bei geringer dosierten kontinuierlichen Impulsfolgen tritt schnell ein Gewöhnungseffekt ein und bei höher dosierten kann es zu einer Verschlechterung der Muskeldurchblutung und eventuell zu einem Muskelkrampf kommen. Insbesondere bei vorgeschädigter Muskulatur, z. B. beim Diabetes oder bei arteriellen Durchblutungsstörungen. Im ungünstigen Fall kann er bis zu 24 Std. anhalten.

Deshalb werden die Impulsfolgen verändert:

- bei geringerer Intensität zur Schmerzbehandlung (motorisch unterschwellig, Subtetanusintensität) mit einem Frequenzdurchlauf oder einer Randomisierung und
- bei höherer Intensität zur Myostimulation von der Detonisierung bis zum Muskelaufbau (d. h. von motorisch gerade schwellig bis motorisch überschwellig) durch die Anwendung von Gruppen oder Schwellungen.

Die Wirksamkeit bei Anwendung der biphasischen Impulse ist im Regelfall an beiden Polen gleich groß.

Elektrodenanlage

Wirksamkeitsunterschiede ergeben sich bei unterschiedlich großen Elektroden. Unter der kleineren Elektrode ist die größere Stromdichte und damit ein intensiverer Effekt zu erzielen. Dafür ist unter der kleineren Elektrode eine geringere Tiefenwirkung zu verzeichnen.

Die Stromausbreitung erfolgt im Körper in Richtung des geringsten elektrischen Widerstandes und dadurch zumeist entlang der oberflächlichen Blut- und Lymphgefäße. Das entspricht der Elektrodenanordnung einer **Längsdurchflutung**. Der Gleichstromwiderstand eines peripheren Nervs ist wegen der verschiedenen schlecht leitenden Nervenhüllen in der Querrichtung bis zu 5-mal größer als in der Längsrichtung.

Wird eine tiefergehende Wirkung gewünscht, so ist die **Querdurchflutung** vorzuziehen. Sie bewirkt mit gleichgroßen Elektroden eine relativ gleichmäßige Stromdichte in der Tiefe (flächige Elektrodenanlage). Zum Erzielen einer gleichmäßigen Tiefenwirkung empfiehlt sich deshalb der Einsatz größerer Elektroden, einer Querdurchströmung und zweier Ausgangskanäle mit zusammen 4 Elektroden.

Will man jedoch einen in der Tiefe gelegenen Nerv, eine Gruppe von Muskelfasern oder einen Schmerzpunkt ohne Mitreizung anderer Nerven oder Muskeln reizen, so hängt die Reizwirkung von der **Stromdichte** an dem entsprechenden Reizort ab.

- Die Stromdichte muss am Reizpunkt im Gegensatz zur Umgebung, die nicht gereizt werden soll, möglichst hoch sein.
- Das wird erreicht, indem eine großflächige indifferente Elektrode gegenüber und eine kleine differente Elektrode möglichst nah am zu reizenden Objekt auf die Haut aufgesetzt werden.

- Da unter kleinen Elektroden mit zunehmender Tiefe die Stromdichte abnimmt, sollte durch entsprechende Lagerung das Reizobjekt oberflächlicher platziert oder wenn möglich Stellen des oberflächlichen Verlaufs gereizt werden (topische Elektrodenanlage).
- Durch schmale Impulse (0,1 ms) mit steilem Impulsanstieg und -abfall und dadurch höherem kapazitivem Leitungsanteil können schlecht leitende Gewebe besser überbrückt werden. Allerdings ist auch der reflektorische galvanische Wirkanteil kleiner.

Bei oberflächlichen Schmerzarealen können sich die Elektroden

- distal
- proximal
- beiderseits des Areals
- auf dem Areal und
- im Gebiet der Nervenwurzel befinden.

Besonders häufig ist die Anwendung auf dem und proximal des Areals. Die proximale Anlage ist dann richtig, wenn die auftretenden, nicht schmerzhaften Paraesthesien in das Schmerzgebiet ausstrahlen.
Bei monopolaren Impulsformen und Impulsbreiten über 0,3 ms sind gut durchfeuchtete und ausreichend dicke Elektrodenunterlagen zu verwenden.

Intensität

Die Intensität sollte sensibel deutlich schwellig, motorisch jedoch noch unterschwellig sein. Will man jedoch motorisch schwellig dosieren, z. B. bei (schmerzhaften) muskulären Verspannungen, so ist die Impulsfolge nach den Regeln der Myostimulation nicht denervierter Muskulatur (☞ 3.3) zu unterbrechen.

Nicht unterbrochene Dauerkontraktionen der Muskulatur erhöhen den Muskeltonus und vermindern die Durchblutung in der Muskulatur.

Behandlungsdauer

Die Behandlungszeiten liegen zwischen 20 und 60 Min.

Eine längere Behandlungsdauer von 40–60 Min. erhöht die Wirksamkeit um 40 % und verlängert die Nachwirkung von 170 auf 260 Min.

Behandlung bei chronischen Schmerzen

Bei chronischen Schmerzen werden niedrige Frequenzen von weniger als 10 Hz eingesetzt. Wirksam sind Impulsfolgen von biphasischen Einzelimpulsen oder Impulsgruppen.

Wirkung

Die *vasoaktive* Wirksamkeit der niedrigen Frequenzen bis 10 Hz mit einer Zunahme der kutanen Durchblutung ergänzt den stimulatorischen Effekt. Mit Impulsen von 2–4 Hz kann im Gegensatz zu Frequenzen von 100 Hz eine 3,5-mal größere Steigerung der kutanen Durchblutung und eine deutliche Hauterwärmung erzeugt werden.

Die niedrigfrequente Stimulation führt auch zu reflektorischen Veränderungen, eine Stimulation des M. vastus medialis mit niedrigen Frequenzen (5Hz) verbessert die Mikrozirkulation im Kniegelenk und vermindert die Progression arthrotischer Gelenkprozesse.

Die Vasoaktivität der niedrigfrequenten Impulsströme wird von einer verbesserten, um ein Drittel beschleunigten, Wundheilung begleitet. Bei der Behandlung der Ulcera cruris mit niedrigen Frequenzen (2 Hz, 60 min, täglich) ergab sich im Verhältnis zur intakten Haut eine 2–3fach stärkere therapeutische Durchblutungszunahme im Ulkusgebiet (während der Behandlung 35 % Zunahme im Ulkusgebiet und 15 % Zunahme in der intakten Haut und 15 Min. nach der Behandlung analog 29 % und 9 %). Die verstärkte Proliferation bei Anwendung von Frequenzen bis 10 Hz geht (im Gegensatz zu den Frequenzen von 100 Hz) einher mit einer vermehrten Bildung von Desoxyribonucleinsäure. Hohe Frequenzen (80–100 Hz) von Strömen ohne galvanischen Anteil führen zu einer deutlich geringer verbesserten Wundheilung.

Die Zirkulation im Bereich der Muskulatur und des Bindegewebes wird mit den etwas höheren Frequenzen 8–12(–20) Hz in subtetanischer Intensität, bezogen auf die tonischen Fasern, (kräftige Vibration, aber keine Kontraktion) wirksam verbessert. Die intramuskuläre Blutzirkulation verbessert sich auch bei niedrigfrequenter Stimulation eines afferenten Hautnervs über Axonreflexmechanismen (Stimulation einer afferenten Nervenfaser mit einer Erregungsübertragung über eine zentrifugal verlaufende Faserabzweigung zu einem Effektor ohne Durchlauf einer Synapse und mit Ausschüttung vasodilatatorischer Substanzen, wie z. B. CGRP) um ca. 50 % (Stimulation des N. saphenus mit 20 Hz und darauffolgende Durchblutungszunahme im M. gracilis um 47 %). Die Neubildung und Formierung kollagener Fasern, und damit der klinische Heilungsprozess nach Sehnenrissen, werden beschleunigt.

Das Wachstum der muskulären Kapillargefäße nimmt bei Stimulation afferenter Nervenfasern mit 20 Hz zu und wird durch eine dorsale Wurzeldurchtrennung mit Unterbrechung der afferenten Signale gestoppt (spinaler Reflexmechanismus). Das Wachstum der Kapillargefäße beginnt bei einer intensiven elektrischen Stimulation am 3. Tag mit einer zytoplasmatischen Ausbuchtung der endothelialen Gefäßwand, geht am 7. Tag in eine einsetzende Aussprossung über und am 14. Tag ist das Kapillarwachstum maximal ausgeprägt.

3

Die Missempfindungen und die verminderte Sensibilität bei diabetischer Neuropathie können mit niedrigen Frequenzen (2 Hz) und galvanischem Anteil (> 0,3 ms Impulsdauer, z. B. biphasischer Impuls von 4 ms Dauer) bei lokaler Anwendung (30 min entlang des Nervenverlaufs) gebessert werden, ebenso verbessert sich die verminderte Nervenleitgeschwindigkeit und die Durchblutung nimmt zu. Die Beeinflussung der Missempfindungen ist auch als Langzeiteffekt nachweisbar. Die Schmerzempfindungen selbst sind mit hohen Frequenzen (80 Hz) in segmentaler, lateraler (z. B. bei ausstrahlenden Schmerzen in das Bein jeweils 1–2 cm lateral der Spina iliaca posterior superior) Applikation besser zu beeinflussen. Der Glukosestoffwechsel wird durch eine Muskelstimulation (M. quadriceps femoris, biphasische Impulse von 0,2 ms Breite, 20 Hz, Gruppe und Pause je 1 Sek., 20 Min.) wirksam beeinflusst.
Die Motorik von Lymphgefäßen wird durch Frequenzen von 0,25–1Hz stimuliert.
Die Schmerzschwellen in der Körperdecke werden mit den niedrigen Frequenzen nicht beeinflusst, gleichfalls nehmen (akute) Entzündungsschmerzen nicht ab. Bei ausreichender Intensität wird über eine synaptische Langzeithemmung im Rückenmark das Schmerzgedächtnis gelöscht und eine supraspinale Ausschüttung von Enkephalinen bewirkt.
Oft werden die niedrigfrequenten Impulse als „*Burst*"-*Strom* abgegeben, d. h. als niederfrequente Impulsgruppen von 2–4 (–8) Hz mit einer Trägerfrequenz von 100 Hz. Es kommen hierbei die niedrige Gruppenfrequenz und die hohe Trägerfrequenz kombiniert zur Wirkung.
Das Reizmaximum sympathischer Fasern befindet sich bei 5 Hz (innerhalb des Reizbereiches von 0,5–30 Hz), unterhalb 3 Hz ist die Reizung sogar selektiv (geringere Schwelle als für die A-Fasern). Die elektrische Stimulation sympathischer Nervenfasern erfolgt optimal mit den entsprechenden Frequenzen. Die Nervenleitgeschwindigkeit wird durch die Stimulation im Gegensatz zu Blockaden (mit Lokalanaesthetika) nicht beeinflusst. Wichtig dabei sind die exakte Anlage der Wirkelektrode, möglichst nah am Zielobjekt durch entsprechende Lagerung des Patienten, und ein Stromlinienverlauf in Richtung einer Querdurchströmung.

Elektrodenanlage

- Die Anlage der Elektroden erfolgt wie bei akuten Schmerzen.
- Burst-Anwendungen kommen bevorzugt auf muskulären Maximalpunkten mit kleinen Wirkelektroden (eventuell mit erhöhtem Anlagedruck) zum Einsatz.
- Für die Anwendung am vegetativen Nervensystem ist eine gezielte Anlage im Bereich der Gefäße oder des Sympathikus notwendig.
- Die Wirkung macht sich als Durchblutungssteigerung, vor allem der Haut und weniger der Muskulatur, sowie als Abschwellung bemerkbar.

Die richtige Anlage bei Anwendungen am vegetativen Nervensystem ist am auftretenden Wärmegefühl festzustellen.

Anlagen für Sympathikusstimulationen

- Ganglion stellatum
  kleine Wirkelektrode – bei leichter Kopfrückbeuge am vorderen Rand des M. sternocleidomastoideus in Höhe von $^{2}/_{3}$ der Verbindungslinie vom Jugulum zum Adamsapfel, große Gegenelektrode (ca. 9 × 9 cm) - auf dem Bereich der Dornfortsätze von C6–Th3, Intensität motorisch gerade unterschwellig, richtige Durchführung: ausstrahlendes Wärmegefühl in die gleichseitige Schulter
  Alternative: kleine Wirkelektrode – bei Neigung des Kopfes nach hinten und Drehung zur Gegenseite am hinteren Rand des M. sternocleidomastoideus, 2 QF über dem Oberrand des Sternoklavikulargelenks, große Gegenelektrode (ca. 9 × 9 cm) - auf dem Bereich der Dornfortsätze von C6–Th3, Intensität motorisch gerade unterschwellig, richtige Durchführung: ausstrahlendes Wärmegefühl in die gleichseitige Schulter

Wirkelektrode bei Anwendungen am Ganglion stellatum nicht zu weit fußwärts anlegen, da die Gefahr besteht, einen Karotissinusreflex auszulösen, insbesondere beim Einsatz von Hochvoltimpulsen.

- Ganglion cervicale superior
  kleine Wirkelektrode – 2 cm hinter dem Kieferwinkel, große Gegenelektrode (ca. 9 × 9 cm) – auf dem Bereich der Dornfortsätze in Höhe von C1–C4, Intensität motorisch gerade unterschwellig, richtige Durchführung: ausstrahlendes Wärmegefühl auf die entsprechende Gesichtsseite
  Alternative: zur Beeinflussung des zervikalen Sympathikus
  Anwendung nach Scherbak: Anode (6 × 6 cm) vorn, Kathode (9 × 9 cm) hinten, Anlagen wie oben, galvanischer Strom – sensibel schwellig, ausstrahlendes Wärmegefühl seltener auslösbar
- Plexus iliacus
  Wirkelektrode (3 × 6 cm) - paravertebral L3–L5 (ca. 7–8 cm seitlich der Dornfortsätze), große Gegenelektrode (9 × 9 cm) – über dem Abdomen auf der kontralateralen Seite, Intensität motorisch gerade unterschwellig, richtige Durchführung: ausstrahlendes Wärmegefühl in das entsprechende Bein
  Alternative: zur Beeinflussung des Plexus iliacus
  Anwendung nach *Scherbak*: Anode (6 × 9 cm) paravertebral L3 bis L5, Kathode (9 × 9 cm) auf Oberschenkelvorderseite, galvanischer Strom – sensibel schwellig, ausstrahlendes Wärmegefühl seltener auslösbar

Intensität

Angewandt werden die Impulse meist deutlich motorisch schwellig. Die Kontraktionen erfolgen sowohl für tonische als auch für phasische Muskelfasern unterhalb der Tetanusschwelle (< 10 Hz) und müssen deshalb nicht unterbrochen, sondern können als Folge appliziert werden.

- Kleine Wirkelektroden der Burst-Anwendungen bei Schmerzpunkten reduzieren die flächige Ausdehnung der Kontraktion auf das notwendige Maß.
- Bei chronischen Schmerzzuständen sind die niedrigen Frequenzen (auch als „Burst"-Strom) nicht immer wirksam. Es sollten auch die hohen (100 Hz) und mittleren Frequenzen (20–30 Hz) ausprobiert werden, allerdings ist die Wirkungsdauer der niedrigen Frequenzen unter 10 Hz länger als die der Frequenzen um 100 Hz.
- Oft sind die „Burst"-Gruppen zu schmal, versuchsweise längere „Burst"-Gruppen von 50– 250 ms einsetzen.
- Sind die Schmerzen muskulär bedingt und mit Verspannungen kombiniert, so kann der Schwellstrom effektiv (primär oder als Bestandteil einer komplexen Elektrotherapiefolge) eingesetzt werden. Die verwendeten Parameter entsprechen denen der Myostimulation (☞ Kap. 3.3).

Die nicht geschwellten Impulsströme sind besser für die Schmerzbekämpfung geeignet und die geschwellten Impulsströme besser für die Detonisierung der Muskulatur (im Sinne einer vergrößerten muskulären Dehnfähigkeit).

Allerdings vergrößert eine kombinierte Anwendung beider Arten von Impulsströmen die analgetische Wirksamkeit.

Behandlungsdauer

Die Behandlungsdauer beträgt 20–40 Min.

TENS

Die transkutane elektrische Nervenstimulation (TENS), als eine besondere Behandlungsform der biphasischen Ströme, ist ein Analgesieverfahren mit niederfrequenten biphasischen und monophasischen (bis zu einer Impulsbreite von 0,3 ms) Impulsströmen mit Ministimulatoren zur Heim- und Selbstbehandlung.

Geräte

Alle Geräte sind batteriebetriebene Stimulatoren. Es können nicht wieder aufladbare Batterien oder aufladbare Akkus verwendet werden. Die Aufladung der Akkus erfolgt mit separaten Netzteilen. Ist das Netzteil eingebaut, so darf während der Ladezeit keine Behandlung erfolgen.

Die Geräte besitzen ein oder zwei Ausgangskanäle.

Einfache Geräte gestatten nur das Aufrufen verschiedener fertiger Einstellungen und das Einstellen der Stromstärke. Bei manchen Geräten kann die

Reizfrequenz als „high"- (50–100 –150Hz) und „low"- (Impulsblöcke von 1–10 Hz mit der höheren Trägerfrequenz von 50–100 Hz als Burst-Strom) Strom ausgewählt werden. Diese Frequenzbezeichnungen dürfen nicht mit den üblichen Frequenzeinteilungen der Elektrotherapie verwechselt werden, „high"-Strom heißt nicht Hochfrequenztherapie.
Besser als die genannten Geräte sind Geräte mit nicht konstanter Reizfrequenz oder mit Unterbrechungen der Impulsfolgen, die auch zur Myostimulation eingesetzt werden können (Universal-Ministimulatoren). Bei Verwendung der einfachen Geräte ist die therapeutische Erfolgsquote deutlich geringer.
Die Elektroden sind aus Weichgummi und werden mit einem Kontaktgel auf der Hautoberfäche angebracht. Alternativ können Klebeelektroden verwendet werden. Bei zu hohem Hautwiderstand empfiehlt sich die vorherige Hautreinigung mit Alkohol.

Durchführung

Elektrodenanlage

Bei Reizung mit Frequenzen um 100 Hz wird über dem schmerzhaften Gebiet und dem afferenten Nerv, der dieses Gebiet versorgt, gereizt. Bei Reizung mit Burst-Gruppen wird die dazugehörige Muskulatur oder im Bereich des Gefäßverlaufs gereizt. Die zusätzliche Reizung mit den Burst-Gruppen ist zu wählen, wenn die Wirkung mit den Frequenzen um 100 Hz zu schnell nach der Anwendung abklingt.

Behandlungsdauer und -häufigkeit

Die Kathode bei monophasischen Impulsen oder die Wirkelektrode bei biphasischen Impulsen wird unmittelbar auf dem Schmerzpunkt angelegt und die Behandlung mehrmals tgl. 20–60 Min. durchgeführt. Die Stromstärke wird vom Patienten selbst geregelt. Das Kriterium für den Reizerfolg ist ein deutlich spürbares Stromgefühl und eine eventuell erst nach mehreren Behandlungen auftretende subjektive Besserung. Die Schmerzlinderung hält im günstigen Fall 2–4 Std. an. Die besten (Dauer-)Erfolge sind zu erzielen, wenn die TENS-Behandlung in ein komplexes elektrotherapeutisches Konzept eingebettet wird.

Literatur

Cheing, G. L., Tsui, A. Y., Lo, S. K., Hui-Chan.: Optimal stimulation duration of tens in the management of osteoarthritic knee pain. J Rehabil Med 35 (2003) 62–68

Cosmo, P., Svensson, H., Bornmyr, S., Wikstrom, S. O.: Effects of transcutaneous nerve stimulation on the microcirculation in chronic leg ulcers. Scand J Plast Reconstr Surg Hand Surg 34 (2000) 61–64

Hudlicka, O., Graciotti, L., Fulgenzi, G., Brown, M. D., Egginton, S., Milkiewicz, M., Granata, A. L.: The effect of chronic skelatal muscle stimulation on capillary growth in the rat: are sensory nerve fibres involved? J Physiol 546 (2003) 813–822

Loaiza, L. A., Yamaguchi, S., Ito, M., Ohshima, N.: Vasodilatation of muscle microvessels induced by somatic afferent stimulation is mediated by calcitonin gene-related peptide release in the rat. Neurosci Lett 333 (2002) 136–140

Mima, T., Oga,T., Rothwell, J., Satow, T., Yamamoto, J., Toma, K., Fukuyama, H., Shibasaki, H., Nagamine, T.: Short-term high-frequency transcutaneous electrical nerve stimulation decreases human motor cortex excitability. Neurosci Lett 355 (2004) 85–88

Pérenneau, D. A., Leblond, C., Amblard, B., Micallef, J. P., Hérisson, C., Pélissier, J. Y.: Transcutaneous Electric Nerve Stimulation Reduces Neglect-Related Postural Instability After Stroke. Arch Phys Med Rehabil 82 (2001) 440–448

3.2 Reizströme bei schlaffen Lähmungen

3.2.1 Reizstromdiagnostik bei schlaffer Lähmung

Vor der Anwendung der niedriger dosierten Reizstromtherapie schlaffer Lähmungen sollte die klassische Reizstromdiagnostik zur Festlegung der Parameter für die Therapie durchgeführt werden.
In der physiotherapeutischen Praxis haben sich der galvano-faradische Test und die I/t-Kurvendiagnostik durchgesetzt.
Die Chronaxiemetrie und die Bestimmung des Akkomodationsquotienten sind Teile der I/t-Kurvendiagnostik.

Reizpunkte

Gereizt wird an den motorischen Reizpunkten (bzw. „kleinen, meist länglichen Reizflächen", deren Lage und Größe von Patient zu Patient auch variiert), den Nerveneintrittspunkten in den Muskel und den Punkten des oberflächlichen Nervenverlaufs mit kleinen punktförmigen Elektroden. Die größere indifferente Elektrode wird entfernt angebracht.
Bei der direkten Reizung am Muskelreizpunkt erfolgt die Antwort nur an diesem Muskel, bei der indirekten Reizung am Nervenreizpunkt an allen von diesem Nerven versorgten Muskeln. Der Abstand der Elektrode von dem erregbaren Substrat soll gering sein, denn mit zunehmendem Abstand nimmt die Dichte der Stromlinien ab.

Der Widerstand der Haut ist durch Anfeuchten und Erwärmen möglichst niedrig zu halten. Bei Verlaufsuntersuchungen sollten die gleichen Reizstellen und Elektrodengrößen verwendet werden.

Bei der Bestimmung der Minimalzuckung ist ein standardisiertes Vorgehen zweckmäßig. Entweder wertet man die eben sichtbare oder die eben tastbare Zuckung.

Rheobase

Um einen Erregungszustand auszulösen, ist eine bestimmte Mindeststromstärke des elektrischen Impulses notwendig (Rheobase). Wird sie unterschritten, tritt auch bei verlängerter Stromflusszeit keine Erregung auf. Für jede Stromstärke gibt es eine bestimmte Mindeststromflusszeit für den Erregungsprozess (Nutzzeit). Je kürzer die Impulszeit ist, umso größer muss die angewandte Stromstärke sein. Als Maß für die Erregbarkeit eines Muskels wird die Nutzzeit der doppelten Rheobase, die Chronaxie , verwendet.

Akkomodation

Unter Akkomodation versteht man die Fähigkeit eines gesunden, normal erregbaren Muskels, sich einem allmählich ansteigenden Impuls, z. B. einem Dreieck- oder einem (ähnlich wirkenden) Exponentialimpuls von 1000 ms Dauer, anzupassen. Es kommt nicht zur Erregung, eine Kontraktion tritt nicht auf. Zum Auslösen einer Kontraktion ist eine Erhöhung der Reizstärke notwendig. Steigt die Stromintensität nur langsam an, wird keine Erregung des normalen Nerv-Muskel-Systems ausgelöst. Auf dem Vorgang der Akkomodation beruht der Einschleicheffekt von Dreieckimpulsen mit längerer Stromflussdauer. Das geschädigte Nerv-Muskel-System hat die Fähigkeit zur Akkomodation verloren, es kommt zur Kontraktion.
Ihren graphischen Ausdruck findet diese Gesetzmäßigkeit im Ansteigen der Dreieckimpulscharakteristik im rechten Teil der I/t-Kurve.
Der *Akkomodationsquotient* ergibt sich aus dem Verhältnis der Dreieckimpulse von 1000 ms Dauer zu den Rechteckimpulsen von ebenfalls 1000 ms Dauer. Er dient als orientierende Untersuchung in der Verlaufskontrolle bei der Erstellung der I/t-Kurve.

Galvano-faradischer Test

Der galvano-faradische Test wird mit
- galvanischen, d. h. mit Rechteckimpulsen von mehr als 100 ms Impulsdauer, und
- faradischen Stromreizen, d. h. mit Dreieckimpulsen von 1 ms Impulsdauer und einer Frequenz von 50 Hz durchgeführt.

Auf die faradischen Reize reagieren nur erregbare Substrate mit kurzer Chronaxie (< 1 ms), wie der intakte Nerv mit einer Dauerkontraktion (Tetanus) der von ihm innervierten Muskeln.
Auf einen galvanischen Stromreiz antwortet das normale Nerv-Muskel-System sowohl bei indirekter als auch bei direkter Reizung mit einer blitzartigen Einzelzuckung. Die Kathodenschließungszuckung ist kleiner als die Anodenschließungszuckung. Das bedeutet, dass beim Schließen des Stromkreises die Kathode geringere Stromstärken als die Anode benötigt.
Bei Schädigungen des peripheren motorischen Neurons kommt es zu folgender Entartungsreaktion:

3

- Muskelzuckung ist bei direkter galvanischer Reizung nicht mehr blitzartig, sondern träge bis wurmförmig.
- Bei indirekter galvanischer sowie indirekter und direkter faradischer Reizung erfolgt keine Kontraktion (verlängerte Reizdauer).
- Die zur Erregung notwendige Reizintensität steigt an.
- Die Zuckungsformel ist umgekehrt (die Anodenschließungszuckung benötigt geringere Stromstärken als die Kathodenschließungszuckung bei der Prüfung mit einer Knopfelektrode, kein verlässliches Merkmal (☞ 1)
- Wegen der leichteren Stimulation der Muskelfasern durch längs verlaufende Feldlinien verschiebt sich der Muskelreizpunkt weg von der indifferenten Elektrode.

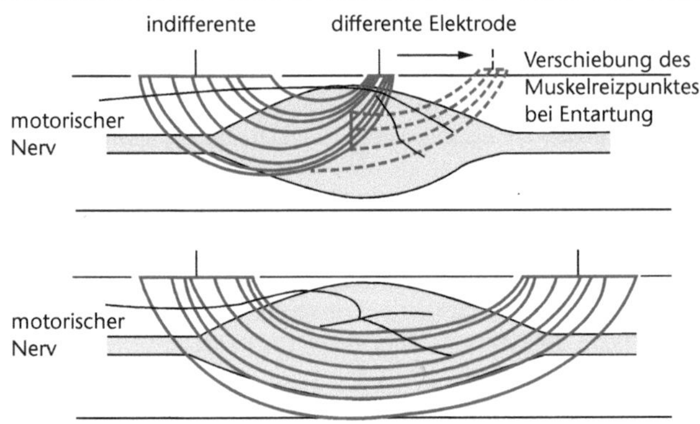

Abb. 3.2: Monopolare und bipolare Elektrodentechnik

Bei der partiellen Entartungsreaktion erfolgt

- auf den galvanischen Reiz eine gemischte Zuckung, d. h. ein blitzartiges Einsetzen ist mit einem trägen Abklingen verbunden
- auf die faradischen Stromreize eine geringe, nur eben tastbare Dauerkontraktion.

Zur Durchführung werden die gleichgroßen Elektroden im Normalfall an Ursprung und Ansatz des zu prüfenden Muskels angelegt, die Kathode befindet sich distal. Die Untersuchung kleiner Muskeln erfolgt mit einer kleinen, knopfförmigen Reizelektrode am Reizpunkt und einer großen indifferenten Elektrode, welche sich entfernt vom Muskel befindet.

Der galvano-faradische Test ist nicht besonders empfindlich und zur Verlaufsbeurteilung ungeeignet.

Quantitative Veränderungen des Zuckungsablaufs (abgeschwächte Einzelzuckung) sprechen für Muskelerkrankungen, quantitative und qualitative Änderungen (abgeschwächte und wurmförmige Einzelzuckung) dagegen für eine Entartungsreaktion bei Läsionen peripherer Nerven. Zur Festlegung von Therapieparametern kann der galvano-faradische Test nicht verwendet werden, dazu benötigt man die I/t-Kurve.

I/t-Kurve

Auf der waagerechten Achse des logarithmisch unterteilten Koordinatensystems wird von rechts nach links die Impulsdauer von 1000 ms absteigend bis zu 0,05 ms und auf der senkrechten Achse von unten nach oben die Stromstärken von 1 mA bis 80 mA aufgetragen.
Es wird nur galvanisch mit Einzelimpulsen gereizt. Man unterscheidet Rechteckimpulskurven und Dreieckimpulskurven.
Die **normalen Kurvenverläufe** sind durch folgende Merkmale gekennzeichnet:

- gleichmäßiger Verlauf (gleiche Erregbarkeit aller Fasern)
- Anstieg des rechten Kurvenanteils der Dreieckimpulskurve
- horizontaler Verlauf des rechten Anteils der Rechteckimpulskurve
- Anstieg beider Kurven im linken Anteil
- Chronaxie kürzer als 1 ms
- Akkomodationsquotient (Verhältnis der Dreieckimpulse von 1000 ms Dauer zu den Rechteckimpulsen von ebenfalls 1000 ms Dauer) beträgt 2 und mehr.

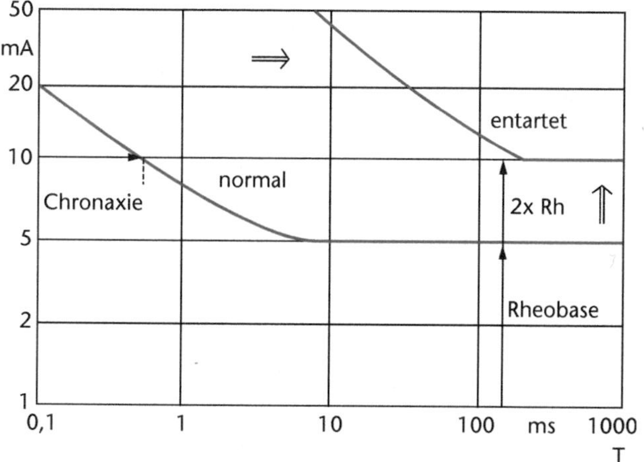

Abb. 3.3: I/t-Kurve mit Rechteckimpulsen

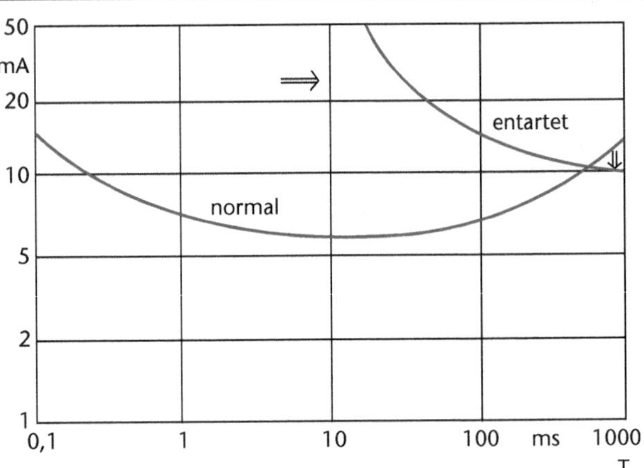

Abb. 3.4: I/t-Kurve mit Dreiecksimpulsen

Bei der Entartungsreaktion (frühestens 2 Wochen nach Einwirkung der Schädigungsursache) kann meist Folgendes gefunden werden:

- ungleichmäßiger Verlauf mit Knicken und Mulden als Zeichen der nur ungleichmäßigen Erregbarkeit,
- beide Kurven sind nach rechts oben verschoben,
- Dreieckimpulskurve verläuft im rechten Anteil horizontal,
- Chronaxie liegt über 1 ms und
- Akkomodationsquotient ist unter 2.

Die Durchführung der I/t-Kurve erfolgt in allen modernen Reizstromgeräten halbautomatisch, d. h. dass die benötigten Impulsbreiten in der richtigen Reihenfolge vom Gerät selbst eingestellt und die Amplitudenwerte abgespeichert werden.

Die Bestimmung des Fußpunktes der I/t-Kurve (☞ 3.2.2) erlaubt die Auswahl der optimalen Parameter für die nachfolgende Therapie.

Chronaxie

Die Chronaxie ist ein Teil der I/t-Kurve. Sie stellt die Mindestzeit eines Stromimpulses von doppelter Rheobasenstromstärke dar. Die Rheobase ist die Mindeststromstärke zur Auslösung einer eben noch wahrnehmbaren Zuckung (☞ oben).

Normalwerte für die Chronaxie sind von *Bourguignon* angegeben worden: 0,08–0,7 ms.

Anteriore Muskeln (Körpervorderseite)

- proximale: 0,08–0,16 ms
- distale: 0,16–0,32 ms.

Posteriore Muskeln (Körperrückseite)

- proximale: 0,16–0,32 ms
- distale: 0,44–0,72 ms.

Die niedrigste Chronaxie haben die proximalen Muskeln der Körpervorderseite, wie z. B. M. deltoideus anterior, M. pectoralis major, M. biceps, M. rectus femoris, M. vastus internus, jedoch auch M. trapezius und M. glutaeus maximus und die höchste Chronaxie die distalen Muskeln der Körperrückseite, wie M. gastrocnemius.

Pathologie

Die Werte zwischen den oben genannten Werten und 1 ms gelten als pathologisch, wenn die Seitendifferenz das Dreifache erreicht oder übersteigt. Werte über 1 ms zeigen das Vorliegen einer Entartungsreaktion an. Bei der totalen Entartungsreaktion können Werte von 20–30 ms erreicht werden.

Die Chronaxie spiegelt den Schweregrad genauer wider als der Akkomodationsquotient.

Die Bestimmung der Chronaxie erlaubt eine schnelle Orientierung über das Ausmaß eines klinischen Lähmungsbildes.

Gleichzeitig ist sie ein Indikator funktioneller Störungen. Bei Sehnen- und Muskelverletzungen, bei Frakturen der Extremitätenknochen, welche mit einer Abschwächung der Muskelspannung einhergehen sowie nach Tenotomien ist die Chronaxie verlängert. Sie ist in den Muskelgruppen nachweisbar, in deren Sehnenhöhe das traumatische Geschehen (Fraktur) oder auch eine Erkrankung lokalisiert ist.

Beispiel: Bei Frakturen im oberen Drittel des Unterschenkels finden sich die funktionellen Veränderungen im M. quadriceps und bei Frakturen im unteren Drittel des Unterschenkels in der Unterschenkelmuskulatur. Auslöser dieser Reaktionen sind die betroffenen Sehnenrezeptoren.

Akkomodationsquotient

Denervierte Muskeln akkomodieren nicht. Sie können sich einem allmählich ansteigenden Impuls nicht anpassen. Es kommt schon bei Stromstärken, bei denen im gesunden Muskel noch keine Erregung auftritt, zur Kontraktion. Auf der I/t-Kurve findet sich deshalb bei denervierten Muskeln im rechten Teil kein Anstieg der Dreieckimpulscharakteristik. Infolgedessen nähern sich die Werte der Dreieck- und der Rechteckimpulse von 1000 ms Dauer.

Bei der totalen Entartungsreaktion beträgt der Quotient 1. Die Normalwerte liegen zwischen 2 und 6.

Günther und *Jantsch* (1986) empfehlen die Verwendung von Impulsen mit einer Dauer von 500 ms. Diese sind weniger unangenehm als die doppelt so langen üblichen Impulse. Die Normalwerte für die kürzeren Impulse betragen 1,5 bis 3.

In fraglichen Fällen ist ein Seitenvergleich durchzuführen. Wenn eine Seitendifferenz das Dreifache erreicht oder übersteigt, gilt das Ergebnis als pathologisch. Ein Anstieg in der Verlaufskontrolle zeigt eine Reinnervation an.

EMG und ENG

Eine exakte Diagnostik der schlaffen Lähmung ist nur mit dem EMG und der ENG möglich und gehört zum Aufgabengebiet des Arztes.

Elektromyographie

Unter der Elektromyographie (EMG) versteht man die Ableitung, Verstärkung und Aufzeichnung von Muskelaktionspotentialen zur Diagnostik neuromuskulärer Erkrankungen und Funktionsstörungen.

Die Indikationen umfassen vor allem Vorderhornerkrankungen, Wurzelaffektionen und Erkrankungen und Verletzungen der peripheren Nerven. Sie ermöglicht eine Erfassung von Frühstadien der Denervation oder einer beginnenden Reinnervation (etwa 2–3 Wochen vor den Veränderungen der I/t-Kurve).

Im gesunden, ruhenden Muskel können keine Aktionspotentiale abgeleitet werden. Bei geringer Willküranstrengung treten Potentiale einzelner motorischer Einheiten auf. Bei kräftiger bis maximaler Muskelanstrengung nimmt die Dichte des Aktivitätsbildes zu. Die Aktionspotentiale überlappen sich zu einem dichten Interferenzmuster.

Bei einer totalen Denervierung ist keine Willküraktivität mehr nachweisbar. Ab der 2. bis 3. Woche findet sich eine pathologische Spontanaktivität. Es treten unregelmäßige Fibrillationspotentiale von kurzer Dauer und wechselnder Amplitude als spontane Entladungen einzelner Muskelfasern auf sowie Faszikulationspotentiale (spontane Entladungen von Muskelfaserbündeln) von längerer Dauer.

Elektroneurographie

Die Elektroneurographie (ENG) befasst sich mit der Leitfähigkeit und Leitgeschwindigkeit des motorischen und/oder sensiblen peripheren Nervs.

Zur Bestimmung der motorischen Nervenleitgeschwindigkeit wird der Nerv an zwei auseinander liegenden Stellen seines Verlaufs supramaximal gereizt, das Summenpotential des zugehörigen Muskels abgeleitet und die proximalen und distalen Latenzzeiten vom Impuls bis zum Beginn des Potentials in Millisekunden abgelesen. Die Distanz zwischen den beiden Reizpunkten in Millimeter dividiert durch die Differenz der Latenzzeiten ergibt die Leitungsgeschwindigkeit in Meter je Sekunde.

Die Leitgeschwindigkeit ist von der Temperatur abhängig. Die untere Grenze beträgt am Arm 50 m/s und am Bein 45 m/s.
Zur Prüfung sensibler Nerven reizt man den distalen sensiblen Nerv und leitet das Antwortpotential am Nervenstamm ab oder man stimuliert den Nerv proximal und leitet das Potential distal am sensiblen Nerv ab.
Eine Reduzierung der motorischen Nervenleitgeschwindigkeit weist vor allem auf eine Polyneuropathie oder auf eine mechanische Schädigung des Nervs durch Druck hin.

3.2.2 Reizstromtherapie bei schlaffer Lähmung

Als Vorbereitung zur Verbesserung der Erregbarkeit kann eine galvanische Anwendung erfolgen.
Die Stimulation der Nerv-Muskel-Einheit beeinflusst die Reinnervation positiv (Stimulation im Nervenverlauf mit Impulsen von 0,5 Hz, niedriger Stromintensität und in Bezug zur Läsion proximal/distaler Elektrodenanlage)
Eine Atrophieverzögerung, bzw. -verhütung der Muskulatur ist durch die Anwendung bidirektionaler Impulse mit:

- einer Impulsdauer von 30–50 ms
- einer Frequenz von 10–16 Hz,
- einer Gruppendauer von 10 Sek.
- einer Pausendauer von 70 Sek. und
- einer Intensität von 20–60 mA möglich.

Diese hoch dosierte Stimulationsart ist bei aufgehobener oder verminderter Sensibilität oder bei subjektiver Verträglichkeit bzw. Akzeptanz anwendbar.
Bei niedrigerer Dosierung, motorisch gerade schwellig, lässt sich am denervierten Muskel eine Erhöhung der mikrovaskulären Perfusion nach Stimulation nachweisen, die je nach Muskel 50–90 % der Reaktion des jeweiligen gesunden Muskels entspricht.
Die niedrig dosierte Reizstromtherapie der Schädigungen des peripheren motorischen Neurons erfolgt mit Exponential- oder Dreiecksimpulsen, um die Akkomodation der gesunden Muskulatur zu nutzen und damit isolierte Kontraktionen der geschädigten Muskulatur zu erreichen.

Um die Gefahr von Verätzungen zu vermeiden und um die Ermüdung zu verringern, wendet man die Impulse zweiphasig bipolar an.

Kontraindikationen

- Herzschrittmacher (außer Behandlungen am Bein)
- Metallimplantate im Behandlungsgebiet
- Extremitäten mit frischen Thrombosen.

Dosierung

Impuls- und Pausendauer

- Die günstigste Impulsdauer zur Behandlung der schlaffen Lähmungen entspricht dem Fußpunkt (Punkt mit dem niedrigsten Stromstärkebedarf) der Dreieckimpuls-I/t-Kurve. Mit zunehmender Besserung des Funktionszustandes wird die Impulsdauer verkürzt.
- Bei einer Impulsdauer über 10 ms ist ein Dreieckimpuls zur Verringerung des „Durchschlagens" der gesunden Muskeln zu verwenden.
- Unterhalb einer Impulsdauer von 50 ms ist die Impulsfolge zu schwellen (Schwelldauer 2–5 Sek. und Pausendauer 20–10 Sek.)
- Die Pausendauer ist 3–5 xl so lang als die Impulsdauer.

3

Stromintensität und Behandlungsdauer

- Die günstigste Stromintensität (um möglichst viele Fasern mit unterschiedlicher Schwelle zu erregen) ist das Zweifache vom Schwellenwert des Fußpunktes.
- Die Behandlungsdauer wird von 5 auf 20 Min. gesteigert. Nimmt die Kontraktionsstärke während der Behandlung ab, so gilt das als Ermüdungszeichen und die Behandlungsdauer muss verkürzt werden.

Höher dosierte Stimulation (bei relativ geringer Ermüdbarkeit)

- Schon ab einer Dauer des bidirektionalen Impulses von 100 ms erfolgt eine nur gleichlange Impulspausendauer (Impulse von 100–20 ms entsprechend einer Frequenz von 5–25 Hz).
- Impulse besitzen einen abgeschrägten Anstieg (Dreieckimpulse).
- Impulsfolge wird geschwellt
- die Schwelldauer beträgt 10 Sek., die Pausendauer 70 Sek.
- Durch die Nutzung des Summationseffektes und durch die höhere Stimulationsstärke werden gegenüber den Einzelimpulsstimulationen kräftigere Kontraktionen und ein besserer Effekt bezüglich der Atrophieverminderung erzielt, denn z. B. bei Läsionen im chronischen Stadium ist die Einzelimpulsstimulation nicht ausreichend.
- Behandlungsdauer 5–20 Min., bei auftretender Ermüdung ist die Behandlung zu beenden.

Elektrodenanlage

- Größere denervierte Muskeln werden längs durchströmt.
- Kleine Muskeln kann man mit einer Punktelektrode stimulieren.

3.2.3 Beschreibung der Nerven- und Muskelreizpunkte an Armen und Beinen

In Ergänzung der Abbildungen folgt eine Beschreibung der Lokalisation der Reizpunkte und des Stimulationseffektes.

Nervenreizpunkte am Bein

N. femoralis

- unterhalb des Poupart-Bandes, dicht neben und etwas nach außen von den Schenkelgefäßen
- deutlicher Elektrodendruck nach oben, lateral und hinten
- Effekt: Streckung des Beins im Kniegelenk

N. ischiadicus

- bei mageren Personen und tiefem Elektrodendruck 4 Finger breit lateral vom Tuber ischiadicum in Richtung Trochanter major.
- Effekt: Unterschenkelbeugung und Dorsal- oder (seltener) Plantarflexion

N. peroneus

- im lateralen Winkel der Kniekehle am medialen Rand der Sehne des Biceps femoris, Druck nach lateral, Reizung auch weiter distal bis zum Capitulum fibulae möglich
- Effekt: Dorsalflexion des Fußes

N. tibialis

- **1. Punkt:** in der Mitte der Kniekehle oder etwas proximal
- Effekt: Plantarflexion des Fußes und Beugung der Zehen
- **2. Punkt** hinter dem Malleolus medialis, medial von der Achillessehne
- Effekt: Beugung der Zehen

Muskelreizpunkte an der Beinvorderseite (von proximal nach distal)

M. quadriceps femoris

- gemeinsamer Reizpunkt des lateralen und geraden Kopfes im proximalen und lateralen Teil der Oberschenkelvorderfläche am Ende des oberen Drittels des Femurs
- Effekt: Kniestreckung und Bewegung der Patella nach proximal
- Rectus femoris: medial und unterhalb des gemeinsamen Punktes
- Vastus medialis: 4 Finger breit oberhalb der Patella an der medialen Fläche des Muskelwulstes
- Vastus lateralis: mehrere Punkte an der lateralen Fläche des Muskelwulstes.

3

M. sartorius
- im oberen Drittel des Muskelbauches
- Effekt: Vorspringen des Muskelbauches

Mm. adductores
- im Adduktorendreieck an verschiedenen Punkten
- Effekt: kräftige Adduktion

M. tensor fasciae latae
- unterhalb der Christa iliaca an der lateralen Fläche des Oberschenkels
- Effekt: Spannung der Faszie

M. tibialis anterior
- am Unterschenkel lateral neben der Tibiakante, 4 Finger breit unterhalb der Kniescheibe
- Effekt: Hebung des medialen Fußrandes

M. peronaeus longus
- distal vom Capitulum fibulae
- Effekt: Senkung des medialen Fußrandes, Herabdrücken des Ballens der Großzehe

M. peronaeus brevis
- distal vom vorigen an der Grenze vom mittleren zum distalen Drittel des Unterschenkels,
- Effekt: schwache Fußabduktion

M. extensor digitorum longus
- zwischen Tibialis anterior und Peronaeus longus in der Mitte, weiter distal, etwa handbreit unter der Patella, nicht immer zu finden
- Effekt: Fußdorsalflexion und -abduktion, schwache Zehenstreckung

M. extensor hallucis longus
- oberhalb des Fußgelenks nahe der Tibiakante, nicht immer zu finden
- Effekt: Streckung der Grundphalanx des Hallux

M. extensor digitorum brevis
- Auf dem Fußrücken in Höhe der Dorsalflexionslinie des Fußes, lateral der Fußmittellinie
- Effekt: kräftige Zehenstreckung

M. extensor hallucis brevis
- auf dem Fußrücken, medial der kurzen Zehenstrecker
- Effekt: Dorsalflexion der Großzehe

M. abductor digiti minimi manus
- am lateralen Fußrand, distal des Tuberositas ossis metatarsi V
- Effekt: Abduktion der kleinen Zehe

M. abductor hallucis
- am medialen Fußrand, senkrecht abwärts vom medialen Knöchel
- Effekt: Abduktion der Großzehe

Mm. interossei dorsales
- am Fußrücken, proximal in den Interossealräumen
- Effekt: Adduktion der Zehen und Beugung der Zehengrundglieder

Muskelreizpunkte an der Beinrückseite (von proximal nach distal)

M. gluteus maximus
- leicht stimulierbar in der Mitte des Muskelwulstes und knapp daneben; stimuliert werden nur Muskelfasern, der motorische Nerv liegt zu tief
- Effekt: Hebung und Adduktion der Gesäßbacke

M. gluteus medius
- oberhalb des Trochanter major und unterhalb der Crista iliaca; schwer reizbar
- Effekt: Hüftstreckung und Beinabduktion

Unterschenkelbeuger
- Mm. semitendinosus und semimembranosus im oberen Drittel nahe dem medialen Rand der Hinterfläche des Oberschenkels, der M. biceps femoris lateral davon, 2 Punkte für die Mm. semimembranosus und biceps femoris: Reizpunkte oberhalb der Kniekehle
- Effekt: nur ein Vorspringen der Muskelbäuche und Sehnen

M. gastrocnemius
- mehrere Punkte unterhalb der Kniekehle, besser in proximal und randwärts gelegenen Teilen
- Effekt: Plantarflexion des Fußes

M. soleus
- erregbar an den vom M. gastrocnemius nicht bedeckten Seitenteilen
- Effekt: Plantarflexion des Fußes

M. flexor digitorum longus
- in der Fossa retromalleolaris medialis, medial von der Achillessehne
- Effekt: beugt die Zehen

3

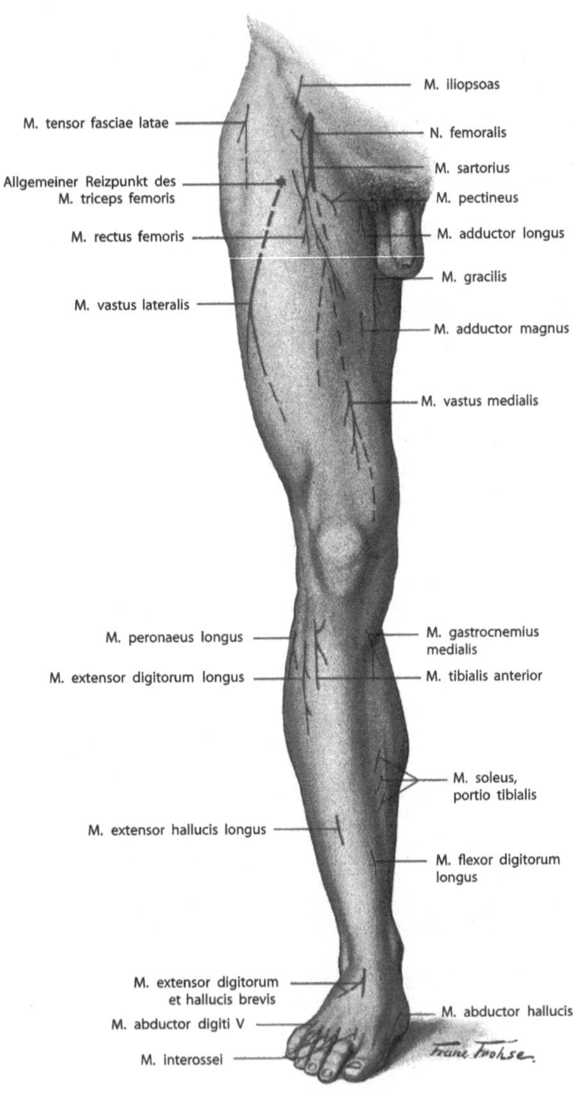

Abb. 3.5 Reizungslinien der Beinmuskeln und -nerven, ventral

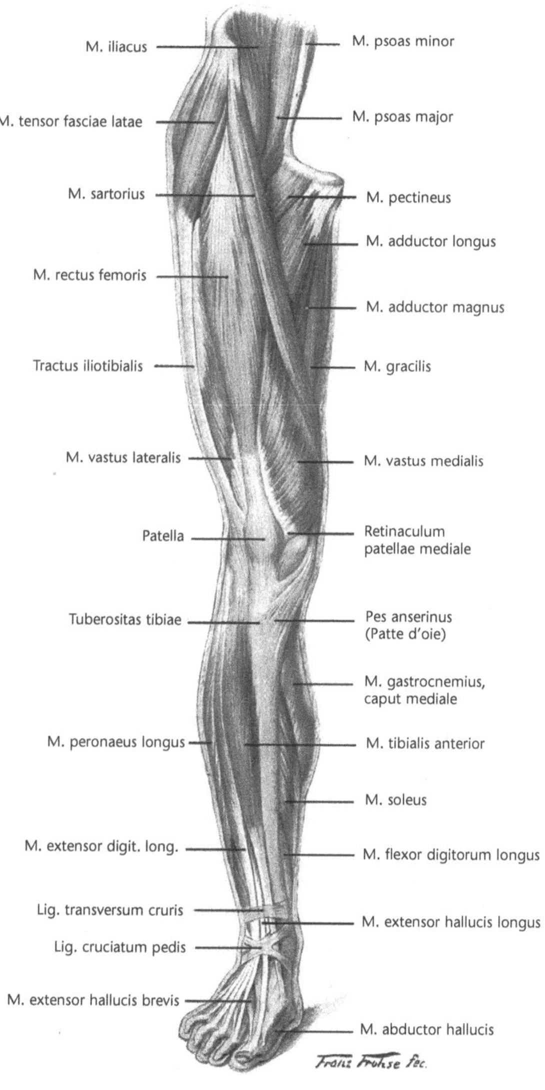

Abb. 3.6: Ventrale Beinmuskeln

3

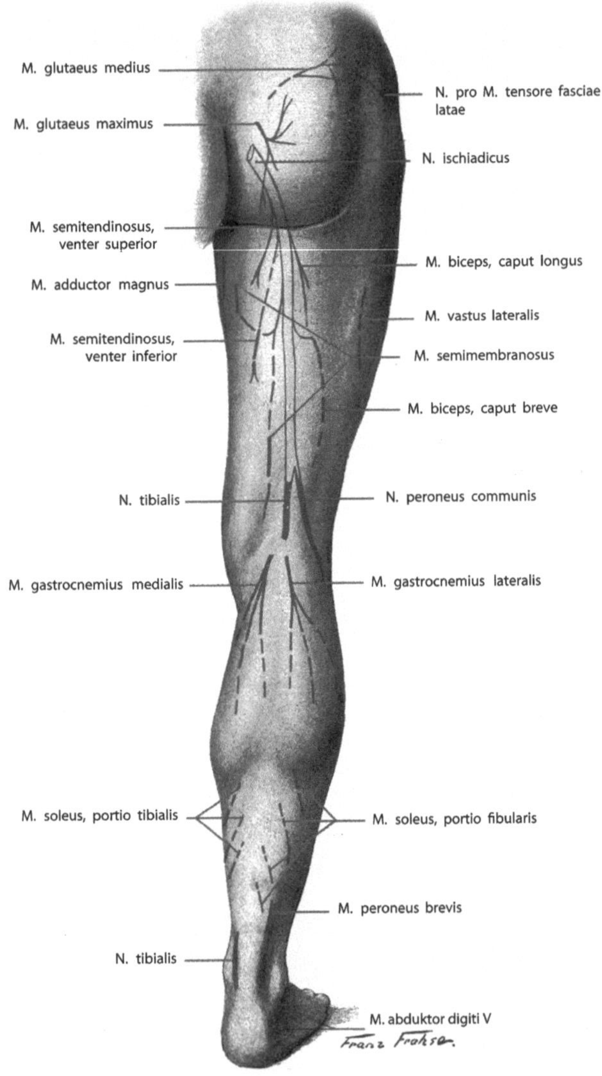

Abb. 3.7: Reizungslinien der Beinmuskeln und –nerven, dorsal

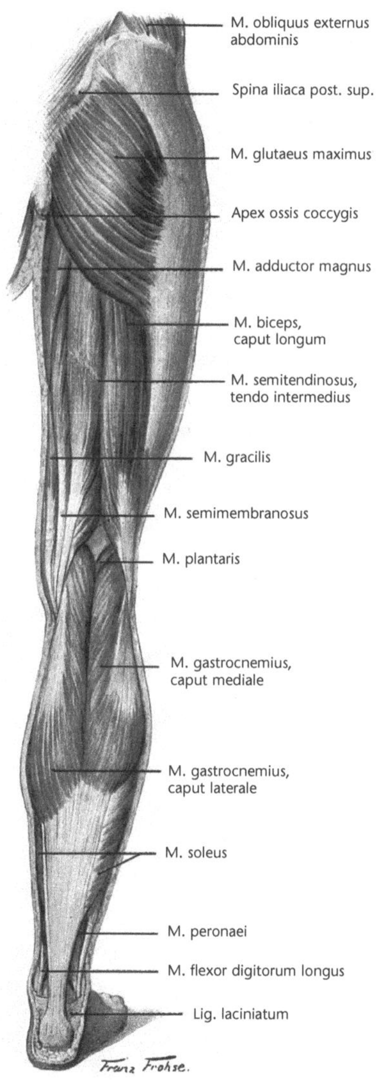

Abb. 3.8: Dorsale Beinmuskeln

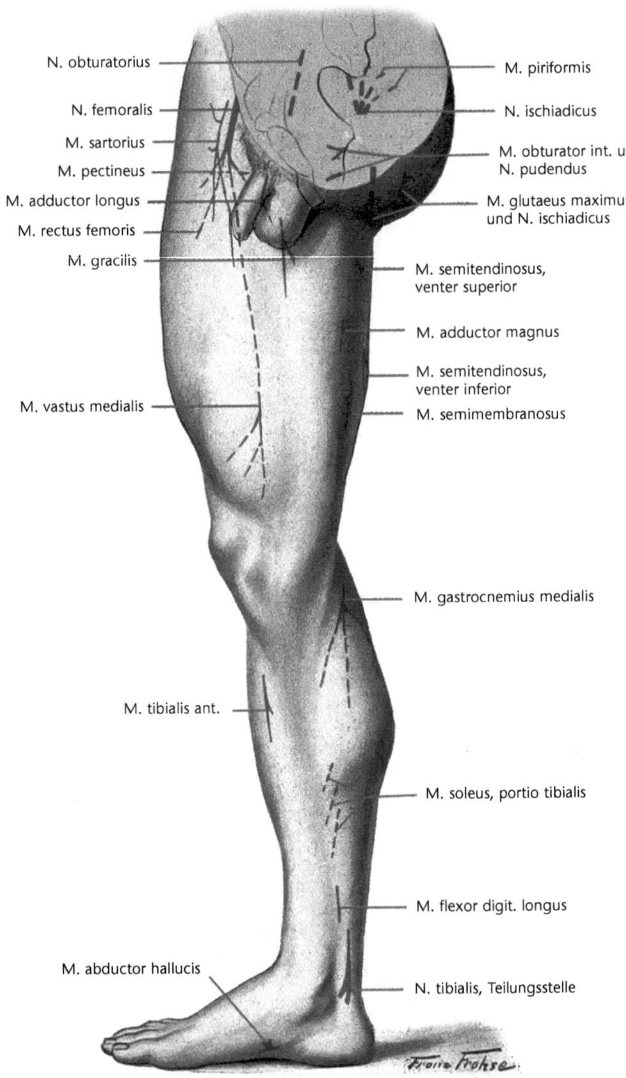

Abb. 3.9: Reizungslinien der Beinmuskeln und -nerven, medial bei Extension

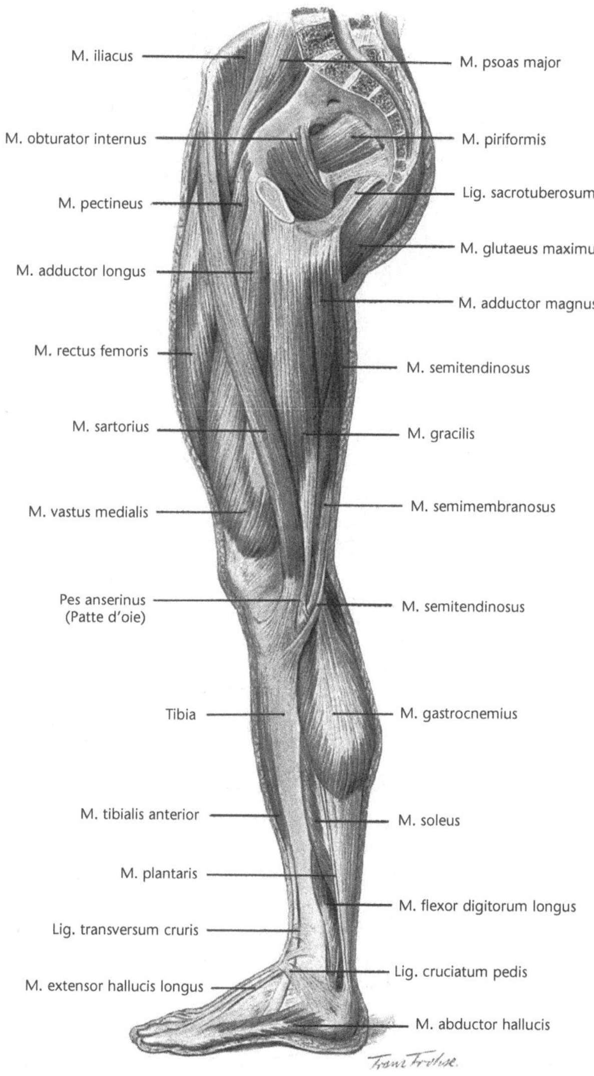

Abb. 3.10: Mediale Beinmuskeln bei Extension

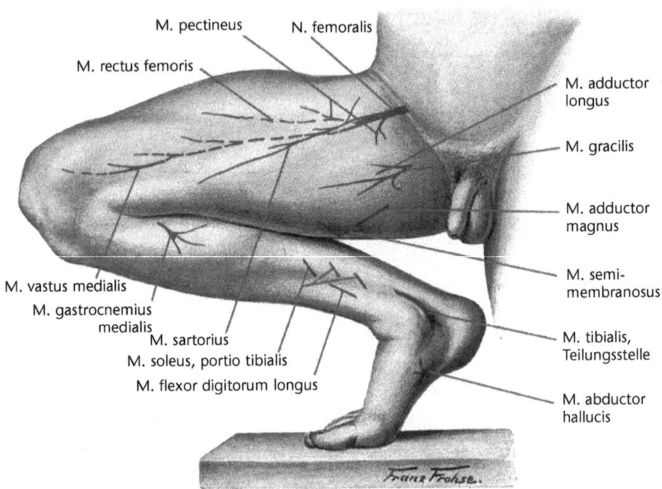

Abb. 3.11: Reizungslinien der Beinmuskeln und -nerven, medial bei Flexion

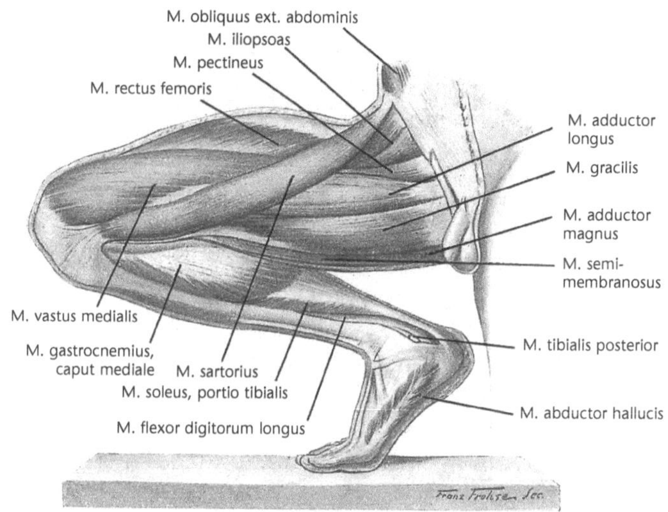

Abb. 3.12: Mediale Beinmuskeln bei Flexion

3

3

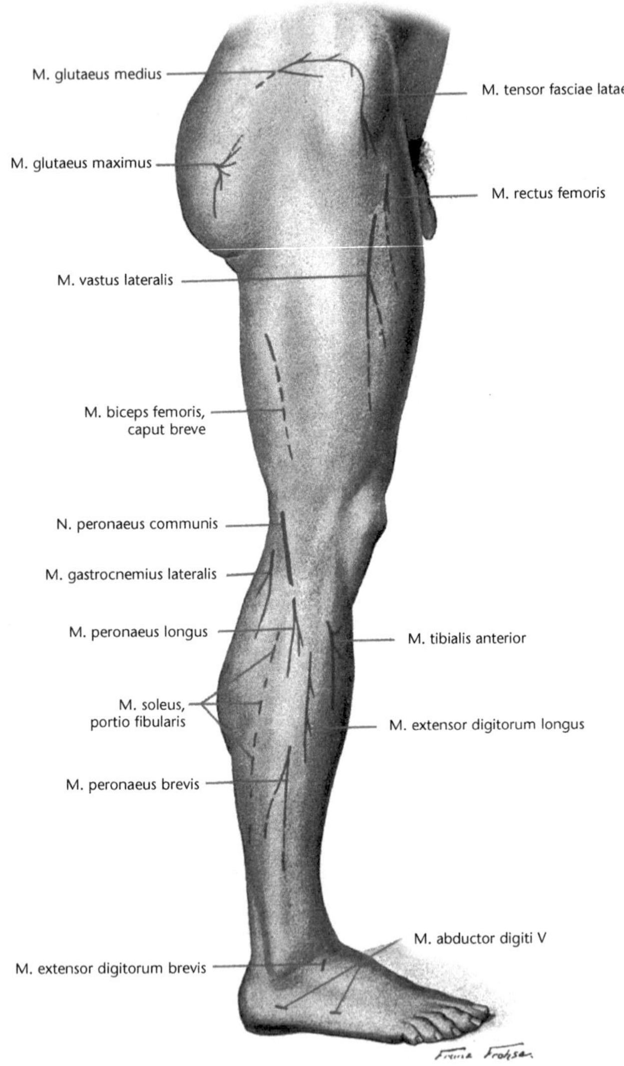

Abb. 3.13: Reizungslinien der Beinmuskeln und -nerven, lateral

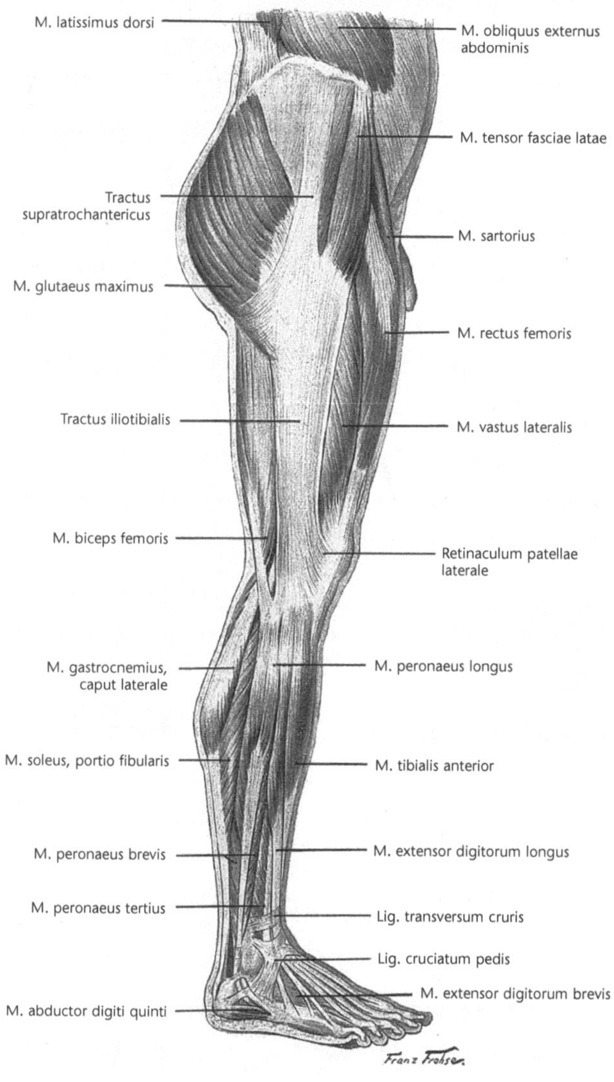

Abb. 3.14: Laterale Beinmuskeln

3

Nervenreizpunkte am Arm

N. medianus

- Mitte der Ellenbogenbeuge, über dem Oberrand des Lacertus fibrosus
- Effekt: Hand- und Fingerbeugung, Pronation des Unterarms und Opposition des Daumens
- 2. Reizstelle über der Mitte des Handgelenks zwischen den Sehnen des Flexor carpi radialis und Palmaris longus,
- Effekt: Daumenopposition

N. ulnaris

- in der Fossa ulnaris medial vom Olecranon
- Effekt: Ulnarwärtsbeugung des Handgelenks, Beugung der zwei letzten Finger, Adduktion des Zeigefingers an den Mittelfinger und des Daumens an den Zeigefinger
- 2. Reizstelle über dem Handgelenk an der ulnaren Seite, oberhalb des Erbsenbeins
- Effekt: Adduktion der Finger

N. radialis

- an der Umschlagstelle an der Seitenfläche des Oberarms, in der Mitte der Verbindungslinie zwischen dem Ansatzpunkt des Deltoideus und dem Epicondylus lateralis humeri, am vorderen, lateralen Tricepsrand
- Effekt: Streckung der Hand und der Finger

Muskelreizpunkte der Schultergürtelmuskulatur

M. deltoideus

- vorderer Anteil: unterhalb des Processus coracoideus am inneren Rand des Muskelwulstes, gut erregbar
- Effekt: hebt den Humerus kräftig nach vorn (oberflächliche Lage und reichliche Versorgung mit Nerven)
- mittlerer Anteil: lateral vom vorderen und senkrecht über dem Ansatzpunkt, unterhalb der Mitte des Muskelwulstes
- Effekt: hebt den Humerus zur Seite
- hinterer Anteil: hinter dem seitlichen und gering nach oben verschoben am hinteren Rand des Muskelwulstes
- Effekt: hebt den Humerus schwach nach hinten (tiefe Lage vielfach verzweigter Nervchen)

M. infraspinatus

- Mitte der Fossa infraspinata
- Effekt: rollt den Humerus kräftig auswärts

M. teres minor

- lateral und kaudal vom M. infraspinatus, schlecht erregbar, Versorgung durch den N. axillaris
- Effekt: rollt den Humerus weniger kräftig auswärts

M. teres major

- lateral und kaudal vom M. teres minor, gut erregbar, Versorgung durch den N. subscapularis
- Effekt: rollt den Humerus kräftig einwärts

Muskelreizpunkte am Oberarm

M. biceps

- erregbarster Punkt auf der Höhe des Muskelwulstes, langer Kopf etwas nach außen und unten, kurzer Kopf etwas nach innen und oben
- ASTE: leichte Beugung im Ellenbogen und geringe Pronation der Hand
- Effekt: beugt den Ellenbogen kräftig und supiniert Vorderarm, (der gesamte Muskel ist reichlich mit Nerven versehen und deshalb von vielen Punkten aus reizbar)

M. coracobrachialis

- Medial des kurzen Bizepskopfes und proximal gelegen, Prüfung bei hängendem und etwas abduziertem und minimal außenrotiertem Arm,
- Effekt: Hebung und Adduktion des Armes

M. brachialis

- Im unteren Drittel des Oberarms lateral zwischen dem Bizeps, dem Trizeps und dem oberen Rand des Brachioradialis
- Effekt: schwache Beugung des Ellenbogens

M. triceps

- gemeinsamer Punkt der drei Capita proximal und innen am Oberarm nahe der Achselhöhle, gemeinsamer Punkt für das Caput mediale und laterale handbreit über dem Oleranon, auch einzeln gut stimulierbar
- Effekt: streckt den Unterarm

Muskelreizpunkte an der Unterarmbeugeseite

M. pronator teres

- am Ulnarrand der Beugeseite in Höhe der Beugelinie des Ellenbogengelenks
- Effekt: kräftige Pronationsbewegung

M. flexor carpi radialis

- auf dem Muskelbauch, am weitesten radialwärts von allen Handflexoren gelegen, ca. 8 cm distal vom Epicondylus medialis
- Effekt: beugt das Handgelenk vor allem radial mit minimaler Pronation

3

M. palmaris longus

- zwischen oberem und mittlerem Drittel der Unterarmbeugeseite (ca. 6 cm distal vom Epicondylus medialis), ulnar gelegen (medial vom Flexor carpi radialis)
- Effekt: beugt die Hand gerade und schwach mit geringem Bewegungsausschlag, vor allem erkennbar an der vorspringenden Sehne in der Handbeuge

M. flexor carpi ulnaris

- am weitesten ulnarwärts an der Ulnarkante gelegen, dicht unterhalb des Olecranon
- Effekt: beugt die Hand ulnarwärts

M. flexor digitorum superficialis

- mehrere Punkte im proximalen, mittleren und distalen Unterarmdrittel
- Effekt: beugt die Mittelglieder der Finger II–V

M. flexor digitorum profundus

- an der Ulnarkante, distal vom Punkt des Flexor carpi ulnaris
- Effekt: beugt die Endphalangen der letzten drei Finger

M. pronator quadratus

- im Gebiet der Radialispulspalpation, Untersuchung bei supinierter und gebeugter Hand, notwendig ist ein starker Elektrodendruck in die Tiefe, schwer erregbar
- Effekt: proniert die Hand

Muskelreizpunkte an der Unterarmstreckseite

M. brachioradialis

- am radialen Übergang von der Beuge- zur Streckseite bis zur Vorderseite des Unterarms, erregbar an zahlreichen Nervenzweigen
- Effekt: beugt den Unterarm

M. extensor carpi radialis longus

- medial, dorsal und distal vom Punkt des Brachioradialis gelegen
- Effekt: streckt das Handgelenk radialwärts

M. carpi radialis brevis

- am radialen Rand des Unterarms, 4 Finger breit distal vom Punkt des langen Radialstreckers
- Effekt: streckt das Handgelenk gerade aufwärts

M. supinator

- an der Streckseite des Unterarms, distal der Palpationsstelle des Radiusköpfchens bei Pro- und Supinationsbewegungen, schwer erregbar
- Effekt: supiniert den Unterarm

M. extensor digitorum communis
- distal (3 Finger breit) vom Punkt des Supinator
- Effekt: streckt die Fingergelenke und bewirkt eine Dorsalaxtension der Hand

M. extensor digiti V
- Reizung etwas radial vom Extensor digitorum communis
- Effekt: streckt und abduziert (gering) den kleinen Finger

M. extensor carpi ulnaris
- am Ulnarand, 4 Finger breit distal vom Olecranon,
- Effekt: streckt das Handgelenk ulnarwärts

Mm. abductor pollicis longus, extensor pollicis longus et brevis
- nahe dem radialen Rand der Streckseite, 4 Finger breit proximal vom Handgelenk (Abduktor) und distal und ulnar von diesem Punkt
- Effekt: der Extensor pollicis longus extendiert Daumen und ersten Metakarpalknochen,
- der Extensor pollicis brevis streckt die Daumengrundphalanx
- der Abductor pollicis longus bewegt den ersten Metacarpus nach außen

M. extensor indicis proprius
- ulnar 2 Finger breit, oberhalb des Capitulum ulnae
- Effekt: kräftige Streckung des Zeigefingers

Muskelreizpunkte im Bereich der Hand

M. abductor pollicis brevis
- am radialen Rand des Daumenballens, etwas proximal gelegen
- Effekt: abduziert den Daumen

M. flexor pollicis brevis
- auf dem Daumenballen in Richtung Handwurzel
- Effekt: beugt den Daumen im Grundglied

Mm. interossei
- erregbarste Punkte an der Dorsalseite der Hand, proximal in den Interossealräumen
- Effekt: nähert die beiden benachbarten Finger, beugt die Grundglieder und streckt die Mittel- und Endglieder

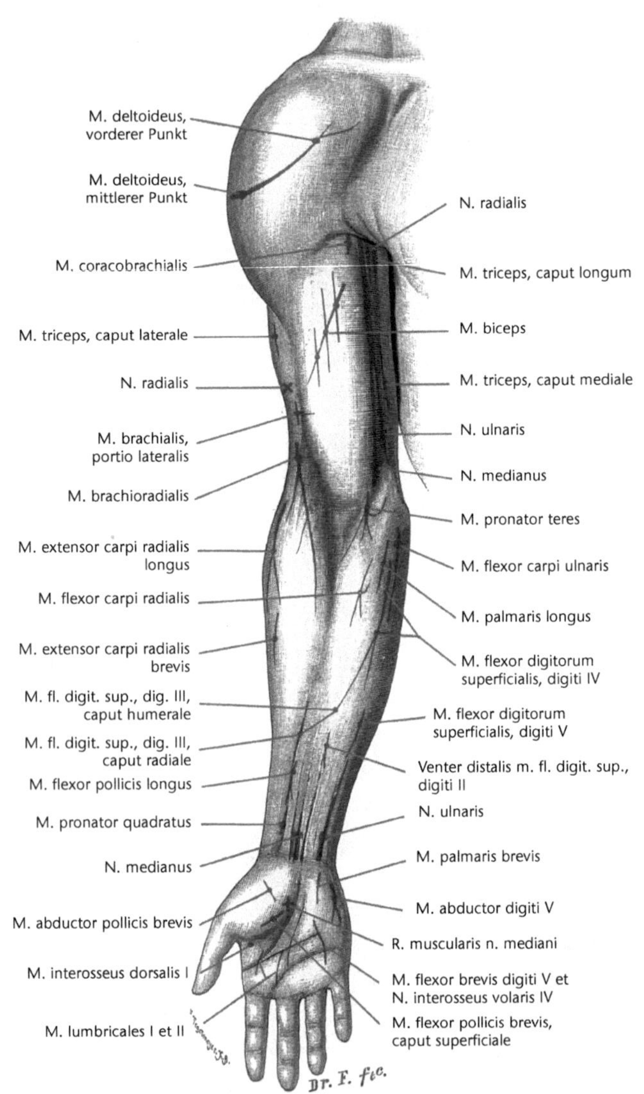

Abb. 3.15: Reizungspunkte und -linien der Armmuskeln und -nerven von ventral

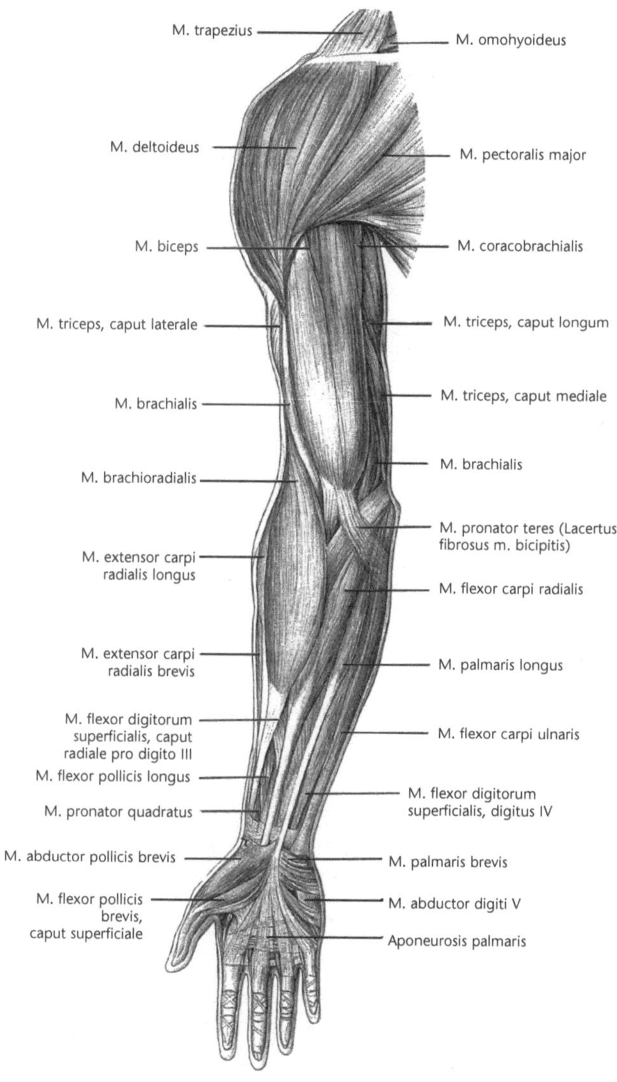

Abb. 3.16: Ventrale Armmuskeln

3

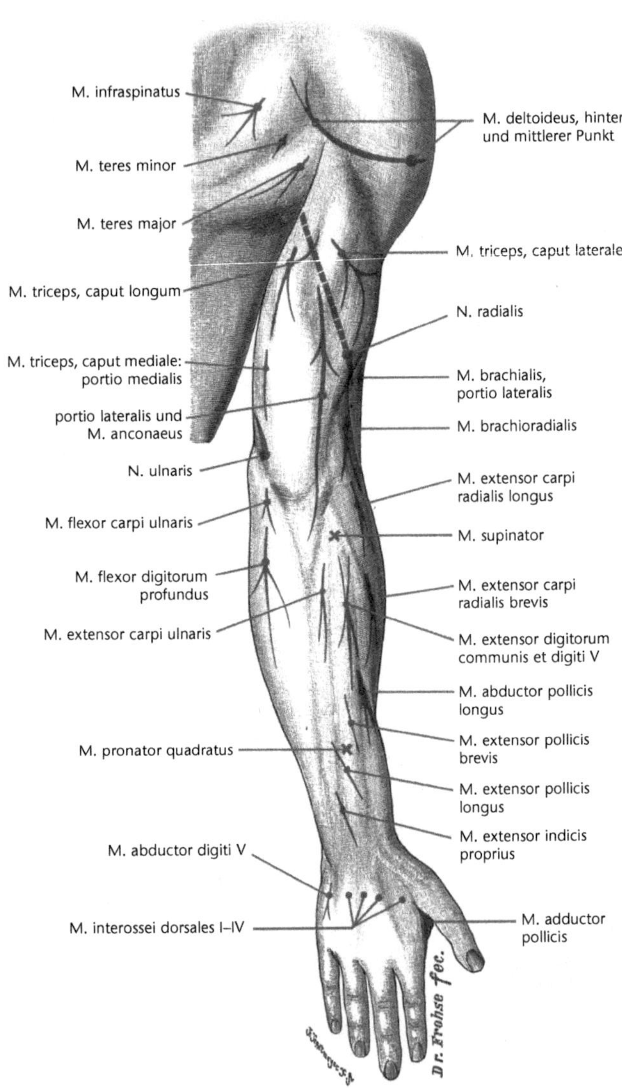

Abb. 3.17: Reizungspunkte und -linien der Armmuskeln und -nerven von dorsal

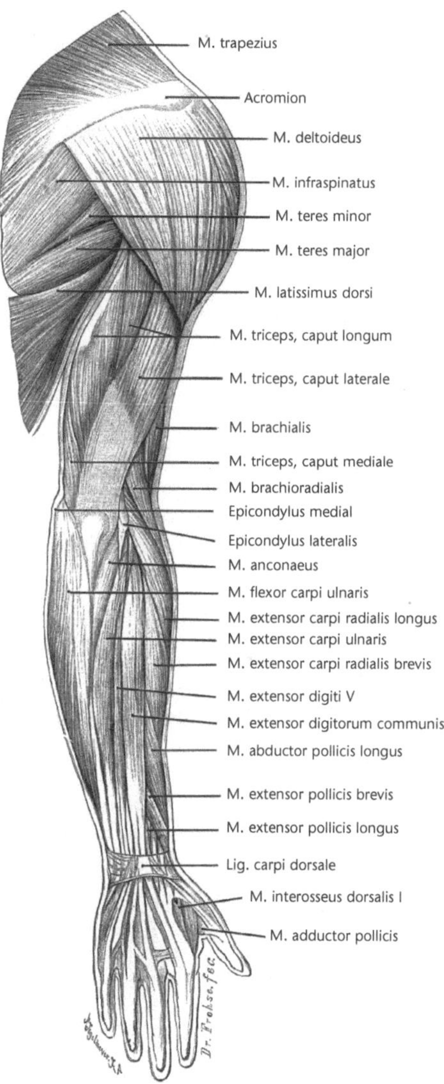

Abb. 3.18: Dorsale Armmuskeln

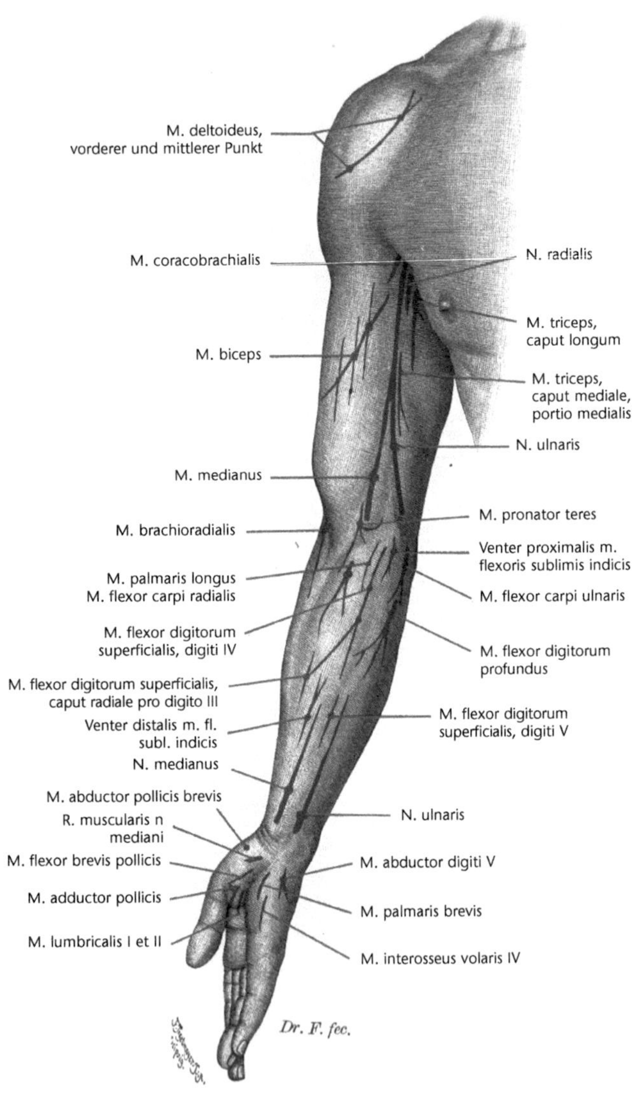

Abb. 3.19: Reizungspunkte und -linien der Armmuskeln und -nerven von medial

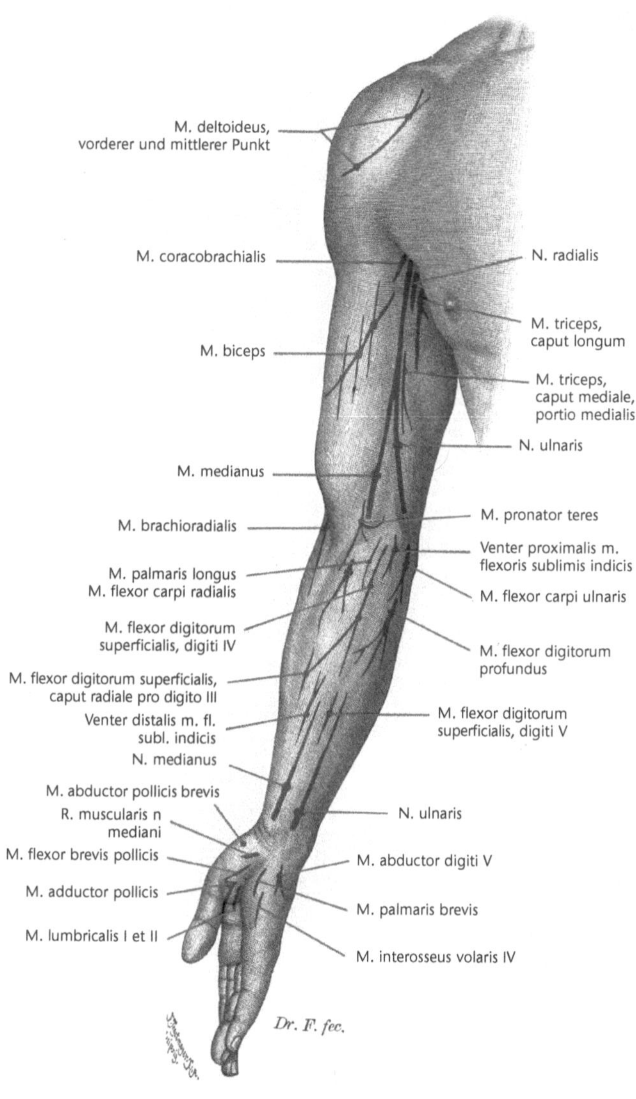

Abb. 3.20: Mediale Armmuskeln

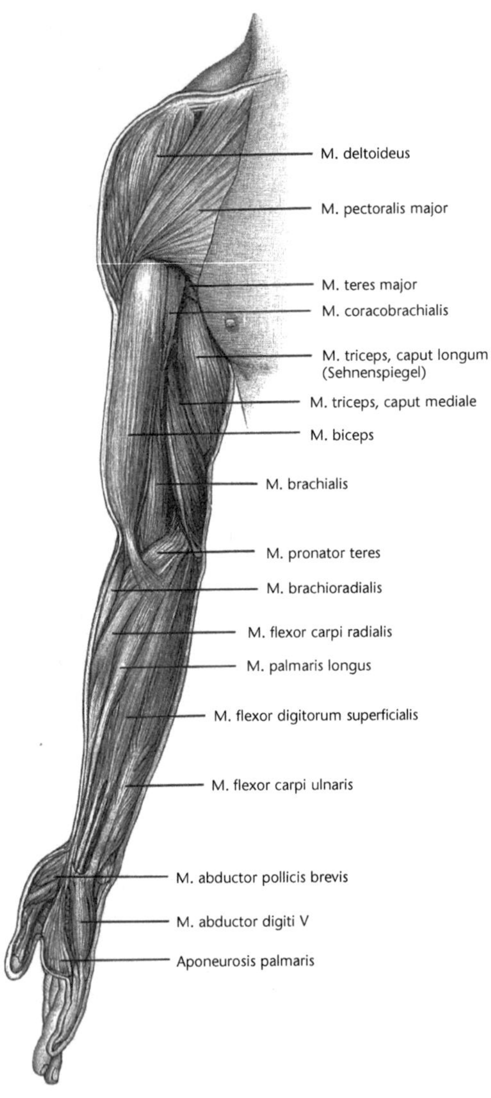

Abb. 3.21: Reizungspunkte und -linien der Armmuskeln und -nerven von lateral

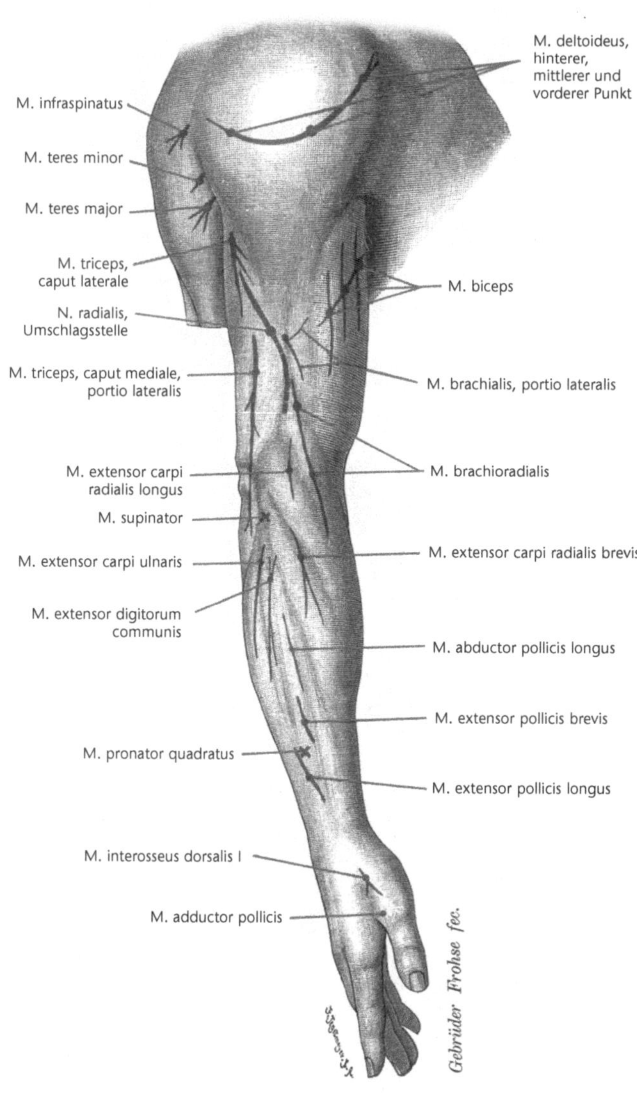

Abb. 3.22: Laterale Armmuskeln

Literatur

Clemente, F. R., Barron, K. W.: Transcutaneous Neuromuscular Electrical Stimulation Effect on the Degree of Microvascular Perfusion in Autonomically Denervated Rat Skeletal Muscle. Arch Phys Med Rehabil 77(1996)155–160

Rochowanski,H., Schuhfried,O., Fialka-Moser,V.: Aussagekraft der reizelektrischen Untersuchung in der Diagnose der KTS. Phys Med Rehab Kuror 13 (2003) 172

Rozman, J., Zorko, B., Seliskar,A.: Regeneration of the radial nerve in a dog influenced by electrical stimulation. Pflügers Arch 439 (2000) 184–186

3.3 Elektromyostimulation der nicht denervierten Muskulatur

Physikalische Grundlagen

Die Stimulation der nicht denervierten Muskulatur erfolgt mit biphasischen Impulsströmen und bestehen aus Impulsen mit einem positiven und einem negativen Anteil und einer anschließenden Pause.
Die eingesetzten Stromformen sollten bipolar und nulllinienymmetrisch (auch kompensiert oder in der amerikanischen Literatur balanciert genannt, ☞ 3.1) sein. Der Flächeninhalt des positiven und des negativen Impulsanteils ist bei diesen Stromformen gleich, die Form der Impulsanteile kann jedoch unterschiedlich sein. Auf diese Weise sind die Ströme optimal verträglich und können auch entsprechend intensiv dosiert werden. Verätzungen unter den Elektroden werden vermieden.
Biphasische Impulsströme zur Muskelstimulation haben meist eine Impulsdauer von < 0,3 ms. Da bei dieser kurzen Impulsdauer die Polarisation im Gewebe minimal ist, können die Elektroden ohne Unterlage mittels Elektrodengel unmittelbar auf der Haut befestigt werden.

Impulsformen

Nach der **Form** können die biphasischen Impulse eingeteilt werden in:

- asymmetrische
- symmetrische und
- sequentielle Impulse.

Asymmetrische haben eine hohe positive und eine niedrige negative Phase.
Symmetrische haben gleich große positive und negative Phasen und entsprechen in der Wirkung einer doppelten Amplitude.
Bei den sequentiellen Impulsen ist die negative Phase gegenüber der positiven verzögert, was sich in der Wirkung als doppelte Frequenz ausdrückt.

Besonders schmale biphasische Impulse sind die Hochvoltimpulse mit einer Breite von 10–50(–100) μs.

Entsprechend dieser extrem kurzen Impulsbreite wird dazu eine hohe Stromstärke oder, bei Constant-voltage-Geräten, eine hohe Spannung benötigt.

- Bei **Constant-current-(cc-)Geräten** bleibt die Stromstärke bei Widerstandsänderungen konstant und die Spannung ändert sich.
- Bei **Constant-voltage-(cv-)Geräten** bleibt die Spannung konstant und die Stromstärke ändert sich, an der Anzeige der Geräte wird immer die konstante Größe abgelesen.

Um diesen hohen Spannungsbedarf etwas zu vermindern, werden oft **Doppelimpulse** eingesetzt. Die extrem kurze Impulsdauer ermöglicht wegen des fehlenden galvanischen Wirkungsanteils die Verwendung monophasischer Impulse.

Besonders angenehm für den Patienten ist der Einsatz von **Nadelimpulsen**. Bezüglich des therapeutischen Einsatzes in der Myostimulation als Gruppe, Schwellung oder Impulsfolge bis 6 Hz besteht kein Unterschied zu den normalen biphasischen Impulsen.

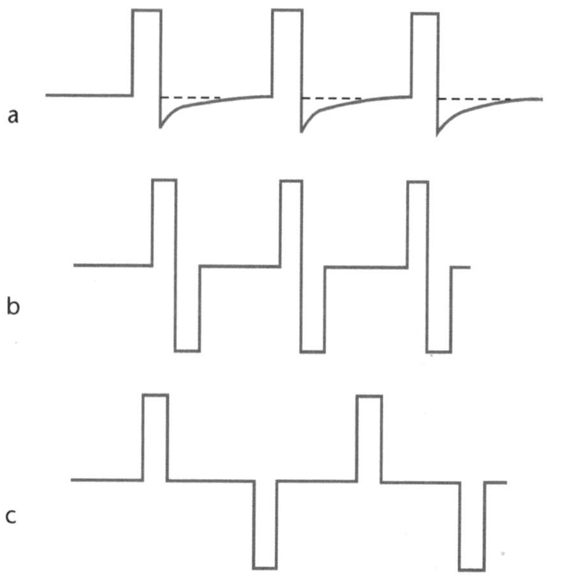

Abb. 3.23: Biphasische Impulse: a – asymmetrische, b – symmetrische, c – sequentielle

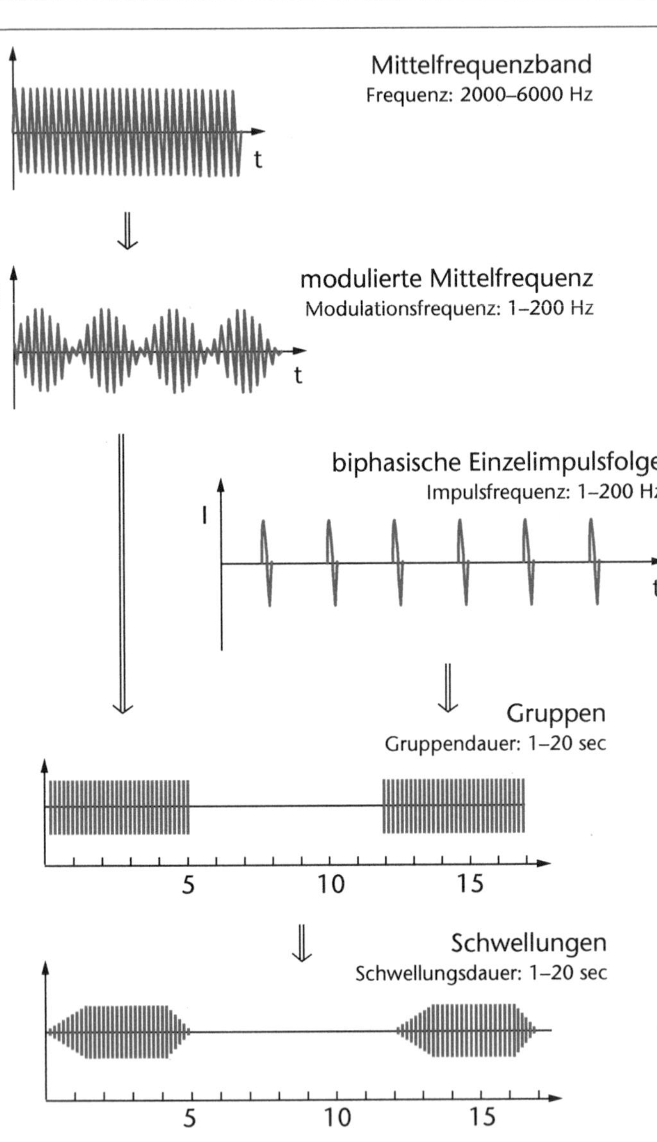

Abb. 3.24: Biphasische und mittelfrequente Ströme

Infolge ihres hohen kapazitiven Leitungsanteils durch die kurze Impulsbreite und den steilen Impulsanstieg überbrücken die Hochvoltimpulse allerdings schlecht leitende Gewebebezirke besser und erreichen eine größere Tiefe.

Die sensible Belastung ist bei den Hochvoltimpulsen minimal. Die Intensitätserhöhung ist vorsichtig vorzunehmen, da die Kontraktionen plötzlich ohne eine vorherige sensible Hautbelastung auftreten.

Modulation

Die Impulsströme werden moduliert verwendet. Die Amplitude wird so verändert, dass keine Dauerkontraktion auftritt.
Der Einsatz einer kontinuierlichen, nicht modulierten Impulsfolge würde den Muskeltonus erhöhen, die Durchblutung im Muskel vermindern und eventuell zum Muskelkrampf führen.
Die Modulation erfolgt
- mit einem abrupten steilen Anstieg als Gruppe oder
- langsam ansteigend als Schwellung (☞ 1).

Gruppen sind subjektiv durch den plötzlichen Kontraktionsbeginn unangenehmer, sie werden bevorzugt zur Entwicklung der Schnellkraft eingesetzt. Bei den Gruppen erfolgt der Anstieg der Amplitude von Null bis zur vollen Höhe mit einem Impuls.
Für die Entwicklung der Ausdauerleistung kann der Schwellstrom verwendet werden.
Frequenzen unter der niedrigsten Tetanusschwelle (8–10 Hz für tonische Fasern) stellen eine Ausnahme dar. Bei Impulsfolgen bis 6 Hz kann die Stromform auch kontinuierlich ohne negative Folgen für die Muskeldurchblutung eingesetzt werden, ab 8 Hz ist die Stromfolge zu unterbrechen.

Schwellstrom

Schwellströme sind amplitudenmodulierte Impulsfolgen, wobei die Modulationen langsam an- und absteigend erfolgen.

Indikationen

- Willküraktivierungsschwäche nach Ruhigstellung und bei Fehlbewegungen
- Muskelschwäche bei pathologischen Gelenkafferenzen und nach Ruhigstellung
- Muskelverspannungen bei statischen und segmentalen Störungen.

Kontraindikationen

- Herzschrittmacherträger (außer Behandlungen im Beinbereich)
- fieberhafte Erkrankungen
- sensibilitätsgeminderte Hautareale

- metallische Implantate im Behandlungsbereich bei Anwendung nicht-nulllliniensymmetrischer Impulse.

Dosierung

Intensität

Wird der Schwellstrom mit geringer Intensität appliziert (gerade eben motorisch schwellig), so eignet er sich hervorragend, um Verspannungen und verspannungsbedingte Beschwerden zu behandeln (muskuläre physiologische Detonisierung im Sinne einer verbesserten muskulären Dehnfähigkeit mit einer „dämpfenden Wirkung“ in Form verlängerter Reflexzeiten).
Unterhalb der untersten Tetanusschwelle (8–10 Hz für tonische Fasern) kann auch mit nicht unterbrochenen Impulsfolgen eine wirksame muskuläre Detonisierung erreicht werden (Impulsbreite 0,1ms, Frequenz 0,5–1Hz, Intensität motorisch gerade schwellig, Dauer 45Min.).
Bei mittlerer und starker Intensität ist er zur Aktivierung bei Muskelschwächen einsetzbar. Häufig sind Schmerzen im Bereich des Bewegungsapparates sekundär und verschwinden nach Beseitigung der Verspannungen. Eine milde Dosierung des Schwellstromes ist in diesen Fällen adäquat, jede zu intensive Dosierung führt reflektorisch zu einer Zunahme der Beschwerden. Mit dem Rückgang der Verspannungen kann ein fließender Übergang zur intensiveren Dosierung der Behandlung der Muskelatrophien erfolgen.

- Mit einer Intensität von 25 % über der motorischen Schwelle kann eine wirksame muskuläre Arbeitshyperämie und Durchblutungserhöhung erzeugt werden.
- Kontraktionen, die durch eine Stimulation mit Frequenzen ab 3 Hz ausgelöst wurden, sind durchblutungswirksam.
- Vorhandene trophische Veränderungen der Haut und Acrozyanosen werden geringer.
- Die Muskel-Venen-Pumpe wird aktiviert, statische Schwellungen nehmen ab einer Intensität von 5 % über der motorischen Schwelle ab.
- Auch Senkungen des Cholesteringehalts im Blut sind nach elektrischer Muskelstimulation nachgewiesen worden.

Allerdings ist die Durchblutungserhöhung auch von der Dauer der Stimulation abhängig:

- Die Mindestdauer sollte 10 Min. nicht unterschreiten.
- Bei einer Stimulation unter 8 Min. ist eine wirksame Durchblutungserhöhung nur in einem Abstand von 1–2 cm von der Stimulationselektrode zu erzielen.
- Ab 8 Min. Stimulationszeit ist die Durchblutungserhöhung in einem Areal bis zu 6 cm Abstand nachweisbar.

Schwellparameter

Nach *De Vahl* setzt man

- bei schweren Atrophien Frequenzen von 3–10 Hz,
- bei mittleren Atrophien 10–30 Hz und
- bei leichten Atrophien 30–50 Hz ein.

Die Schwellungsdauer wird von anfangs 5 Sek. auf 15 Sek. erhöht, die Pause von 25–50 Sek. auf 10–30 Sek. herabgesetzt und die Behandlungszeit von 5 auf 20–30 Min. verlängert. Der Schwellanstieg ist entweder gerätebedingt vorgegeben oder beträgt 10–20 % der Dauer der Schwellung. Auswahl nach subjektiver Verträglichkeit.

Die Ermüdung der Muskelfasern ist von den Reizparametern abhängig. Ab 45 Hz kommt es zur deutlichen und ab 50 Hz zur ausgeprägten muskulären Ermüdung. Damit ergibt sich auch eine Abhängigkeit von der Reizintensität, bzw. von der Kraftstärke. Auch von der Pausenzeit besteht eine Abhängigkeit der Ermüdung. So tritt am N. peronaeus bei einer 5fachen Pausenzeit fast keine, jedoch bei gleich langer Pausenzeit eine Ermüdung nach 1–1,5 Min. auf.

Der Kraftanstieg bei der elektrischen Stimulation entspricht teilweise dem Stromstärkeanstieg. Bis zum Zweieinhalbfachen der motorischen Schwelle verläuft der Kraftanstieg des M. quadriceps femoris parallel zum Stromstärkeanstieg. Zwischen dem motorischem Minimum und dem Maximum liegt eine Spanne von 150 %, bezogen auf das motorische Minimum von 100 %. Die Kraftentwicklung ist weiterhin abhängig von der Reizfrequenz. Bis 30 Hz Stimulationsfrequenz steigt die Muskelkraft deutlich an, von 30–60 Hz ist nur noch ein leichter frequenzbezogener Kraftanstieg festzustellen.

Eine erhebliche Verstärkung der Kraftentwicklung kann durch eine gleichzeitige isometrische Kontraktion erzielt werden. Der Patient löst den elektrischen Stimulus entweder selbst bei gleichzeitiger Kontraktion aus oder spannt den Muskel an, sobald das Gerät den Beginn der Schwellung oder Gruppe anzeigt. Der Einsatz der isometrischen Übungen sollte auch in Verbindung mit der Elektromyostimulation differenziert erfolgen.

Die Wirksamkeit wichtiger Übungsarten ist folgendermaßen aufzugliedern:

- Mentale Übungen wirken vor allem vorbeugend gegen die Ausbildung von Kontrakturen.
- Rhythmische isometrische Übungen von kurzer Dauer (1–3 Sek.) verbessern die dynamischen Bewegungsparameter (Verkürzung der Anspannungs- und Entspannungszeit und Erhöhung der Wiederholgeschwindigkeit).
- Isometrische Übungen von längerer Dauer: 5–7 Sek. (Begrenzung auf 7 Sek., bei mehr als 7 Sek. kommt es häufig zum Auftreten von „Pressen") bewirken eine Zunahme der Muskelkraft und eine Verbesserung der propriozeptiven Spannungskontrolle der Sehnenrezeptoren.

- Für eine hohe Übungseffektivität ist eine gezielte Ausführung entsprechend der definierten Muskelfunktion notwendig.

Impulsparameter

Der Verlauf der verschiedenen I/t-Kurven im Bereich der Breite biphasischer Impulse zeigt eine nur minimale sensible Belastung.
Bei einer Impulsbreite von < 0,5 ms liegen die motorische und die sensible Stimulation deutlich und einer Impulsbreite von < 0,1 ms erheblich unter der Schwelle einer schmerzhaften Stimulation. Die geringste sensible Belastung findet sich bei Impulsen bis 0,3 ms Breite. Auch geringere Frequenzen minimieren die sensible Belastung (Zunahme der sensiblen Belastung mit zunehmender Frequenz).

Behandlungsumfang

Nach einer 30-minütigen Stimulation 3 x wöchentlich in 6 Wochen können histochemische und metabolische Anpassungen,
- wie eine erhöhte oxidative Kapazität
- eine verbesserte Kapillarisierung und
- eine geringe Muskelfaserhypertrophie nachgewiesen werden.

Klinisch zeigt sich das z. B. als Behandlungserfolg bei Schultersubluxationen. Bei einer Vergrößerung dieses Behandlungsumfangs um das 5-6fache erreicht man eine Kraftzunahme bei gesunden Muskeln um 15 % und bei atrophierten Muskeln um 50 %.
Eine derartige Kraftzunahme ist nicht immer das therapeutische Ziel. So reicht eine nur minimale Kraftzunahme bei geriatrischen Patienten nach Stimulation des Musculus quadriceps oft aus, um die Aufstehfunktion deutlich zu verbessern, die Stand- und Gangsicherheit zu erhöhen und die Sturzgefahr zu vermindern.

Wirkung

Bei der elektrischen Stimulation werden im Gegensatz zum natürlichen Erregungsprozess alle Muskelfasern synchron erregt. Erfolgt die Stimulation nicht direkt am motorischen Punkt, so erreicht man zwischen den Elektroden, im Gegensatz zur Mittelfrequenztherapie, nicht alle motorischen Einheiten gleichmäßig.
Für eine gleichmäßige Stimulation aller vom Nerven versorgten motorischen Einheiten muss entweder unmittelbar am motorischen Punkt oder im Verlauf des motorischen Nervs stimuliert werden.
Die Reizschwelle des motorischen Nervs liegt deutlich niedriger als die des Muskels.
Die langsamen **tonischen Muskelfasern (Typ I)** erreichen ihren vollständigen Tetanus schon ab 10 Hz mit einer glatten Kontraktion und haben ihr elektrisches Stimulationsmaximum in dem breiten Frequenzbereich von 40–200 Hz.

Die schnellen **phasischen Muskelfasern (Typ II)** dagegen erreichen den vollständigen Tetanus ab 30 Hz (unter 30Hz ist die Kontraktion schüttelnd = unvollständiger Tetanus) und haben ein eng begrenztes Stimulationsmaximum von 50–60 Hz.
Durch die elektrische Stimulation mit Niederfrequenzimpulsen werden zuerst die phasischen und dann bei höherer Stromintensität die tonischen Fasern erregt (umgekehrt zum natürlichen Erregungsvorgang, bei dem zuerst die Fasern vom Typ I aktiviert werden). Besonders ausgeprägt ist diese Gesetzmäßigkeit beim Einsatz von Hochvoltimpulsen.

Im Bereich um 20 (–25) Hz werden die tonischen Fasern mit einer höheren Arbeitsleistung gefordert (vollständiger Tetanus) als die phasischen Fasern (unvollständiger Tetanus). Deshalb ist in diesem Frequenzbereich unter den Bedingungen der genannten umgekehrten Reizschwellen trotzdem eine gleichmäßige Stimulationsleistung beider Faserarten zu erreichen (Annäherung an eine physiologische Aktivierung).

Beim Einsatz der (zu kurzen) Hochvoltimpulse ist die Annäherung an die physiologische Aktivierung nicht zu erreichen (reiner Schütteleffekt im Bereich von 20–25Hz).
Bei entsprechender Stimulationsdosierung erbringen die phasischen Fasern auch Stabilitätsleistungen (Fasertransformation).
Bei einer Dauerstimulation

- mit Impulsfolgen von 20 Hz (10 Sek. Stimulation und 20 Sek. Pause)
- mit einer Intensität an der motorischen Schwelle (sichtbare Kontraktionen)

kann der Kraftverlust durch eine vollständige statische Entlastung des M. soleus (überwiegend Typ I) nicht vollständig verhindert werden. Jedoch verlängern sich die Kontraktionsgeschwindigkeit und die Erschlaffungszeit, der Anteil der Typ I-Fasern steigt wieder an und die Wiederherstellung der Leistungsfähigkeit wird beschleunigt.
Bei einer submaximalen bis maximalen kurzdauernden Stimulation dagegen steigt

- mit einer Impulsfolge von 50 Hz, (10 Sek. Stimulation und 50 Sek. Pause),
- täglich 20 Min. für 3 Wochen

die Kontraktionsgeschwindigkeit an (Stimulation der Typ II-Fasern und -Leistung).

Spezielle Behandlungsmöglichkeiten

Beeinflussung der Spastik

Bei der zentralen Spastik ist nicht nur die Überregbarkeit die Ursache der spastischen Hypertonie (mit steigendem Widerstand bei passiver Dehnung), sondern auch die veränderte Trophik des Muskelgewebes (Sarkomerverlust, veränderte Proteinsynthese, verändertes muskuläres Bindegewebe). Daraus ergibt sich, dass der spastische Muskel nur bedingt beeinflussbar ist.

Die Reduktion der Spastik durch die afferente Stimulation des N. suralis mit einer Frequenz von 100 Hz fällt unterschiedlich aus, von 2,7–29 %, im Durchschnitt um 12 % für eine (gemessene) Dauer von 45 Min. nach der Behandlungszeit von 20 Min.

Das unterschiedliche Ansprechen der einzelnen Patienten kann nicht vorher eingeschätzt werden.

Die Stimulation der spastischen Muskulatur durch *Robinson* und Mitarbeiter (1988) brachte ähnliche Ergebnisse.

Auch die Zweikanal-Elektrostimulation mit rhythmisch alternierender Anwendung auf spastische und antagonistische Muskeln nach *Hufschmidt* (1966) mit zeitverzögerten (0,1–0,3 Sek.) Einzelimpulsen oder nach *Jantsch* (1974) mit einem Einzelimpuls auf den spastischen Muskel und einer zeitverzögerten Impulsgruppe auf den geschwächten Antagonisten führt nur partiell zu einer Minderung der Spastik. Die dominierende Kokontraktion der Beuger bei Streckung ist nicht beeinflussbar.

Günstiger ist die Anwendung der Elektrostimulation am geschwächten Antagonisten. Nach Anwendung einer Stimulationsfrequenz von 1,7 Hz für 60 Min. 5-mal wöchentlich im Bereich der abgeschwächten Armmuskulatur finden sich nach 3 Monaten Verbesserungen der eingeschränkten Armfunktionen, vor allem im Schulterbereich und etwas weniger im Handbereich, ohne eine Zunahme der Spastizität.

Zur Beeinflussung der abgeschwächten Muskulatur sollten die Frequenzen deutlich unter der untersten Tetanusschwelle (10 Hz) liegen. Begonnen werden kann mit 2 Hz und je nach Verträglichkeit wird die Frequenz gesteigert. Auch die Intensität ist nach der Verträglichkeit, analog dem langsamen vorsichtigen Dehnen, zu dosieren. Die Steigerung kann bis zu den üblichen Schwellstromparametern erfolgen.

Nach Stimulation des Nerv. medianus wurden hämodynamische Antworten des für das motorische Lernen wichtigen sekundären somatosensorischen Kortex nachgewiesen.

Die rhythmische niederfrequente motorische Stimulation (1 Hz) von 45–60 Min. Dauer eines peripheren Nervs führt zu einer erhöhten Erregbarkeit des motorischen Kortex für eine Dauer von 2 Std. und damit zu einer Erleichterung anschließender motorischer Lernprozesse.

Durch die elektrische Stimulation allein (ohne nachfolgendes Üben) können jedoch selektive (zentrale) Bewegungsmuster nur gering verbessert werden, vor allem periphere Veränderungen wie die Einschränkungen der Gelenkbeweglichkeit und die Abschwächungen der Muskulatur werden durch die Stimulation weniger. Setzt man jedoch gleichzeitig ein *Feedback* ein, so sind auch Verbesserungen aktiver selektiver Bewegungen zu erreichen. Nach Anwendung einer Feedback-Stimulation kann eine Verbesserung der dynamischen und isometrischen Greifkraft und der Greifbeschleunigung bei Patienten mit zentralen Paresen erreicht werden.

Myofeedback (EMG-gesteuerte Elektrostimulation)

Mittels Oberflächenelektroden wird die elektrische Muskelaktivität abgeleitet, verstärkt sowie dem Patienten als optisches und/oder akustisches Signal zur Verfügung gestellt. Außerdem kann man sie zur Steuerung der Elektrostimulation nutzen. Die am häufigsten beim Myofeedback zu beeinflussenden Muskeln sind folgende:

- **Therapieziel Kräftigung**: vorderer und seitlicher Deltoideusanteil, Bizeps, Hand-, Finger- und Daumenextensoren, Gluteus maximus und medius, Vastus medialis, Tibialis anterior, Extensor digitorum
- **Therapieziel Entspannung**: oberer Trapeziusanteil, Pektoralis major, Finger- und Handflexoren, Hüftadduktoren, Vastus lateralis, Wadenmuskulatur.

Andere zum Feedback benutzte Signale messen Kraft und Position (mit Kraftsensoren und Potentiometern). Z. B. werden Drucksensoren unter den Fußsohlen zur Schulung des Gleichgewichts, bzw. zur Beinentlastung eingesetzt.

Die EMG-gesteuerte Elektrostimulation lässt sich in verschiedene Methoden einteilen:

- **EMG-getriggerte Elektrostimulation**: Nach Erreichen eines definierten Schwellenwertes der vorher gemessenen maximal möglichen EMG-Aktivität komplettiert der getriggerte Stimulationsimpuls die aktive in Vollzug befindliche Bewegung bis zu einer definierten Stärke. Der Einsatz erfolgt zum muskulären Training. Zu demselben Zweck können auch Meldungen von Kraftsensoren in analoger Weise verwendet werden.
- **EMG-initierte Elektrostimulation**: Die Stimulation wird durch definierte, minimale EMG-Signale, z. B. bei der alleinigen Vorstellung einer Bewegung, ausgelöst. Sie wird am häufigsten eingesetzt. Die Parameter der Geräte sind: EMG-Eingangsempfindlichkeit 2–2000 µV, Stimulation biphasisch, 10–100 Hz, Dauer 2–10 Sek.
- **EMG-abhängige Elektrostimulation**: Die Muskelkontraktion wird durch die Stimulation parallel zum Verlauf der Änderungen der EMG-Summenaktivität verstärkt.

Literatur

Eldred, E., Solomonow, M.: Effects of High-Frequency (500–1Hz), Indirect Stimulation on Slow and Fast Muscle Relevant to Orthotic Applikations. J. Electromyogr. Kinesiol. 2 (1992) 150–159

Hsueh, T. C., Cheng, P. T., Kuan, T. S., Hong, C. Z.: The immediate effectiveness of electrical nerve stimulation and electrical muscle stimulation on myofascial trigger points. Am J Phys Med Rehabil 76 (1997) 471–476

Khaslavskaia, S., Ladouceur, M., Sinkjaer, T.: Increase in tibialis anterior motor cortex excitability following repetitive electrical stimulation of the common peroneal nerve. Exp Brain Res 145 (2002) 309–315

O'Dwyer, N. J., Ada, L., Neilson, P. D.: Spasticity and muscle contracture following stroke. Brain 119 (1996) 1737–1749

Vanderthommen, M., Depresseux, J-C., Dauchat, L., Degueldre, C., Croisier, J-L., Crielaard, J-M.: Blood Flow Variation in Human Muscle During Electrically Stimulated Exercise Bouts. Arch Phys Med Rehabil 83 (2002) 936–940

4

Mittelfrequenz-therapie

Physikalische Grundlagen

In der Mittelfrequenztherapie werden Reizströme mit einer Frequenz von 1.000–100.000 Hz eingesetzt. In der Praxis wird als Trägerfrequenz ein Sinusstrom zwischen 2.000 und 10.000 Hz, am häufigsten 4.000 Hz, verwendet.
Durch den ca. 100-mal geringeren Wert des Hautwiderstandes wird bei Anwendung des Mittelfrequenzstromes (ähnlich wie beim Einsatz schmaler, steiler biphasischer Impulse) die Haut deutlich entlastet und der Strom erreicht auch tiefer gelegene Gewebe.

Mittelfrequenzmodulation

Die meisten Mittelfrequenzstromanwendungen modulieren die Mittelfrequenz mit einer niederfrequenten Modulationsfrequenz (1–100–[200 Hz]), wodurch sich Aktivierungen entsprechend der Modulationskurve ergeben.
Eine andere Modulationsmöglichkeit ist der Wechsel der Mittelfrequenz (z. B. als Durchlaufen eines Frequenzbandes in Einzelschritten mit automatischer Schwellenwertanpassung). So wechselt bei der Hochtontherapie jede Sekunde die Trägerfrequenz während eines Durchlaufs von 4.000–33.000Hz und da mit zunehmender Mittelfrequenz die Schwellenwerte ansteigen, werden nach einer vorherigen Kurvenbestimmung automatisch durch das Gerät die Intensitätswerte angepasst.

- Die Anwendung eines nicht modulierten Mittelfrequenzstromes ist von zweifelhaftem Sinn, weil ein schneller Gewöhnungseffekt und ein Nachlassen der klinischen Wirkung eintreten.
- Die niederfrequente Modulation kann endogen als Interferenzstrom und exogen als amplitudenmodulierter Mittelfrequenzstrom erfolgen.

Endogene Modulation

Die endogene Modulation des Interferenzstromes entsteht im Körper durch Kreuzen zweier mittelfrequenter, jedoch frequenzdifferenter Ströme. Die beiden Stromkreise überlagern sich im Körper in Form eines Stromes mit zwei Frequenzen:

- ein niederfrequenter Anteil in Form von Schwebungen mit rhythmischen Stromstärkeschwankungen, sowie
- ein mittelfrequenter Anteil als Trägerfrequenz.

Diese Schwebungen entstehen zwischen den vier im Rechteck angeordneten Elektroden. Die Schwebungen sind kreuzförmig angeordnet, denn unmittelbar unter den Elektroden sind keine Schwebungen vorhanden.
Um das auszugleichen, kann man die Interferenzen durch Amplitudenschwankungen auch im Kreis rotieren lassen (Vektortechnik). Bei einer Erhöhung oder Absenkung der Intensität in einem der beiden Stromkreise verschiebt sich die Lage der Schwebung (bzw. der Kreuzarme). Durch

eine geeignete Ansteuerung dieser Intensitätsschwankungen bewegt sich das Schwebungskreuz und die gesamte im Behandlungsfeld befindliche Muskulatur wird flächenmäßig (nacheinander) erreicht.
Die *Vektortechnik* appliziert den Strom in Form eines räumlichen Schwellstroms (Schwellungen nacheinander an verschiedenen Orten) im Gegensatz zur zeitlichen Schwellung (Schwellungen nacheinander am selben Ort) des normalen Schwellstroms.
Die Wirkung des Interferenzstromes reicht sehr tief, ein Nachteil ist jedoch die schwierige Lokalisierbarkeit des Feldes bei älteren Geräten. Moderne Geräte ermöglichen durch entsprechende Einstellungen eine genaue Lokalisation des Vektors und eine Festlegung der Vektorbreite, z. B. auf ein betroffenes und ein benachbartes Wirbelsäulensegment.

Exogene Modulation

Bei amplitudenmodulierten Mittelfrequenzströmen erfolgt die Modulation im Gerät selbst. Eine Graduierung der Reizwirkung ist durch eine verschiedene Modulationstiefe möglich.

Je geringer die Modulationstiefe ist und je geringer der niederfrequente Einschnitt in das Mittelfrequenzband, z. B. nur mit der Hälfte oder einem Viertel der Amplitude, erfolgt, desto schwächer ist die Reizwirkung.

Trägerfrequenz (nicht moduliert)

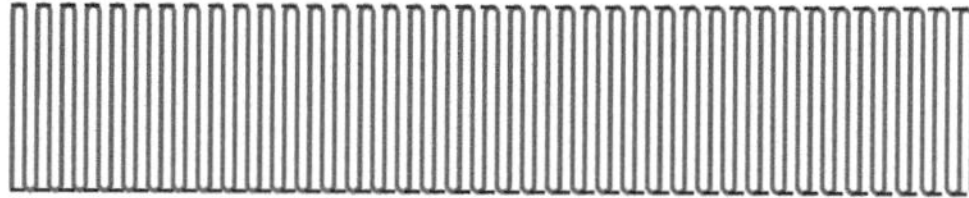

50% Modulationstiefe

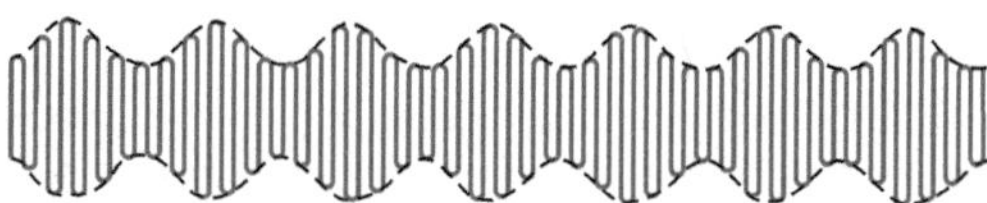

100% Modulationstiefe

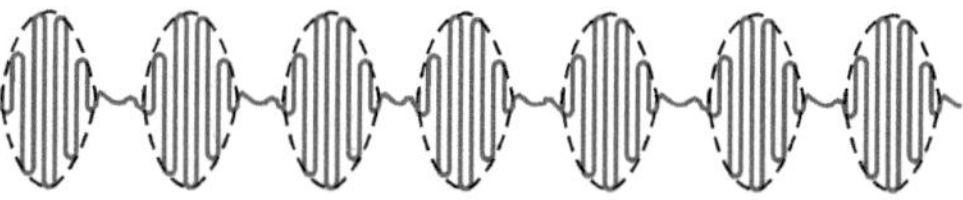

Abb.4.1: Amplitudenmodulierte Mittelfrequenzströme mit unterschiedlicher Modulationstiefe

Der Strom ist besser lokalisierbar, die Tiefenwirkung ist je nach Applikationslage der Elektroden meist geringer. Durch Verwendung von großen Flächenelektroden und zwei Kanälen kann das stimulierte Volumen vergrößert werden.

Gildemeister-Effekt

Infolge der hohen Frequenz und der Refraktärzeit für Muskel- und Nervenzellen ist eine reizimpulssynchrone Erregung nicht mehr möglich. Durch die Vielzahl von Einzelperioden ergibt sich eine lokale, nicht fortgeleitete Summationswirkung der Membrandepolarisation (Gildemeister-Effekt).
Die Wirkung der positiven Halbwelle wird durch die gleich große negative Halbwelle nicht vollständig aufgehoben, ein lokaler Rest an Depolarisation bleibt. Die Größe des Rests ist u. a. vom Funktionszustand der Zellen abhängig. Mit dem nächsten Halbwellenpaar kommt wieder ein Rest dazu, es erfolgt eine treppenförmige Summierung bis zur Auslösung der Erregung. Im Anschluss an das ausgelöste Aktionspotential kommt es zu einer Plateaubildung des Membranpotentials in halber Höhe während der weiteren Flusszeit des mittelfrequenten Stromes.
Die treppenförmige Summierung ist von der Trägerfrequenz und vom Funktionszustand der Zellen abhängig. Dadurch ergibt sich eine nicht synchrone Aktivierung der Muskelfasern.

Diese Wirkung ist apolaritär, d. h. jede Elektrode ist gleich aktiv.

Der Summationseffekt betrifft nicht nur die erregbaren Zellen, sondern auch die mit elektrischen Ladungen versehenen Zellmembrane anderer Zellen. Wegen der langsameren und mehrstufigen Reaktionsweise des Stoffwechsels in diesen Zellen (z. B. in den Drüsenzellen) sind für die entsprechenden Anwendungen zur Stimulierung des Zellstoffwechsels lange Behandlungszeiten (30–60 Min.) notwendig.

Mittelfrequenzkontraktion

Die Frequenz der Aktionspotentiale stimmt nicht mehr mit der Reizimpulsfrequenz überein. Insgesamt entsteht eine glatte Kontraktion des ganzen Muskels bei Nichtsynchronizität der einzelnen motorischen Einheiten, bzw. der Muskelfasern.
Die einzelnen Muskelfasern werden regellos aktiviert, was subjektiv als Druckgefühl wahrgenommen wird (auch als Schütteleffekt bezeichnet). Je niedriger die Mittelfrequenz ist (2 000–1 000Hz) und je stärker sie mit steilen Niederfrequenzimpulsen moduliert wird, desto größer ist der Anteil der synchronen Aktivierung der Muskelfasern und desto geringer ist der Anteil der asynchronen Aktivierung.

Die Mittelfrequenzkontraktion des Muskels ist infolge der asynchronen Aktivierung weniger schnell als eine niederfrequente Stimulation über die motorischen Reizpunkte. Wenn ein hoher (11 000 Hz) Mittelfrequenzstrom langsam geschwellt wird, wird die mittelfrequente Reizart der asynchronen Aktivierung voll wirksam (Wymoton-Verfahren).

Wirkung

Infolge der schnelleren Ermüdbarkeit der Nervenfasern gegenüber den Mittelfrequenzströmen sind die Muskelfasern der primäre Angriffspunkt der Mittelfrequenzbehandlung.

Die therapeutische Hauptwirkung ist die Erhöhung der muskulären Ausdauer. Wegen der größeren Ermüdbarkeit der motorischen Nerven und phasischen Muskelfasern erfolgt bei der Mittelfrequenzreizung eine Umkehrung der normalen elektrischen Schwellenreihenfolge: motorischer Nerv, phasische Muskelfaser, tonische Muskelfaser.

Die *analgetische* Wirksamkeit ist individuell von Patient zu Patient unterschiedlich ausgeprägt, meistens ist sie hervorragend. Die unterschiedliche Ausprägung der Wirksamkeit hängt auch von der Art des Schmerzes ab (z. B. gleiche Wirksamkeit beim experimentell erzeugten, in der Tiefe lokalisierten, ischämischen Schmerz der Gefäßwände durch Nieder- und Mittelfrequenzströme). Die manchmal geringere analgetische Wirkung ist auch ein Resultat der besseren kapazitiven Überbrückung der Haut mit ihren Rezeptoren (und einem geringeren analgetischen Effekt über die Körperdecke). Die analgetische Nachwirkung ist oft länger vorhanden als nach der Anwendung niederfrequenter analgetischer Ströme. Bei einer sinusförmigen Trägerfrequenz ist die analgetische und die Tiefenwirkung gegenüber einer rechteckförmigen Mittelfrequenz etwas geringer, dafür ist das Stromempfinden subjektiv angenehmer.

Der Summationseffekt zeigt sich in der Stimulierung des Zellstoffwechsels. Da der Effekt bei einer nicht modulierten Mittelfrequenz schnell nachlässt, ist eine Modulation der Mittelfrequenz notwendig. Vor allem mit 10 Hz und etwas weniger mit 100 Hz modulierte Mittelfrequenzströme führen bei einer Anwendung an Zellkulturen zu einem Anstieg des zyklischen Adenosinmonophosphats (cAMP), eines intrazellulären Botenstoffes, was sich klinisch im schnelleren Abheilen der pathologischen Lokalbefunde der Hand bei der Schuppenflechte zeigt.

Die frequenzabhängige Wirksamkeit der niederfrequenten Modulationen entspricht denen der Niederfrequenztherapie (☞ 3):

Analgesie 100 (50–250) Hz, Wirkung auf die kutane Mikrozirkulation 2–4–(10) Hz, Wirkung auf die Zirkulation in der Muskulatur und im Bindegewebe 8–12–(20) Hz, Detonisierung durch Schwellungen, Annäherung an eine physiologische motorische Aktivierung 15–25 Hz.

Die frequenzabhängigen Schwellenwerte der Modulationen entsprechen mit Ausnahme der Frequenzen bis 15 Hz dem Schwellenverlauf im Niederfrequenzbereich. Der Schwellenverlauf der Modulationen der Mittelfrequenz ist wegen des (gleichen mittelfrequenten) Summationseffektes der Trägerfrequenz von 1–100 Hz gleich, während die Reizschwellen im Niederfrequenzbereich von 15 Hz abwärts ansteigen (geringere Summationsfähigkeit im Bereich der unteren Frequenzen).

Indikationen und Kontraindikationen

Indikationen

Die Verbesserung der muskulären Ausdauer gilt als wichtiger Therapiebaustein bei Defiziten statischer Leistungen, den so genannten *statischen Insuffizienzen*, wie z. B. bei dem Knick-Senk-Spreizfuß.
Arthrosen und degenerative Wirbelsäulenveränderungen sind weitere Indikationen.
Durch Mittelfrequenzströme erzeugte rhythmische Muskelkontraktionen von 1–2 Sek. Dauer und 2–3 Sek. Pause bei einer Behandlungsdauer von 20–30 Min. bewirken ein intensives Training der Gefäßregulation in der Muskulatur.
Die Durchblutungsreaktionen elektrisch ausgelöster und willkürlicher Kontraktionen gleicher Stärke stimmen überein. Eine wirksame Arbeitshyperämie tritt bei einer Intensität von 25 % über der motorischen Schwelle auf.

Kontraindikationen

- Herzschrittmacher (außer Behandlungen am Bein)
- direkte Durchströmung des Herzens
- frische Thrombosen im Behandlungsgebiet
- Metallimplantate im Behandlungsgebiet bei Anwendung nicht nulliniensymmetrischer Mittelfrequenzströme

---

Die fehlende sensible Belastung ermöglicht die Applikation hoher Intensitäten. Da eine Intensität über dem 2 1/2fachen der motorischen Schwelle keinen wesentlichen Kraftzuwachs mehr bringt, sollte sie auf diesen Wert beschränkt werden.

Bei Übereinstimmung der individuellen Eigenfrequenz der stabilen Verbindung aus Metallimplantat (Endoprothese) und Knochen sowie der Modulationsfrequenz des mittelfrequenten Stromes und der damit erzeugten muskulären Vibrationen, können bei überhöhten Intensitäten als Resonanz, starke rüttelnde Schwingungen mit minimaler Amplitude und hoher Kraft entstehen. Unter ungünstigen Umständen werden dadurch Prothesenlockerungen gefördert.

Durchführung

Applikationsform und Elektrodenanlage

Zur Behandlung werden große Flächenelektroden eingesetzt, um möglichst viele Muskelfasern zu erreichen (Stereodynator, Wymoton).
Stehen große Flächenelektroden nicht zur Verfügung, so können ersatzweise zwei Stromkreise mit vier Elektroden zur Durchströmung eines größeren Muskelvolumens verwendet werden. Dabei müssen die Elektroden eventuell solange (oft nur um wenige Millimeter) verschoben werden, bis ein optimales Kontraktionsverhalten erreicht wird.
Trotz einer möglichen großflächigen Wirkung ist die gezielte Anwendung, z. B. im Gebiet der Nervenwurzel an den segmental versorgten Muskelfasern, bei akuten Kreuzschmerzen wirksamer, als eine einfache Anlage im Schmerzgebiet (Interferenzstrom, 140 Hz, 30 Min.).

Dosierung

Intensität

Der größte Abstand zwischen den motorischen und (schmerzhaft) sensiblen Schwellen im Mittelfrequenzband liegt bei 10 kHz (Dissoziation der Schwellenwerte nach Djourno) und fällt bis 4 kHz leicht und dann bis 1 kHz stärker ab und zeigt damit den Vorteil höherfrequenter Mittelfrequenzströme.
Deshalb sind Mittelfrequenzströme unter 4 kHz für den Patienten subjektiv unangenehmer.
Insgesamt steigen alle Schwellen mit steigender Mittelfrequenz bis 20 kHz linear an, über 20 kHz wird der Anstieg progredient zunehmend.

Die Kraftentwicklung ist bei 1 kHz am stärksten und fällt mit steigender Mittelfrequenz (bis 10 kHz um 50 %) ab.

Mit dem Anstieg der Mittelfrequenz wird der *Gildemeister-Effekt* immer ausgeprägter. Bei 1 und 2 kHz kontrahieren noch einzelne Muskelfasern synchron; je höher die Mittelfrequenz ist, desto asynchroner wird das Kontraktionsverhalten. Die schnelle, kraftvolle Kontraktion geht in eine langsame, weniger kräftige Muskelanspannung (von Senn „Tonisierung" genannt) über.
Somit sind 4 kHz ein guter Kompromiss zwischen sensibler Belastung und Kraftentwicklung.
Frequenzdurchläufe der Modulationen sollen Gewöhnungseffekten vorbeugen.
Wird der modulierte Mittelfrequenzstrom als Schwellstrom zur Erzeugung muskulärer Kontraktionen mit nachfolgenden Pausen eingesetzt, so ist die Schwellung die zweite Modulation. Die erste Modulation des Mittel-

frequenzstroms entspricht der Impulsfrequenz des Niederfrequenzstroms und die zweite Modulation des Mittelfrequenzstroms den Schwellparametern des Niederfrequenzstroms.

Behandlungsdauer

Die Behandlungszeit sollte für eine wirksame Therapie mindestens 20–30 Min. in einer Behandlungsserie von 4–6 Wochen betragen.

Behandlungshäufigkeit

Die Behandlung wird täglich oder jeden zweiten Tag durchgeführt.

Literatur

Johnson, M. I., Tabasam, G.: An Investigation Into the Analgesic Effects of Interferential Currents and Transcutaneous Electrical Nerve Stimulation on Experimentally Induced Ischemic Pain in Otherwise Pain-Free Volunteers. Physical Therapy 83 (2003) 208–223

Miller, B. F., Gruben, K. G., Morgan, B. J.: Circulatory Responses to Voluntary and Electrically Induced Muscle Contractions in Humans. Physical Therapy 80 (2000) 53–60

Palmer, S. T., Martin, D. J., Steedman, W. M., Ravey, J.: Alteration of Interferential Current and Transcutaneous Electrical Nerve Stimulation Frequency: Effects on Nerve Excitation. Arch Phys Med Rehabil 80 (1999) 1065–1071

Sontag, W., Dertinger, H.: Response of cytosolic calcium, cyclic AMP and cyclic GMP in dimethylsulfoxide-differentiated HL-60 cells to modulated low frequency electric currents. Bioelectromagnetics 19 (1998) 452–458

5

Hochfrequenztherapie

Physikalische Grundlagen

Unter der Hochfrequenztherapie versteht man die therapeutische Anwendung hochfrequenter (> 100 kHz) elektromagnetischer Schwingungen zur Erzeugung von Wärme im Organismus.
Zu den Hochfrequenztherapieverfahren gehören
- die Kurzwellen-,
- die Dezimeter- und
- die Mikrowellentherapie.

Kurzwellentherapie

Von diesen genannten Verfahren ist die Kurzwellentherapie die älteste. Sie arbeitet mit einer Frequenz von 27,12 MHz und einer Wellenlänge von 11,06 m.
In Rußland werden spezielle Geräte für die alleinige Spulenfeldbehandlung, auch *Induktothermie* genannt, mit einer für die Erzeugung eines Spulenfeldes günstigeren Frequenz von 13,56 MHz und einer Wellenlänge von 22,12 m, verwendet.

Die Geräte bestehen aus einem Generatorkreis und einem Patientenkreis, die sich zwecks optimaler Energieübertragung in Resonanz befinden sollen.

Generatorkreis

Der Hochfrequenzstrom wird im Generatorkreis erzeugt, der im Prinzip aus einem elektrischen Schwingkreis mit einem Kondensator und einer Spule besteht.
Der Kondensator setzt sich aus zwei Metallplatten, welche durch ein nicht leitendes Material (Dielektrikum) voneinander getrennt sind, zusammen. Werden die Kondensatorplatten mit einer Spannungsquelle verbunden, so erfolgt eine elektrische Aufladung der Metallplatten. Zwischen den Platten entsteht ein elektrisches Kraftfeld, das Kondensatorfeld .
Die Spule ist, wie jeder elektrische Leiter, von einem Magnetfeld umgeben, welches sich im Inneren der Spule konzentriert. Im elektrischen Schwingkreis bewegen sich elektrische Ladungen: die Entladung des elektrischen Feldes im Kondensator bewirkt den Aufbau eines magnetischen Feldes in der Spule und der Zusammenbruch des magnetischen Feldes in der Spule bewirkt die Aufladung des elektrischen Feldes im Kondensator.

Patientenkreis

Je nach Therapieverfahren befindet sich der Patient
- im elektrischen Kondensatorfeld oder
- im magnetischen Spulenfeld oder
- bei den Verfahren der Mikro- und Dezimeterwelle im von einer Antenne abgestrahlten Strahlerfeld.

Die zur Kurzwellenbehandlung verwendeten Hochfrequenzströme besitzen eine dielektrische Leitfähigkeit, d. h., dass Kurzwellen durch Nichtleiter (Luft, Gas, Gummi, Plastik) hindurchgehen können.
In einem Gleichstromkreis, in dem sich ein Kondensator mit einem Dielektrikum befindet, würde der Nichtleiter für den Gleichstrom ein nicht überwindbares Hindernis darstellen, es käme nur zu einer einmaligen Aufladung des Kondensators.
Legt man jedoch an den Kreis einen Wechselstrom, so kommt es zu einem ständigen Laden und Entladen des Kondensators, und es fließt im Kreis ein Wechselstrom. Allerdings ist der Stromfluss durch das Vorhandensein des Kondensators geringer. Dieser wirkt wie ein Widerstand (kapazitiver Widerstand). Der Verlust, den der Stromfluss durch Überwindung eines kapazitiven Widerstandes, z. B. durch große Entfernung der Kondensatorplatten voneinander erleidet, muss durch eine vermehrte Energiezufuhr in den Stromkreis ausgeglichen werden. Der kapazitive Widerstand nimmt mit der Zunahme der Frequenz des Wechselstroms ab und die je Zeiteinheit bewegte Elektrizitätsmenge zu.

Elektrisches Kondensatorfeld

Im elektrischen Kondensatorfeld der Kurzwelle unterscheiden wir den Leitungs- und den Verschiebungsstrom.

Leitungsstrom

Befindet sich ein Leiter im Kondensatorfeld, so bewegen sich unter dem Einfluss des Feldes elektrische Ladungen innerhalb des Leiters, die positive Ladung in Richtung der negativen Kondensatorplatte und die negative in Richtung der positiven Platte. Beim hochfrequenten Polwechsel des Kondensators entstehen im Leiter zeitlich entsprechende, jedoch entgegengesetzt gerichtete Bewegungen von elektrischen Ladungen. In den leitenden Geweben des Körpers fließt ein Strom von der Frequenz, wie sie der Ladestrom des Kondensators aufweist (Leitungsstrom).
Da dieser Strom durch Schichten unterschiedlicher Leitfähigkeit und damit unterschiedlichen elektrischen Widerstandes fließt, wird entsprechend dem Jouleschen Gesetz ein Teil der Energie in Reibungswärme umgewandelt.

Schichten mit hohem Widerstand, wie Haut und Unterhautfettgewebe, werden stärker erwärmt als die gut durchblutete Muskulatur. Das Fettgewebe wird 10-mal stärker als die Muskulatur erwärmt (10:1).

Verschiebungsstrom

Im Nichtleiter kommt es unter dem Einfluss des elektrischen Feldes nicht zur Aufspaltung von Molekülen zu elektrisch geladenen Ionen, die Ladungen bleiben im Molekül vereint (Dipole). Jedoch können sie innerhalb des Moleküls verschoben werden. So wird die positive Ladung in Richtung der

negativen Kondensatorplatte gedreht und die negative Ladung in Richtung der positiven Platte.
Unter Einfluss des Hochfrequenzstromes entstehen hochfrequente Verschiebungen elektrischer Ladungen innerhalb der Moleküle (Verschiebungsstrom). Durch die Reibung der polaren Anteile der Moleküle aneinander wird ein Teil der elektrischen Energie in Wärme umgesetzt. Jedoch ist dieser Anteil der Wärmebildung im Vergleich zur Wärme, die durch den Leitungsstrom entsteht, gering, d. h. Nichtleiter werden fast ohne Wärmeverlust überbrückt. Diese Art der Wärmeentstehung unterscheidet sich grundsätzlich von der im magnetischen Spulenfeld.

Magnetisches Spulenfeld

Bringt man einen Leiter in das Spulenfeld, so entstehen durch Induktion in ihm Wirbelströme, die sich in Wärme umsetzen. Die induzierten Wirbelströme und damit die Erwärmung, sind umso stärker, je besser das Leitvermögen des Körpers in der Spule ist.
Somit erwärmen sich im Spulenfeld Gewebe mit hohem Leitvermögen am stärksten. Das sind die Blutgefäße und die stark bluthaltigen Gewebe, wie die Muskulatur; während Haut und Unterhautfettgewebe als schlechte Leiter eine geringe Erwärmung aufweisen.
Die Tiefenwirkung des (nicht abgeschirmten) Spulenfeldes ist relativ gering, nach 2 cm Muskelschicht ist die Temperatur bereits um die Hälfte abgesunken.

Die relative Erwärmung von Fettgewebe und Muskulatur ist im Spulenfeld gleich groß (1:1). Dieses Verhältnis kann durch den Einsatz abgeschirmter Spulenfeldelektroden zugunsten der Muskelerwärmung verbessert werden.

Dezimeter- und Mikrowellentherapie

Dezimeterwellen haben eine Frequenz von 433,92 MHz und eine Wellenlänge von 69 cm und Mikrowellen eine Frequenz von 2450 MHz und 12,5 cm Wellenlänge.

Strahlerfeld

Im Strahlerfeld der Dezimeter- und Mikrowellen werden die elektromagnetischen Wellen von den Körpergeweben absorbiert und in Wärme umgewandelt. Das gut leitende Gewebe der Muskulatur wird stärker erwärmt als das Fettgewebe.
Bei Anwendung der Mikrowellen erfolgt an den Schichtengrenzen eine Reflektion, wodurch 1 cm vor dem Ende der Fettgewebsschicht eine stehende Welle und damit das erste thermische Maximum entsteht. Deshalb bewirkt die Mikrowelle ungefähr die gleiche thermische Belastung wie das (nicht abgeschirmte) Spulenfeld, nur die Dezimeterwelle oder die Abschirmung des Spulenfeldes entlastet das Fettgewebe deutlich.

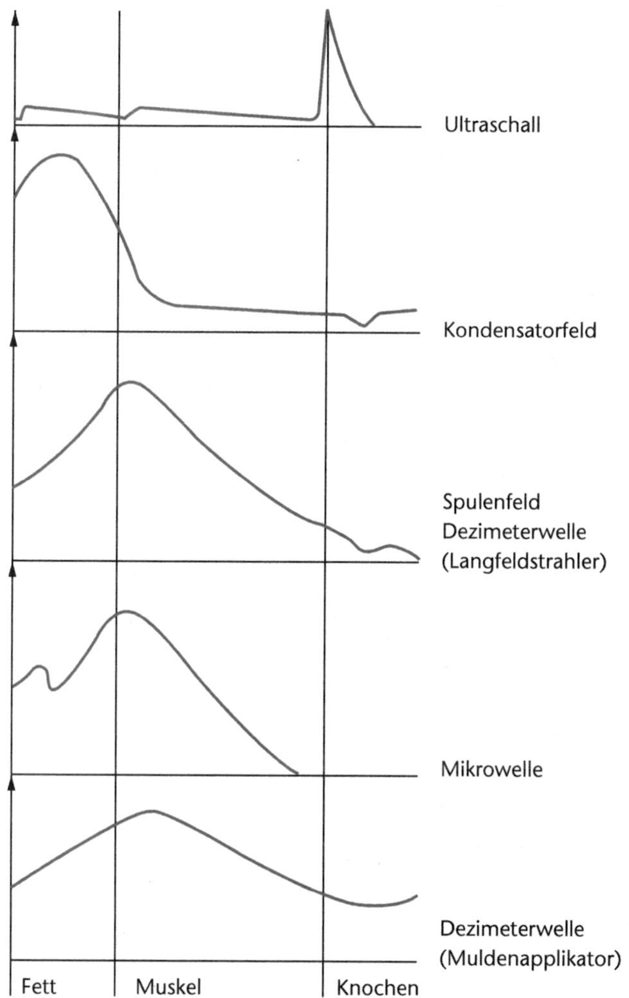

Abb. 5.1: Temperaturverläufe im geschichteten Gewebe (Phantom)

5

Wirkung

Die biologische Wirkung der Hochfrequenztherapie ist durch eine relativ geringe reflektorische, jedoch eine intensive direkte Wärmewirkung in den oberflächlichen und tieferen Geweben zu erklären (so genannte mittelbare Wärmewirkung durch Umwandlung aus einer anderen Energieform).
Nach Kurzwellenanwendung (Kondensatorfeld) konnte man pletysmografisch keine konsensuelle Zunahme der Durchblutung in den Armen der Gegenseite nachweisen, während es nach ansteigenden Teilbädern, Heißluft und nach Galvanisation zu einem Anstieg der Durchblutung kam.
Nach Anwendung plötzlicher, kurzer, ausgeprägter (= ausreichender thermischer Abstand zum Indifferenzpunkt) Heiß- oder Kaltreize an der Körperdecke oder den Schleimhäuten kommt es zu einem typischem Reaktionsablauf mit primärer Vasokonstriktion und ausgeprägter reaktiver Hyperämie. Derartige Maßnahmen führen keine großen Wärmemengen zu oder leiten sie auch nicht ab, ihre Indikation ist das Training der Gefäßregulation im Sinne der Abhärtung.
Bei Wärmepackungen oder ansteigenden Teilbädern fehlt die plötzliche Anwendung eines intensiven (heißen oder kalten) thermischen Reizes und damit die initiale reflektorische Gefäßverengung, es kommt zur zunehmenden schonenden Gefäßerweiterung mit ausgeprägter Volumenvermehrung im Bereich der Haut und Unterhaut. Eine Durchwärmung tiefer gelegener Gewebe durch die Wärmeleitung (Wärmekonduktion) erfolgt nach entsprechend langer Einwirkzeit (20–30 Min.; 1 cm Fettschicht kann das Eindringen der Wärme um bis zu 30 Min. verzögern) deutlich später nach den zuerst einsetzenden reflektorischen Mechanismen. Die unmittelbaren Wärmeanwendungen nutzen, im Gegensatz zu den Hochfrequenzanwendungen, die physiologischen Mechanismen der primären Gefäßreaktionen der Körperdecke und der verzögerten Wärmeleitung in die Tiefe und sind deshalb oft besser verträglich und können meist auch schon in den akuten Krankheitsphasen appliziert werden.
Eine Zunahme der Durchblutung bei den Hochfrequenzanwendungen ist erst bei Gewebstemperaturen über 42 °C zu erreichen. Der erhöhte Blutstrom dient der Kühlung des Gewebes und damit dem Schutz vor örtlichen Überhitzungen (Beginn der Eiweißkoagulation ab 45-50 °C).
Schlecht vaskularisierte Gewebe, wie z. B. Sehnen, die die zugeführte Wärme nur minimal über den Weg einer Durchblutungszunahme abtransportieren können, reagieren deshalb empfindlich auf die Hochfrequenzbehandlungen. Eine zu starke Erwärmung von Sehnen führt zu einem lokalen Druckanstieg und einer Schmerzzunahme.
Wirksam können Sehnenschäden allerdings durch eine Kurzwellendurchflutung der zugehörigen Muskulatur behandelt werden. Bei einer Einwirkung des Hochfrequenzfeldes in schwach thermischer Dosierung (minimales Wärmegefühl, Dauer: 5 Min. = bei höherer Dosierung kein oder gegen-

teiliger Effekt) auf das Blutserum in den intramuskulären Blutgefäßen wird die Phagozytose gesteigert und die gewebliche Regeneration stimuliert. Sehnen, die durch einen Druck-Saugmechanismus von dieser Muskulatur versorgt werden, heilen dadurch doppelt so schnell ab.
Eine ähnlich geringe Dosis (12 Watt mittlere Leistung, 5 Min.) bewirkt eine optimale (ebenfalls auf das Doppelte beschleunigte) Proliferation von Fibroblasten und Chondrozyten. Auch die Wundheilung wird durch eine geringe athermische Dosis erheblich beschleunigt.
Hochfrequenzströme besitzen keine motorische Reizwirkung. Zum Erreichen der Reizschwelle muss der Strom eine gewisse Mindeststromstärke besitzen und eine gewisse Mindestdauer fließen. Bei den Hochfrequenzströmen mit einer Periodenzahl von 30 Millionen beträgt die Reizdauer $^1/_{30}$ Millionstel Sekunde. Diese Zeit ist zu kurz, um eine Erregung auszulösen. Es entstehen weder Muskelkontraktionen noch sensible Reizerscheinungen. Deshalb können Hochfrequenzströme in viel höheren Stromstärken angewendet werden als Niederfrequenzströme.
Unter der Hochfrequenztherapie ist klinisch eine Abnahme von Muskelverspannungen zu beobachten. Der Ablauf von Muskelkontraktionen erfolgt infolge der Wärmewirkung schneller. Die Dehnfähigkeit der Muskulatur nimmt nach einer 15-minütigen Anwendung im Gegensatz zu einer gleichlang applizierten Wärmepackung deutlich zu.
Am Nerven kommt es zu einer Steigerung der Erregbarkeit, ersichtlich an der Verkürzung der Chronaxie und der Zunahme der Nervenleitgeschwindigkeit. Die Steigerung erfolgt bis zu einem Sättigungsverhalten, welches einem angenehmen Wärmegefühl entspricht.
Lädierte Nervenfasern (Neuropraxie) regenerieren beschleunigt, die Ausbildung von epi-, peri- und intraneuralen Fibrosen ist reduziert. Bei Anwendung einer geringen athermischen Dosis geht der Schmerz nach Weichteiltraumen schneller zurück.
Der lokale Stoffwechsel wird durch die Wärmeanwendung beschleunigt, Muskelverletzungen verheilen bei richtiger Dosierung schneller.

Indikationen und Kontraindikationen

Indikationen

- myalgische Syndrome; bewirkt längerfristigen Schmerzrückgang; stimuliert die Gewebsregeneration, die bei degenerativen Prozessen die Voraussetzung einer guten muskulären Leistungsfähigkeit ist
- Arthrosen; reduziert Synovialschwellungen, ein anschließendes Übungsprogramm verbessert das therapeutische Ergebnis
- Beschleunigung des Heilungsablaufs chronisch entzündlicher Prozesse, wie z. B. Sinusitis, Adnexitis.

Kontraindikationen

- alle akut entzündlichen Prozesse; am Bewegungsapparat kann ab dem subakutem Stadium in adäquater Dosierung behandelt werden
- arterielle Verschlusskrankheiten
- Sudeck-Syndrom
- Gravidität
- Thrombosen
- Ödeme
- Herzschrittmacher
- Metallimplantate, Granatsplitter, Zahnfüllungen aus Metall (in der Behandlungsregion)
- Sensibilitätsstörungen (im Behandlungsfeld).

Durchführung

Behandlungsvorbereitung

Die Behandlungen an Kopf, Thorax und den oberen Extremitäten werden im Sitzen durchgeführt. Wirbelsäule und die unteren Extremitäten werden im Liegen behandelt.

Behandlungsliegen und Behandlungsstühle sollten nicht aus Metall gefertigt sein. Die Patienten sollten möglichst bequem gelagert sein.

Um Verbrennungen durch Feldlinienkonzentrationen zu vermeiden, sind alle Metallteile (Schlüssel, Ringe usw.) aus dem Behandlungsfeld zu entfernen. Trägt der Patient Metallteile in seinem Behandlungsgebiet, welche nicht entfernt werden können (Nägel, Platten, Granatsplitter, Zahnfüllungen), so kann eine Hochfrequenzbehandlung nicht durchgeführt werden (andere Methoden der Thermotherapie einsetzen).

Uhren und Hörgeräte sind vor der Behandlung abzulegen, um Störungen der Funktion dieser Geräte und Schadenersatzansprüche zu vermeiden. Patienten mit Herzschrittmachern dürfen den Kurzwellenraum nicht betreten.

Zu Reizstromgeräten sollte in einem Raum ein Mindestabstand von 6 m eingehalten werden. Zu empfehlen ist der Einsatz getrennter Stromkreise. Bei Verwendung von abgeschirmten Kabeln (Koaxialkabel) und abgeschirmten Wirbelstromelektroden reicht ein normaler Kabinenabstand aus.

Der zu behandelnde Körperteil des Patienten sollte freigelegt sein. Kleidungsstücke aus Kunstfasern sollten entfernt werden, da diese weder ein Verdunsten des Schweißes zulassen, noch ihn aufsaugen. Die entstehende Schweißansammlung könnte zu Feldlinienkonzentrationen und damit zu Verbrennungen führen. Weiterhin sollten auch feuchte Verbände und Salben aus dem Behandlungsfeld entfernt werden.

Der Patient sollte an den anderen Körperteilen zugedeckt sein. Bei einem frierenden oder unterkühlten Patienten (z. B. in der nasskalten Jahreszeit) verschiebt sich das Verhältnis des thermischen Körperkerns (mit höherer Temperatur) zur (niedriger temperierten) thermischen Körperschale in Richtung eines kleineren Kerns und einer größeren Schale und die Wirkung der Hochfrequenztherapie ist entsprechend geringer. Daraus ergeben sich längere Behandlungszeiten, um zuerst die Körperschale „aufzuheizen" und um anschließend die erwünschte therapeutische Wirkung zu erzielen.

Applikationsformen und Elektrodenanlage

Bei den Elektroden werden für die Behandlung im Kurzwellen-Kondensatorfeld die Kapsel- und die Weichgummielektroden unterschieden sowie die Wirbelstromelektroden für die Behandlung im Spulenfeld.

Kapselelektroden

Die Kapselelektroden sind erstmals von *Schliephake* geschaffen worden und stellen verschiebbare Metallplattenelektroden in einer Glas- oder Plastikkapsel dar. Der Abstand der Metallplatte von der Vorderseite der Kapsel ist verstellbar.

Weichgummielektroden

Die Weichgummielektroden sind Metallfolien oder -netze in einem Weichgummiüberzug. Da die Metallfolie leicht brüchig wird, sollte man mit diesen Elektroden besonders schonend umgehen und jede größere mechanische Belastung (Kniffen, Ziehen usw.) vermeiden. Treten im Gummiüberzug bräunliche Verfärbungen auf oder sind im Inneren der Gummielektroden und Gummikabel Unebenheiten (Bruchstellen) zu tasten, so sind Kabel und Elektroden sofort aus dem Betrieb zu nehmen. Der Elektrodenabstand zur Haut wird durch Verwendung von Filzzwischenlagen erreicht. Der Vorteil der Weichgummielektroden besteht in ihrer Anwendbarkeit am liegenden Patienten.

Wirbelstromelektroden

Die Wirbelstromelektroden stellen metallische Flachspulen in einem Kunststoffgehäuse dar. Die Anwendung geschieht ohne Elektrodenhautabstand. Vorzuziehen sind abgeschirmte Wirbelstromelektroden (z. B. Circuplode) mit abgeschirmtem Kabel (Koaxialkabel). Die Abschirmung an der Elektrode betrifft vor allem den elektrischen Feldanteil. Durch die Reduzierung der elektrischen Feldkomponente wird das Fettgewebe deutlich thermisch entlastet (Curapuls 670 Enraf-Nonius, Delft oder Phyaction Performa GymnaUniphy, Planegg).

Elektrodenanordnung

Die richtige Elektrodenanordung ist außerordentlich wichtig für die klinische Wirkung der Kurzwellentherapie.

Die bestmögliche, zweckentsprechende Verteilung der Wärme erzielt man nur bei einer sachgerechten Elektrodentechnik. Zunächst sind Elektrodengröße und Elektrodenhautabstand zu beachten.
Durch Verwendung großer Elektroden erreicht man eine gleichmäßige Durchwärmung eines größeren Behandlungsgebietes, während der Einsatz kleiner Elektroden eine örtlich konzentrierte Erwärmung zur Folge hat.
Mit Hilfe des Elektrodenhautabstandes lässt sich die Wirkungstiefe variieren; ein großer Elektrodenhautabstand (5–6 cm) führt zu einer Tiefenwirkung und zu einer Homogenisierung des Behandlungsfeldes, die Verwendung eines geringeren Elektrodenhautabstandes (1–2 cm) dagegen zu einer Erwärmung der oberflächlichen Gewebe.
Bei Verwendung zweier großer Elektroden und großer Elektrodenhautabstände wird eine gleichmäßige Feldverteilung und damit eine ausgeprägte Tiefenwirkung erzielt.
Ist der Elektrodenhautabstand zu gering, so konzentriert sich das Feld unmittelbar unter den Elektroden; damit wird eine Erwärmung der unmittelbar unter den Elektroden befindlichen oberflächlichen Gewebe erreicht.
Werden zwei unterschiedlich große Elektroden verwendet, so findet die Erwärmung bevorzugt unter der kleineren Elektrode statt. Den gezielten Erwärmungseffekt kann man verstärken, wenn der Abstand unter dieser Elektrode ebenfalls reduziert wird.
Die Elektroden sollten sich immer parallel zur Körperoberfläche befinden, da schräg verkantete Elektroden zu einer unerwünscht starken Feld- und Wärmekonzentration unter dem Teil der Elektrode führen, der sich der Körperoberfläche am nächsten befindet. Ähnliche, nicht erwünschte Feldlinienkonzentrationen entstehen an vorspringenden Stellen, z. B. Ohr, Nase.

Sollen zwei Körperteile, z. B. die Kniegelenke, gleichzeitig behandelt werden, so dürfen sich beide wegen der Feldlinienkonzentration nicht berühren, sondern müssen durch Abstandszwischenlagen voneinander entfernt werden.

Auch soll der Patient die Elektrodenkabel nicht berühren, da diese selbst abstrahlen und es auf diese Weise zu Verbrennungen kommen kann. Eine Ausnahme stellen die abgeschirmten Koaxialkabel der Circuplode dar. Weiterhin sollten sich die Kabel nicht überkreuzen.
Wirbelstromelektroden (kleine, große und Klappelektrode) werden unmittelbar über dem zu behandelnden Gebiet ohne Abstand appliziert.
Für die **Dezimeterwellentherapie** gibt es in Abhängigkeit von den Reflektoren hinter der Antenne verschieden geformte Applikatoren, die mit unterschiedlichen, vorgeschriebenen Abständen einzusetzen sind (Langfeld-, Rundfeldstrahler und Muldenapplikatoren). Dezimeterwellentherapiegeräte werden nicht mehr produziert. Allerdings erreichen die abgeschirmten Spulenfeldkurzwellengeräte fast dieselbe Tiefenwirkung.

In der **Mikrowellentherapie** werden Großfeldstrahler mit 10 cm Elektrodenhautabstand und kleine Kontaktstrahler verwendet. Bei Behandlung in Augennähe sind wegen der Kataraktgefahr der Augenlinse Mikrowellenschutzbrillen zu tragen. Für großflächige Anwendungen kommen Muldenstrahler zum Einsatz.

Dosierung

Die Dosierung der Hochfrequenztherapie ist abhängig von der Art der Erkrankung, dem Stadium der Erkrankung und dem Reaktionsverhalten des Patienten.

Je stärker bei einem pathologischem Prozess ein Reizzustand ausgeprägt ist, (ersichtlich am Nachtschmerz), je akuter also der Krankheitsprozess ist und je stärker die Möglichkeiten eines adäquaten Reaktionsverhaltens infolge örtlich oder allgemein ausgeprägter Arteriosklerose eingeschränkt sind, desto behutsamer ist die Dosierung vorzunehmen.

Intensität

Bezüglich der Intensität bleibt das subjektive Wärmegefühl des Patienten das für die Praxis verlässliche Maß der Dosierung. Voraussetzung zur Anwendung ist eine nicht gestörte Hautsensibilität. Das volle Wärmeempfinden tritt frühestens nach einer Min. auf, deshalb ist der Patient auch während der Behandlung nach dem Grad der empfundenen Wärme zu fragen. Zur Angabe der Intensität dient ein langjährig bewährtes, von *Schliephake* geschaffenes Dosisschema mit vier Stufen:

Stufe I – schwächste Dosis – thermosensibel unterschwellig. Die Intensität wird am Gerät so weit erhöht, bis vom Patienten eben ein Wärmegefühl wahrgenommen wird, dann schaltet man um eine Schalterdrehung zurück, wobei das Wärmegefühl wieder verschwindet. Die Stufe I ist vor allem bei akuten Erkrankungen (wenn überhaupt) angezeigt.

Stufe II – schwache Dosis – thermosensibel schwellig. Die Intensität wird so weit erhöht, bis der Patient das Wärmegefühl gerade wahrnimmt. Indikationen für die Stufe II sind die subakuten Krankheitsformen.

Stufe III – mittlere Dosis – thermosensibel überschwellig. Die Intensität wird so weit erhöht, bis der Patient eine deutliche, angenehme Wärmeempfindung angibt.

Stufe IV – starke Dosis – maximal thermosensibel überschwellig. Die Wärmeempfindung ist gerade noch erträglich, ohne dass das Wärmegefühl in einen Schmerz übergeht.

Bei der Dezimeterwelle und dem abgeschirmten Spulenfeld ist die Hauterwärmung geringer, deshalb ist stets eine Stufe geringer zu dosieren.

Durch den Impulsbetrieb von Hochfrequenztherapiegeräten ist eine sehr feine Abstufung der mittleren Intensität bei voller Nutzung der Tiefenwirkung möglich. Besonders zu empfehlen ist der Einsatz des Impulsbetriebes bei Nutzung der Schliephake-Stufe I. Entscheidend ist die mittlere Ausgangsleistung, die Variationen von Impulsbreite und Impulszahl bei gleicher mittlerer Ausgangsleistung verändern die Wirkung nicht.

Behandlungsdauer

Die Dauer beträgt bei Patienten im subakuten Krankheitsstadium 3–5 Min., wird mit eintretender Besserung auf 10 Min. verlängert und kann bei langjährigen, schlecht reagierenden chronischen Erkrankungen auf 20 Min. ausgedehnt werden.

Behandlungshäufigkeit

Die Behandlungshäufigkeit ist für alle subakuten Fälle täglich, bei chronischen Krankheiten reicht eine dreimal wöchentliche Behandlung aus.
Die Hochfrequenztherapieserie enthält 10–12 Behandlungen, bei gutem Ansprechen auf die Therapie werden weitere 10–12 Behandlungen dazugegeben. Zeigt sich bei der ersten Serie keine Besserung, so ist auch die Verordnung einer zweiten unnötig.

Literatur

Bansal, P. S., Sobti, V. K., Roy, K. S.: Histomorphochemical effects of shortwave diathermy on healing of experimental muscular injury in dogs. Indian J Exp Biol 28 (1990) 766–770

Jan, M. H., Chai, H. M. et al: Effects of Repetitive Shortwave Diathermy for Reducing Synovitis in Patients with Knee Osteoarthritis. Phys Ther 86 (2006) 236-244

Robertson, V. J., Ward, A. R., Jung, P.: The Effect of Heat on Tissue Extensibility: A Comparison of Deep and Superficial Heating. Arch Phys Med Rehabil 86 (2005) 819–825

Vanharanta, H., Eronen, I., Videman, T.: Shortwave diathermy effects on 35S-sulfate uptake and glycosaminoglycan concentration in rabbit knee tissue. Arch Phys Med Rehabil 63 (1982) 25–28

6

Ultraschalltherapie

Physikalische Grundlagen

Unter der Ultraschalltherapie versteht man die therapeutische Anwendung mechanischer Wellen im Ultraschallbereich, d. h. über 16 000 Hz. Die Ultraschalltherapie wird in die niederfrequente (bis 120 000 Hz) und die hochfrequente (ab 700 000° Hz) eingeteilt.
In den derzeitigen niederfrequenten Ultraschalltherapiegeräten wird eine Frequenz von 68 kHz eingesetzt (ultraPuls Bandelin Berlin). Die handelsüblichen, hochfrequenten Ultraschalltherapiegeräte verwenden eine Frequenz von 800-1000 kHz. (Bei höheren Frequenzen, z. B. 3 300 kHz, ist die Tiefenwirkung geringer, in Abhängigkeit von der Schallfeldverteilung ergibt sich allerdings in der Praxis manchmal sogar eine größere Tiefenwirkung)
Im Schallkopf werden die hochfrequenten elektrischen Schwingungen durch Nutzung des reziproken piezoelektrischen Effektes eines Barium-Titanat-Materials in mechanische Schwingungen der Schallkopfvorderseite umgewandelt.
Die Schallwellen sind **longitudinale Druckschwingungen**, d. h. periodisch vom Erregungsort ausgehende Verdichtungen und Verdünnungen der Materie. Die Verdichtungen und Verdünnungen durcheilen mit Schallgeschwindigkeit das durchschallte Medium. Das beschallte Medium gerät selbst in rhythmisch schwingende Bewegung.
Die hochfrequenten Ultraschallwellen breiten sich nicht wie die Wellen des Hörschalls von einem Punkt kugelsymmetrisch im Raum aus, sondern in Form eines gerichteten Wellenbündels, dessen Durchmesser ungefähr der Schallkopfabstrahlungsfläche entspricht. Eine direkte Wirkung können wir also nur im Gebiet des relativ engen Wellen- und Wärmebündels erwarten. Daraus ergibt sich die Notwendigkeit einer topisch gezielten Anwendung.
Die niederfrequenten Ultraschallwellen breiten sich dagegen wie der Hörschall kugelsymmetrisch als divergierendes Schallfeld im Raum aus. Die Folge ist eine Abnahme der Schalldichte mit dem Quadrat der Entfernung und damit eine Begrenzung der therapeutischen Eindringtiefe auf 3–4 cm.

Interferenz

Da der Schallkopf nicht punktförmig ist, wird es viele Ausgangspunkte für die einzelnen Wellen geben. An jedem Punkt im Schallfeld können Wellen von verschiedenen Stellen des Schallfeldes anlangen und sich hier überlagern. Diesen Vorgang nennt man Interferenz. Je nach Schwingungsphase können sich die Wellenzüge (bis zum Vierfachen) verstärken oder auslöschen. Wir finden also im Schallfeld Stellen mit erhöhter Ultraschallintensität (Intensitätsmaxima) neben Stellen mit verminderter Intensität (Intensitätsminima). Die Ausdehnung und Verteilung der Maxima und Minima hängt vom Durchmesser des Schallkopfes und der Ultraschallfrequenz ab.

Reflexion

Die Ultraschallwellen sind so hochfrequent, dass sie teilweise optischen Gesetzen folgen. Sie sind fokussierbar, brechbar, reflektierbar und absorbierbar.
Trifft der Ultraschall auf ein Medium anderer Dichte, so wird er teilweise reflektiert und der Rest gebrochen.

Für Luft beträgt die Durchlässigkeit 0 %, der Ultraschall wird vollständig (100 %) reflektiert. Deshalb muss der Schallkopf immer sorgfältig mit Paraffinöl, einem wässrigem Gel oder mit Wasser angekoppelt sein. Schon kleinste Luftbläschen können den nötigen Schallübergang zur Haut unterbrechen.

Am Knochengewebe werden bis zu 70 % der Energie reflektiert. An der Rückfläche kleiner Körperteile (z. B. Finger) erfolgt an der Grenzschicht zur Luft eine 100 ïge Reflexion.
Durch die Reflexion können sich vor Grenzschichten zurückgeworfene und entgegenkommende Wellen überlagern, dadurch kommt es auch hier zur Interferenz in Form von stehenden Wellen. Deshalb und wegen der Interferenzen unmittelbar vor dem Schallkopf sollte die Applikation mit bewegtem Schallkopf einer statischen Beschallung vorgezogen werden. Durch den ständigen Wechsel des Einschallungsortes und des Reflexionswinkels können diese Intensitätsunterschiede gewissermaßen „verwischt" werden.
Die Weichteilgewebe haben annähernd den gleichen Schallwellenwiderstand, die Reflexion zwischen den verschiedenen Weichteilgeweben ist gering. Eine Ausnahme davon stellen die Sehnen mit einem deutlich höheren Schallwellenwiderstand dar. In kleinen Substraten höherer Dichte (z. B. in Sehnen oder Myogelosen) kann es durch Rückreflexionen zu (therapeutisch erwünschten) Intensitätserhöhungen im Schallfeld kommen.
Reflexion und Interferenz sind beim niederfrequenten Ultraschall erheblich geringer ausgeprägt, dadurch ergibt sich ein homogeneres Schallfeld als bei Anwendung des hochfrequenten Ultraschalls. Auch ist eine deutliche Fortleitung des Ultraschalls durch den Knochen vorhanden, welche sich bei gehörnahen Beschallungsorten als Ultraschallpfeifen bemerkbar macht.

Wirkung

Die komplexe Wirkung der Ultraschalltherapie setzt sich aus zwei Komponenten zusammen, der Vibrationswirkung und der thermischen Wirkung.

Vibrationswirkung

Vibrationswirkung ist der aus den Zug- und Druckbeanspruchungen der beschallten Gewebe resultierende Vorgang. Die mechanische Kraftwirkung ergibt sich aus der hohen Teilchenbeschleunigung.

Bei einer Beschallung von 2 Watt/cm^2 erreicht die Teilchenbeschleunigung fast das Hunderttausendfache der Erdbeschleunigung und der Schallwechseldruck 0,17 at je Zelle oder 8,4 at/mm^2.

Die beschallten Teilchen führen hin- und her pendelnde Bewegungen (bei 2 Watt/cm^2 um 0,03 µm, d.h. um 1 Promille des Zelldurchmessers) aus, ohne dabei ihren Standort zu verändern. Jeder Punkt der Schallkopffläche stößt das nächste Teilchen im Medium zu Schwingungen an. Während der Schwingungen wird wiederum Bewegungsenergie an das Nachbarteilchen abgegeben. So läuft die Stoßwelle eine ganze Reihe von benachbarten Teilchen entlang, während diese selbst nur hin- und herpendeln.
Durch die mechanische Wirkung ergeben sich eine Intensivierung des Gewebsstoffwechsels und eine Beschleunigung geweblicher Heilungsprozesse. So wurde

- eine Erhöhung der Kollagensynthese in den Fibroblasten von Sehnen,
- eine Zunahme des Glycosaminglykangehalts in den Bändern,
- eine Verstärkung der Calciumaufnahme in den Fibroblasten,
- eine verstärkte Satellitenzellbildung nach Muskeltraumen und
- eine verbesserte Knorpelwiederherstellung bei Arthritis nachgewiesen.

Auch die mechanischen Eigenschaften am Bewegungsapparat ändern sich, z.B.

- als verbesserte mechanische Eigenschaften von Sehnen und
- als vermehrte Kraftentwicklung der kontrahierenden Muskulatur bei Gesunden und bei Rheumapatienten.

6

Diese Prozesse verlaufen relativ langsam, daraus ergibt sich eine erst spät auftretende klinische Wirkung.
Beim niederfrequenten Ultraschall ist die mechanische Wirkung die Hauptwirkung.

Thermische Wirkung

Durch Absorption der Ultraschallenergie im Gewebe wird ein Teil in Wärmeenergie umgewandelt. Fettgewebe absorbiert den Ultraschall erheblich schwächer als Muskelgewebe, die Muskulatur hat einen zweimal größeren Absorptionskoeffizienten als das Fettgewebe. Auch ausgeprägte Fettgewebsschichten können vom Ultraschall ohne starke Energieverluste durchlaufen werden. Mit Zunahme der Durchblutung der Muskulatur und damit des Wassergehalts kann die Absorption ansteigen.
Vom Knochengewebe wird der hochfrequente Ultraschall bis zu 10-mal stärker als Muskelgewebe absorbiert. Deshalb ist eine Durchdringung von Knochengewebe mittels hochfrequenten Ultraschalls praktisch nicht möglich, wegen der Halbwertstiefe von 0,2 cm im Knochengewebe werden Gelenkbinnenstrukturen kaum erreicht.

Infolge der im konkreten Fall unbekannten Absorption und Reflexion in und an den verschiedenen Geweben, ist eine Wärmeverteilung in der Tiefe nur schlecht vorhersehbar.

Eine besonders hohe Wärmebildung erfolgt durch Reflexion und Interferenz an der Grenzschicht zum Knochen.

Eine allgemeine Wärmetherapie ist infolge der streng lokalen thermischen Wirkung nicht möglich. Jedoch gibt uns der hochfrequente Ultraschall die Möglichkeit, eine gezielte Erwärmung der Grenzschicht zum Knochen und in geringerem Maße der Sehnen und der Muskulatur zu erreichen.

Die lokale Wärmewirkung erhöht die Mikrozirkulation, beschleunigt Stoffwechselvorgänge und erhöht die Schmerzschwelle.

Der niederfrequente Ultraschall hat nur eine minimale Wärmewirkung (diese vor allem im Bereich der Haut), er wird vom Gewebe nur gering absorbiert. Auch das Knochengewebe wird gut durchdrungen, die stehenden Wellen und damit die Energiespitzen im Bereich des Periosts entfallen. Durch die geringe Wärmewirkung kann der niederfrequente Ultraschall auch dann eingesetzt werden, wenn eine intensive Wärmetherapie kontraindiziert ist, z. B. bei aktivierten Arthrosen.

Die Auswahl des Ultraschallverfahrens ist auch vom lokalen Befund abhängig. Bei Kalkeinlagerungen in Sehnen, mit gleichförmiger kompakter Struktur und scharfer Begrenzung, ist der niederfrequente Ultraschall wegen der nur geringen Reflexion an der Vorderseite der Kalkeinlagerung und weil er dort besser eindringen kann, vorzuziehen. Bei flockiger Struktur mit unscharfen Grenzen hat sich der hochfrequente Ultraschall bewährt.

Indikationen und Kontraindikationen

Indikationen

- Tendopathien
- Tendinosen
- Arthrosen mit sekundären Myotendinosen
- Myogelosen
- Zur Behandlung hypermobiler Bänder ist die Anwendung des „sklerosierenden" hochfrequenten Ultraschalls mit 1,5 Watt/cm^2, semistatisch, 6 Min., 15 mal geeignet. Als Ergebnis konnte eine Zunahme der Fibrillendurchmesser der Bandstrukturen nachgewiesen werden. Der Einfluss des Ultraschalls in Richtung einer verbesserten Dehnfähigkeit von Bändern (normaler oder verkürzter) ist nur minimal und klinisch nicht vorhanden (Verbesserung um 13 %). Der Effekt anschließender Dehnungsübungen kann nur leicht (um ca. 20 %) verbessert werden (Ultraschall 1,5 Watt/cm^2, semistatisch, 7 Min.).
- Rheumatoid Arthritis außerhalb der akuten Phase

Aktivierte Arthrosen stellen keine Indikation für die hochfrequente Ultraschallbehandlung oder eine andere Wärmetherapie dar.

Kontraindikationen
- alle akuten Erkrankungen
- Blutgerinnungsstörungen
- maligne Tumore
- Beschallung von parenchymatösen Organen, Geschlechtsorganen, Epiphysenfugen (Wachstumsalter), Gehirn, Auge und Rückenmark.

Zusätzliche Kontraindikationen für den niederfrequenten Ultraschall:
- Tinnitus
- Beschallungen am Kopf

Durchführung

Applikation

Der Ultraschall wird mittels des Schallkopfes, welcher mit einem Spezialkabel mit dem Therapiegerät verbunden ist, appliziert. Die Abstrahlungsflächen der Schallköpfe betragen meist 4 cm^2 und 1 cm^2.

Ankopplung

Um einen reflexionsfreien Übergang des Ultraschalls vom Schallkopf zum Behandlungsobjekt zu ermöglichen, ist eine Ankopplung notwendig. Falls Luft zwischen Schallkopf und Körperoberfläche tritt, z. B. beim Verkanten des Schallkopfes, wird der Ultraschall an der Grenzschicht zu Luft 100 %ig reflektiert. Als Ankopplungsmittel verwendet man Mineralöl, wasserlösliche Gele oder Wasser (subaquale Behandlung). Bei fehlender Ankopplung wird bei vielen Geräten die elektronische Behandlungsuhr angehalten.

Dynamische und semistatische Behandlung

Appliziert wird der Ultraschall in der dynamischen Form mit leicht kreisenden Schallkopf, dabei sollten die Kreisungen das Behandlungsfeld (bis 25 cm^2) gleichmäßig erfassen. Zu große Kreisungen führen leicht zum Verkanten des Schallkopfes und zum Abkoppeln.

Für kleine Behandlungsfelder wird als semistatische Applikation der Schallkopf nur um 1–2 cm bewegt. Eine statische Anwendung ist wegen des fehlenden Verwischungseffektes der stehenden Wellen nicht zu empfehlen. Auf glatten Flächen kann der große Schallkopf eingesetzt werden, auf unebenen ist jedoch der kleine zu verwenden.

Subaquale Behandlung

Eine Methode zum Vermeiden des Verkantens ist die Behandlung im Wasserbad. Die subaquale Behandlung erfolgt in speziellen Arm- und Fußwannen mit wasserdichten Schallköpfen in 0–1(–2) cm Abstand vom Behandlungsgebiet. Bei einem größeren Abstand kommt es zu einem

Leistungsverlust von über 40 % (Umrechnungsfaktor für die Ultraschallfrequenz von 1 MHz: 1 cm Abstand – 1,3 und 2 cm Abstand – 1,6). Eine aus Gründen einer bequemeren Arbeitshaltung mit größerem Abstand durchgeführte Ultraschallunterwasserbehandlung ist deshalb wirkungslos.

Dosierung

Die Ultraschalleistung wird in Watt/cm^2 der Schallkopfvorderfläche angegeben. Laut WHO sollten für die Ultraschalltherapie Intensitäten von 3 Watt/cm^2 nicht überschritten werden.

Intensität

Intensitätsbereiche für den hochfrequenten Ultraschall sind
- niedrig: 0,4–0,8 Watt/cm^2
- mittel: 0,9–1,2 Watt/cm^2
- stark: 1,3–1,6 Watt/cm^2.

Das Auftreten von Periostschmerzen während der Beschallung ist Zeichen einer Überdosierung.

Die Intensität hängt von der Beschaffenheit des zu beschallenden Gewebes ab:
- Fettgewebe hat eine Halbwertstiefe von 4–8 cm,
- Muskelgewebe von 2–3 cm und
- Knochen von 0,2 cm.

An den Übergängen dieser drei Gewebearten sind die Erwärmungsmaxima zu finden, das größte Maximum an der Knochenoberfläche.
Der Schwellenwert für die Anregung der lokalen Durchblutung (bis 7 mm Tiefe) beträgt 0,7 W/cm^2, die Durchblutung nimmt bis zur Intensität von 0,9 W/cm^2 zu und erreicht dann einen Plateauwert.
Kleine Körperteile, wie die Finger oder die Hand, sollten wegen der Dosiserhöhung (auf das Doppelte) durch Rückflächenreflexion nur mit niedrigen oder mittleren Intensitäten des hochfrequenten Ultraschalls beschallt werden.
Auch periphere Nerven reagieren empfindlich auf Ultraschall.

Reagiert ein Nerv auf Ultraschall mit Schmerzen, muss die Intensität des Ultraschalls reduziert werden.

So reagiert zum Beispiel eine irritierte, geschwollene und ödematöse lumbosakrale Nervenwurzel bei einer semistatischen Beschallung, 3 cm lateral des Dornfortsatzes L5, mit einer Intensität von 2 Watt/cm^2 nach 8–35 Sek. mit einem ausstrahlenden Schmerz.

Die angewandte Intensität für den *niederfrequenten* Ultraschall beträgt: 0,1–0,5 Watt/cm^2.
Durch den Impulsbetrieb von Ultraschalltherapiegeräten ist eine sehr feine Abstufung der Intensität möglich.

Behandlungsdauer

Die Beschallungszeit eines Ultraschallfeldes beträgt meist 3–10 Min.
Die Behandlungsserie umfasst 10–12 Behandlungen.

Behandlungshäufigkeit

Die Behandlung erfolgt täglich oder jeden zweiten Tag.
Ein Auftreten von Schmerzen nach der ersten Behandlung ist ein Hinweis auf eine zu hohe Dosierung.
Nach der (4.–) 6.–8. Behandlung kann es bei chronischen Krankheitsbildern zu einer leichten Schmerzverstärkung und zu vegetativen Beschwerden kommen, die bis zur nächsten Behandlung abgeklungen sein sollen.
Bei subakuten Erkrankungen kann ein Beschwerderückgang schon nach der 6. Behandlung erfolgen, oft tritt der therapeutische Erfolg allerdings erst nach Beendigung der Behandlungsserie ein, z. T. erst 6–8 Wochen nach der letzten Behandlung.
Eine Ausnahme stellen die Myogelosen dar, sie können nach 1–3 Behandlungen verschwunden sein.

Literatur

Cambier, D., D'Herde, K., Witvrouw, E., Beck, M., Soenens, S., Vanderstraeten, G.: Therapeutic ultrasound: temperature increase at different depths by different modes in a human cadaver. J Rehabil Med 33 (2001) 212–215

Casimiro, L., Brosseau, L., Robinson, V., Milne, S., Judd, M., Well, G., Tugwell, P., Shea,B.: Therapeutic ultrasound for the treatment of rheumatoid arthritis. Cochrane Database Syst Rev 2002. CD003787

Cole, J. P., Gossman, D.: Ultrasonic Stimulation of Low Lumbar Nerve Roots as a Diagnostic Procedure: A Preliminary Report. Clinical Orthopaedics 153 (1980) 126–131

Doan, N., Reher, P., Meghji, S., Harris, M.: In vitro effects of therapeutic ultrasound on cell proliferation, protein synthesis, and cytokine production by human fibroblasts, osteoblasts, and monocytes. J Oral Maxillofac Surg 57 (1999) 409–419

Rantanen, J., Thorsson, O., Wollmer, P., Hurme, T., Kalimo, H.: Effects of therapeutic ultrasound on the regeneration of sceletal myofibers after experimental muscle injury. Am J Sports Med 27 (1999) 54–59

Riede, D.: Auswirkungen des Ultraschalls auf das Bindegewebe der Ratte. ZEE 1 (1999) 45–46

Ward, A. R., Robertson, V. J.: Dosage Factors for the Subaqueous Applikation of 1 Mhz Ultrasound. Arch Phys Med Rehabil 77 (1996) 1167–1172

7

Licht- und Strahlentherapie

Die Licht- und Strahlentherapie umfasst die Wellenlängen von 1 000 000 nm bis 200 nm. In diesem Spektrum findet man

- Infrarot-Strahlen
- Ultraviolett-Strahlen

als Photo- oder Lichttherapie

- natürliche Strahlen

als Heliotherapie.

Alle genannten Therapieformen lösen chemische und thermische Wirkungen aus, je nach Wellenlänge und Verfahren mit unterschiedlicher Intensität.

Infrarot

Infrarotstrahlen sind Strahlen unterhalb des Sehspektrums mit einer Wellenlänge von 1 000 000 nm (=1 mm) bis zu 780 nm. Sie entfalten eine thermische Wirkung.

Blaulicht

Strahlen im sichtbaren Spektrum zwischen 420 nm und 480 nm.

Ultraviolett

Jenseits der Sehschwelle finden wir im Bereich zwischen 380 nm und 200 nm die kurzwelligen UV-Strahlen. Diese entwickeln eine chemische Wirkung.

Dosierungsfaktoren

Für die Dosierung der Licht- und Strahlentherapie sind folgende Dosierungsfaktoren zu beachten:

7

Reflexionsfaktoren

- Einfallswinkel
- Abstand zur Strahlenquelle
- Farbe und Oberflächenbeschaffenheit der Haut

Behandlungsdauer

Je nach Verfahren und Wellenlänge der Strahlen von 1 Min. bis zu mehreren Std. bei der Blaulicht-Therapie

Alter der Strahlenquelle

Mit zunehmender Brenndauer lassen die Strahlenquellen, besonders im UV-Bereich an Leistung nach. Es empfiehlt sich daher, immer die gleiche Lampe zu verwenden und ggf. die Röhren auszutauschen.

7.1 Strahlen im Infrarotbereich

Die Wärmewirkung der Infrarotstrahlen (IR-Strahlen) beruht auf der Absorbtion der Strahlenenergie des oberflächlichen Gewebes. Die IR-Strahlen werden wir folgt eingeteilt:

- IRA = 780–1500 nm
- IRB = 1500–3000 nm
- IRC = 3000–1 000 000 nm

Grundsätzlich sind IR-Strahlen unsichtbar, jedoch erzeugen IR-Lampen auch einen geringen Anteil sichtbaren Lichts. Es lassen sich Dunkelstrahler von Hellstrahlern unterscheiden, die einen vermehrten Anteil sichtbaren Lichts haben.

IR-Dunkelstrahler

Dunkelstrahler mit langwelligen IRB- und C-Strahlen haben eine geringe Eindringtiefe. Die Oberflächentemperatur der Strahler beträgt zwischen 700 und 1000 °C. Als Dunkelstrahler werden bezeichnet:

- Glühspiralen auf Keramikflächen
- Kohlefadenglühlampen

IR-Hellstrahler

Hellstrahler mit den kurzwelligen IRA-Strahlen dringen mit bis zu 0,5 cm etwas tiefer in die Haut ein. Die Oberflächentemperatur der Strahler beträgt zwischen 2600 und 2700 °C. Hellstrahler haben einen Anteil von ca. 5 % sichtbaren Lichts. Hellstrahler sind Lampen mit hoher Wattzahl, die weißes Licht abgeben. Durch vorgeschaltete Filter bzw. Rotlichtglühlampen kommen 95 % IRA-Strahlen zur Anwendung. Zu den Hellstrahlern gehört auch der IR-Laser.

Wirkungen

Die Infrarotstrahlen haben folgende physiologischen Wirkungen:

- Hyperämie
- Analgesie
- Muskelentspannung
- Resorptionsförderung

Behandlungshinweise

- Dosierung

Entscheidend ist das subjektive Wärmeempfinden und die Größe der zu bestrahlenden Fläche. Bei der Befunderhebung muss unbedingt die Sensibilität geprüft werden – vor Beginn der Therapie.

- Abstand

Der Abstand des Strahlers zur Behandlungsfläche beträgt zwischen 40 und 70 cm, je nach Zielsetzung und Einfallswinkel.

- Dauer

Zwischen 20 und 30 Min.

7.2 Blaulichttherapie

Eine spezielle Form der Lichttherapie ist die Blaulichttherapie. Blaulicht entwickelt mit einer Wellenlänge zwischen 420 nm und 480 nm eine photochemische Wirkung. Dabei kommt es durch Photooxydation zur Senkung des Bilirubinspiegels. Bekannt ist die Blaulichttherapie bei Neugeborenen und Frühgeborenen mit Ikterus neonatorum. Hierbei wird das Bilirubin in untoxische und ausscheidungsfähige Substanzen umgewandelt. Eine mehrstündige tägliche Behandlung ist dafür erforderlich. Darüber hinaus werden dem Blaulicht die folgenden Wirkungen zugesprochen:

- Nerval dämpfend
- Juckreiz stillend
- Wundheilung fördernd

Beispielhaft seien hier die Trigeminusneuralgie und das Ulcus cruris als Indikation erwähnt. Die Dauer der Behandlung liegt hier bei 20–30 Min. Die Blaulichttherapie wird auch Kaltlichttherapie genannt. Der Abstand zur Körperoberfläche beträgt 15–25 cm, ist jedoch wiederum von der Zielsetzung und dem Einfallswinkel abhängig.

7.3 Strahlen im ultravioletten Bereich (UV)

Die ultravioletten Strahlen werden wie folgt eingeteilt:
- UVA: 380–315 nm
- UVB: 315–280 nm
- UVC: 280–200 nm

Wirkung

Ultraviolette Strahlen entwickeln über photochemische Reaktionen folgende Wirkungen:
- Pigmentierung
- Steigerung der Vitamin D-Bildung
- Anregung der körpereigenen Enzymbildung
- Einflussnahme auf den Eiweißstoffwechsel
- allgemeine Wirkung auf zentrales und vegetatives Nervensystem
- Erythembildung

Erythembildung

Das Wort Erythem bedeutet Röte (griech.), und man versteht darunter die Verfärbung der Haut, z. B. infolge einer Entzündung durch Lichtreiz. Die Ausprägung des Erythems ist unterschiedlich und für die Dosierung wichtig. Es wird wie folgt unterschieden:
- Suberythem: keine sichtbare Hautreaktion
- Erythem I. Grades: leichte, gerade noch erkennbare Hautrötung 7–10 Std. anhaltend, keine Schuppenbildung auf der Haut
- Erythem II. Grades: deutlich erkennbare Hautrötung, 2–3 Tage anhaltend, leichte Schuppenbildung auf der Haut
- Erythem III Grades: starke Rötung, die Haut ist heiß und ödematös, bis zu einer Woche anhaltend, starke Schuppenbildung der Haut, gleichzusetzen mit einer Verbrennung 1. Grades
- Erythem IV. Grades: sehr starke Rötung, entsteht innerhalb kurzer Zeit (bis 3 Std.), Blasenbildung der Haut, gleichzusetzen mit einer Verbrennung 2. Grades

Um das geeignete Erythem zu ermitteln kann der Therapie ein Erythemtest vorgeschaltet werden. Je nach Hauttyp werden mit unterschiedlichen Zeiten kleine Felder bestrahlt und anschließend abgedeckt. Nach einer gewissen Latenzzeit wird das optimale Erythem abgelesen und mit der daraus gewonnenen Zeit die Therapie fortgesetzt.

Geräte zur UV-Bestrahlung

UV-Strahler

Relativ selten werden UV-Strahler, so genannte Höhensonnen, eingesetzt. Wegen der erhöhten Aggressivität der Strahlen ist hier mit besonderer Vorsicht vorzugehen. Neben den UVC-Strahlen enthalten diese Strahler auch UVA- und B-Strahlen. Die Behandlungszeiten liegen im Minutenbereich.

Solarium

Die heute eingesetzten, gängigen Solarien lassen nur eine Bestrahlung im UVA- und UVB-Bereich zu. Die aggressiven UVC-Strahlen können die Glasröhre nicht durchdringen und werden somit herausgefiltert. Die Behandlungsdauer ist auch hier vom Hauttyp und der Erkrankung abgängig, ist jedoch wesentlich länger als mit UVC-Strahlern. Neben den UV-Strahlen wird grelles weißes Licht abgegeben. Um Augenschäden zu vermeiden, ist das Tragen einer Schutzbrille Pflicht. Diese soll das Augenareal ganz umschließen und dunkel eingefärbt sein.

Hauttypen

In Mitteleuropa werden vier Hauttypen unterschieden. Diese zu erkennen ist für die Dosierung der UV-Strahlen von Bedeutung.

- Hauttyp I: rötliche bis blonde Haare, blasse Haut mit Sommersprossen, sehr hohe UV-Empfindlichkeit. Eigenschutz maximal 10 Min.
- Hauttyp II: blonde Haare, blasse Haut, hohe UV-Empfindlichkeit, Eigenschutz maximal 20 Min.
- Hauttyp III: dunkelblonde, braune Haare, leicht getönte Haut, geringe UV-Empfindlichkeit, Eigenschutz maximal 30 Min.
- Hauttyp IV: dunkle, schwarze Haare, stark getönte Haut, kaum UV-Empfindlichkeit, Eigenschutz länger als 30 Min.

Der Eigenschutz bezieht sich nicht auf UVC-Strahlung.

8

Tipps für die Praxis

Allgemeine Hinweise

Die Auswahl der Erkrankungen und Zuordnung der Elektrotherapie richtet sich nach folgenden Kriterien:

- Häufigkeit der Vorkommen
- Erfahrungen der Autoren
- Nennungen in HMK oder Literatur

Bei manchen Krankheitsbildern sind noch weitere Stromformen möglich; alle zu benennen würde den Rahmen dieses Leitfadens sprengen.

Verantwortung

Das Buch ist kein Rezepturbuch, welches ungesehen 1:1 übernommen werden kann. Die Eigenverantwortung des Anwenders ist unerlässlich.
Folgende Aspekte müssen vor allem berücksichtigt werden:

- Differenzialdiagnostische Abklärung
- Verlauf und Stadien der Erkrankung
- Reaktion des Patienten
- Dokumentation von Befund und Behandlung.

Verordnungen

Elektrotherapie wird als:

- Verordnungsfähiges Heilmittel
- Individuelle Gesundheitsleistung (IGEL)-Leistung

abgegeben.
Bei den Kassenleistungen werden zwischen Regelleistungen und Sonderfällen (genehmigungspflichtig) unterschieden. Elektrotherapie ist als Einzelleistung verordnungsfähig. Für IGEL-Leistungen ist eine Unbedenklichkeitsbescheinigung des Arztes anzuraten. Es soll darauf hingewiesen werden, dass die Elektrotherapie sehr preisgünstig ist! TENS-Geräte sind keine Heilmittel, sondern gehören zu den Hilfsmitteln und belasten somit nicht das Budget des Arztes.

Material

Neben den gesetzlichen Anforderungen sollten Geräte folgende Merkmale aufweisen:

- Gleich- und Wechselströme
- frei einstellbare Reizparameter
- große Auswahl von Zubehör
- bedienerfreundliches Design.

Es darf nur Original-Zubehör verwendet werden. Neben dem Standardzubehör bieten auch viele Hersteller Spezialelektroden für spezielle Erkrankungen an. Es ist auf die Hygiene der Schwammtaschen zu achten. Nach der Therapie sind die Schwammtaschen zu desinfizieren. Als günstig hat sich erwiesen, sie in eine Desinfektionslösung zu legen. Vor dem erneuten Einsatz sind die Schwämme gründlich auszuwaschen. Es besteht sonst die Gefahr einer ungewollten Jontophorese mit dem Desinfektionsmittel, welches ggf. Allergien hervorrufen könnte.

Risiken und Gefahren

Es besteht für die HF-Therapie Verbrennungsgefahr, für die NF-Gleichströme Verätzungsgefahr. Bei beiden Verfahren besteht die Gefahr der Berührung von stromführenden Teilen. Die Gefahren entstehen meist durch unsachgemäße Bedienung, z. B.

- Wahl der falschen Stromform
- falsche Elektrodenanlage
- defekte Elektroden oder Schwammtaschen
- zu lange Behandlungsdauer.

Allgemeine Tipps zur Dosierung

Für die Dosierung ist meist die Intensität, bei der Hochfrequenz die Leistung und die Behandlungsdauer entscheidend. Die Dosis wird nach Reizschwellen gegliedert:

- 1. Sensible Reizschwelle: Patient nimmt den Strom wahr
- 2. Motorische Reizschwelle: erste sichtbare Kontraktion eines Muskels
- 3. Toleranzschwelle: die Stromstärke, die der Patient gerade noch ertragen kann.

Alle Reize können unterschwellig, schwellig, oder überschwellig abgegeben werden. Bei der Dokumentation ist auf die richtige Maßeinheit (mA, Volt, oder Watt) zu achten. Für die Dauer sind bei Gleichströmen 40 Min. als Obergrenze zu sehen. Grundsätzlich sollte die Stromstärke 0,1–0,2 mA/cm^2 Elektrodenfläche nicht übersteigen. Bei Wechselströmen sind längere Behandlungszeiten möglich.

Eine Besonderheit stellt das Applikationsschema nach Träbert dar:

1. Phase: (1–2 Min.), Intensität: eben sensibel überschwellig

2. Phase: (7–8 Min.), Intensität: mehrmals an die Toleranzgrenze heranführen

3. Phase: (7–10 Min.), Intensität: den zuletzt eingestellten Wert einwirken lassen.

Praktische Ratschläge

Häufig ist die sensible Belästigung durch den Stromimpuls unnötig groß, weil der Hautwiderstand des Patienten zu hoch ist. Diesen Widerstand kann man senken, z. B. durch Anfeuchten der Schwämme mit physiologischer Kochsalzlösung, durch eine vorgeschaltete Galvanisation, oder das Auftragen eines Elektrodengels, wie es zur Ableitung von EMG's verwandt wird. Auch andere durchblutungsfördernde Maßnahmen können den Widerstand herabsetzen. Eine weitere Möglichkeit bietet der Einsatz von Kryoelektroden. Die angefeuchteten Schwammtaschen werden mit den Elektroden für 10 Min. in das Eisfach eines Kühlschrankes gelegt. Bitte auf eine Plastikfolie legen, damit die Elektrodenschwämme nicht festfrieren. Nach 10 Min. sind die Elektroden noch so flexibel, dass sie anmoduliert werden können. Die Elektroden normal befestigen. Der Patient verträgt deutlich mehr Strom und zusätzlich kommen die Wirkungen einer milden Kältetherapie zum Tragen. Es ist anzuraten, beim Hersteller der Elektroden und Schwammtaschen nachzufragen, ob das Zubehör dafür geeignet ist. Mittlerweile gibt es Geräte (KENS, Kälte assistive elektrische Nervenstimulation), die beide Verfahren miteinander kombinieren.

Ausgangsstellungen

Wichtig für den Erfolg elektrotherapeutischer Maßnahmen ist die Ausgangsstellung. Dabei ist zu beachten:

- Schmerzfreie bequeme Lagerung
- keine Zwangshaltungen
- aufrechte Lagerung ist auch in RL möglich, vgl. Brügger-Therapie
- ggf. Kombination mit Dehnlagerung oder Schlingentisch
- speziell bei der Myostimulation ist der betroffene Muskel in Vordehnung zu bringen, um auch kleinste Reaktionen wahrnehmen zu können.

Kombinationsmöglichkeiten

Häufig werden elektrotherapeutische Verfahren in Kombination mit anderen Maßnahmen der physikalischen Therapie oder der Physiotherapie ausgeführt. Es gibt die Möglichkeit, vor, nach, oder während einer weiteren Therapie die Elektrotherapie einzusetzen. Dies ist abhängig vom Krankheitsbild. So ist z. B. eine spastiksenkende Maßnahme vor der Physiotherapie einzusetzen, eine schmerzlindernde Stromform eher nach einer Mobilisation. Es sind Kombinationsmöglichkeiten mit fast allen Verfahren möglich. Besonders werden eingesetzt:

Thermotherapeutische Verfahren

- Fango
- Heißluft
- Infrarotstrahler

Mechanische Verfahren

- Massagen/auch Lymphdrainagen
- physiotherapeutische Techniken (z. B. PNF, Manuelle Therapie, Brügger, etc.)

Zusammenarbeit mit Ärzten

Unabdingbar ist die häufige Korrespondenz zwischen dem verordnenden Arzt und dem nichtärztlichen Therapiepersonal. Auch bei klarer Indikationsstellung durch den Arzt, ist die differenzialtherapeutische Befunderhebung vor der Durchführung der Behandlung dringend erforderlich. Dem Therapeuten obliegt die geeignete Wahl der Stromform, um das vom Arzt vorgegebene Therapieziel zu erreichen. Bei vom Arzt verordneten Hilfsmitteln (TENS), sollten die Einführung und Überwachung durch die Therapeuten erfolgen. Der Patient sollte mit der Anwendung nicht sich selbst überlassen werden.

9 Chirurgie/Traumatologie

9.1 Narben

Unterschiedlich ausgeprägte Form einer Bindegewebswucherung nach Traumata oder operativen Eingriffen.

Symptome

Dermatogene Kontrakturen durch fehlende Elastizität des keloidalen Gewebes, Energieflussstörungen mit reflektorischen Funktionsstörungen des Gesamtorganismus

Befund

- Hautverschieblichkeitstests
- Hauttemperatur als Differenzialdiagnostik, um entzündliche Prozesse auszuschließen
- Bei Narben mit Einfluss auf die Gelenkfunktion ist das Bewegungsausmaß zu prüfen.

Therapieziele

- Narbengewebe lockern
- Verklebungen der einzelnen Gewebsschichten lösen
- Gelenkbeweglichkeit verbessern.

Elektrotherapeutische Verfahren

Niederfrequenz, Ultraschall

Kontraindikationen

- noch zur Blutung neigende Narben
- ☞16

Galvanisation/Jontophorese 0 Hz (Niederfrequenz)

Insbesondere um Narbengewebe zu lockern und die Gelenkbeweglichkeit zu verbessern.

Zu verwendende Medikamente: Protolytika, z. B. Alpha-Chymotrypsin

Elektrodenanlage

Anode, unter welcher sich das vorgenannte Medikament befindet liegt über der Narbe, transregionale Elektrodenanlage

Dosierung

- Intensität: 0,1–0,5 mA/cm^2 Elektrodenplattengröße
- Dauer: 20 Min.

9

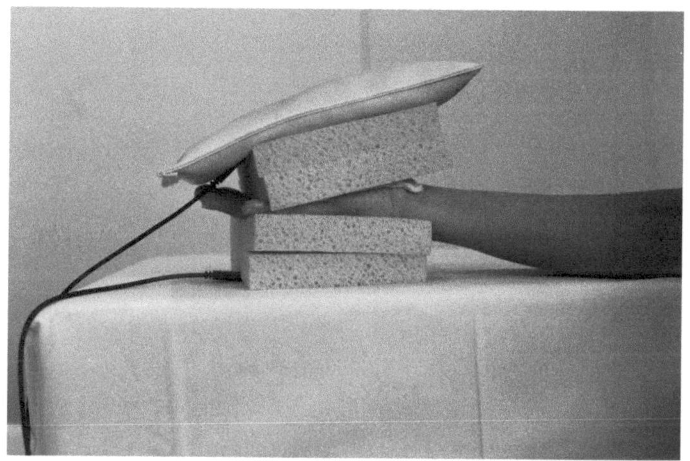

Abb. 9.1: Narben an der Palmaraponeurose: Jontophorese und gleichzeitige Dehnlagerung

Gleichschall (Ultraschall)

Insbesondere um Narbengewebe zu lockern und die Gelenkbeweglichkeit zu verbessern.

Applikation

Dynamische Schallkopfführung im Bereich der Narbe, bei älteren Narben kann das Narbengebiet direkt beschallt werden.

Dosierung

- Intensität: 1 W/cm^2 Schallkopffläche
- Dauer: 7–10 Min.

Kombinationsmöglichkeiten

- Bindegewebsmassage
- Klassische Massage/Friktionen
- Heiße Rolle
- Dehnungen

 Anmerkung

Besonders effizient ist die Jontophorese mit gleichzeitiger Dehnlagerung.

9

9.2 Hämatome

Durch Trauma entstandene Blutansammlung im Weichteilgewebe oder in einer vorgegebenen Körperhöhle. Bei längerem Bestehen erfolgt eine bindegewebige Umbildung, das sogenannte organisierte Hämatom.

Symptome
- Hautfärbung
- Schwellung
- Schmerzhaftigkeit

Befund
- Größe und Ausmaß des Hämatoms definieren
- Stadium des Hämatoms
- evtl. Begleiterscheinungen

Therapieziele
- Resorption fördern
- Schmerzen reduzieren.

Elektrotherapeutische Verfahren

Niederfrequenz, Ultraschall

Kontraindikationen ☞16

Galvanischer Strom 0 Hz (Niederfrequenz)

Insbesondere um Schmerzen zu reduzieren und zur Resorptionsförderung.

Elektrodenanlage
- **Frische Hämatome** (nicht älter als 10–12 Std.) werden mit der Anode auf dem Hämatom liegend behandelt, um eine Eiweißkoagulation (Gerinnung) und eine daraus resultierende Blutstillung zu erreichen.
- **Ältere Hämatome** werden mit der Kathode auf dem Hämatom behandelt. Dabei soll die Eiweißkolliquation (Verflüssigung) angeregt werden.

Dosierung
- Intensität: sensibel schwellig
- Dauer: 10–15 Min.

9

Dauerschall (Ultraschall)

Insbesondere zur Resorptionsförderung.

Applikation
Dynamische Schallkopfführung

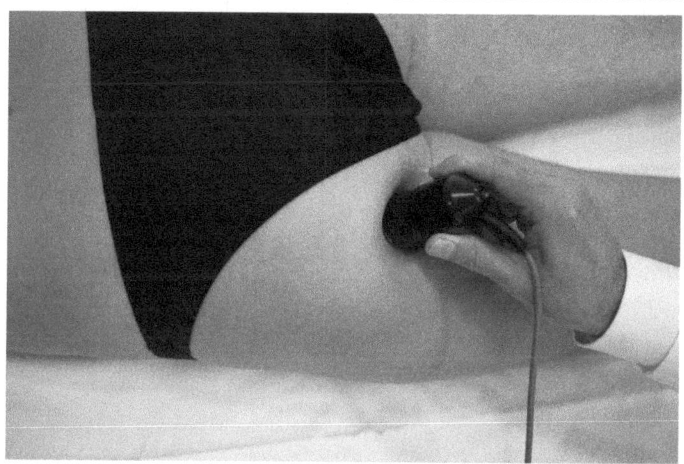

Abb. 9.2: Ultraschall bei Hämatom nach z. B. Snowboard-Trauma

Dosierung
- Intensität: 0,7 W/cm² Schallkopffläche
- Dauer: 10–15 Min.

Kombinationsmöglichkeiten

Dynamisches Bewegen

9.3 Kontusionen

Eine häufig auftretende Sportverletzung mit Prellung und Quetschung der Weichteile durch direkte stumpfe Gewalteinwirkung.

Symptome
- starke Schmerzen, besonders im Bereich des Periost
- Hämatombildung
- Verletzung von subkutanem Gewebe

Befund
- Schmerzen mittels VA-Skala messen
- differenzialdiagnostische Abklärung der betroffenen Gewebsareale

Therapieziele

- Schmerzen reduzieren
- Trophik verbessern
- Hämatome beseitigen ☞ 9.2

Elektrotherapeutische Verfahren

Ultraschall, Mittelfrequenz

Kontraindikationen ☞ 16

Dauerschall (Ultraschall)

Insbesondere um Hämatome zu beseitigen.

Applikation

Dynamische Schallkopfführung im Bereich der schmerzhaften Areale

Dosierung

- Intensität: 0,5 W/cm^2 Schallkopffläche
- Dauer: 7 Min.

Interferenzstrom 100 Hz (Mittelfrequenz)

Elektrodenanlage

Tetrapolar

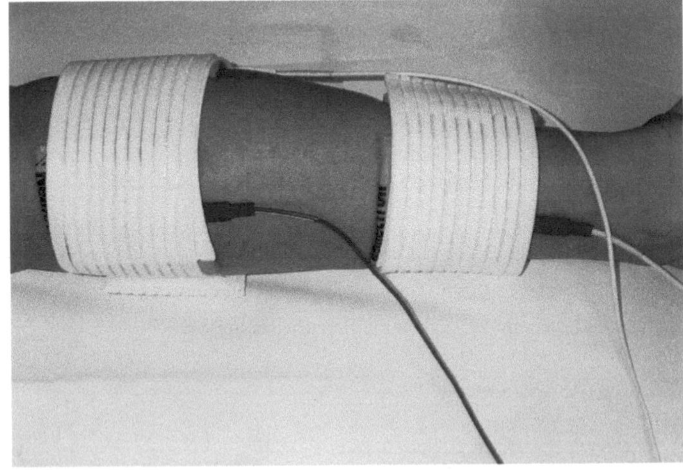

Abb. 9.3: Interferenzstrom bei stumpfem Trauma am Unterschenkel

Dosierung
- Intensität: deutlich sensibel überschwellig
- Dauer: 20–30 Min.

Amplitudenmodulierte Ströme (AMS) 100 Hz (Mittelfrequenz)

Insbesondere um Schmerzen zu reduzieren und die Trophik zu verbessern.
Bei oberflächlichen Quetschungen

Elektrodenanlage
Transregional

Dosierung
- Intensität: deutlich sensibel überschwellig
- Dauer: 20–30 Min.

Kombinationsmöglichkeiten

- lokale Kälteanwendungen
- entlastende Übungstherapie im Wasser

9.4 Distorsionen

Eine Distorsion ist eine durch Dehnung bedingte Verletzung des Band- und Kapselapparates. Bei den harmlosen Formen der Distorsionen sind die Bänder in ihrer Kontinuität erhalten, können jedoch gelockert sein. Bei Lockerungen müssen Einrisse im fibrösen Fasergewebe angenommen werden. Bei schweren Distorsionen kommt es zu Bandrupturen.
In der täglichen Praxis ist die Zerrung des Bandapparates des oberen Sprunggelenkes am häufigsten.

Symptome
- Schmerzen
- Schwellung
- Hämatom
- Funktionseinschränkung

Befund
- Schmerzen mittels VA-Skala messen
- Umfang des betroffenen Gelenkes messen
- Beweglichkeit prüfen

Therapieziele
- Schmerzen reduzieren
- Resorption fördern
- Motilität verbessern

Elektrotherapeutische Verfahren

Mittelfrequenz, Niederfrequenz, Simultanverfahren

Kontraindikationen

- Massive Einblutungen ins Gelenk und Bandrupturen sind in der akuten Phase eine Kontraindikation.
- ☞16

Interferenzstrom 100 – 200 Hz (Mittelfrequenz)

Insbesondere um Schmerzen zu reduzieren.

Elektrodenanlage

Tetrapolare Elektrodenanlage, die betroffenen Strukturen (Bänder) sollen im Kreuzungsfeld liegen

Dosierung

- Intensität: sensibel deutlich überschwellig
- Dauer: mind. 20 Min.

Diadynamische Ströme, Stromform CP (Niederfrequenz)

Elektrodenanlage

transregionale Durchflutung des betroffenen Gelenkes

Dosierung

- Intensität: sensibel schwellig
- Dauer: max. 20 Min.

Simultanverfahren mit LP (Niederfrequenz und Ultraschall)

Besonders zur Resorptionsförderung.

Elektrodenanlage

Monopolare Elektrodenanlage, der Schallkopf ist die aktive Elektrode, passive Elektrode liegt proximal des betroffenen Gelenkes, semistatische Schallkopftechnik, soweit dies im betroffenen Bereich toleriert wird.

Dosierung

- Simultanverfahren, Ultraschall 0,7 W/cm^2 Schallkopffläche, Intensität LP sensibel schwellig
- Dauer: 15 Min.

Kombinationsmöglichkeiten

- Manuelle Lymphdrainage
- Querfriktionsmassage
- Manuelle Therapie

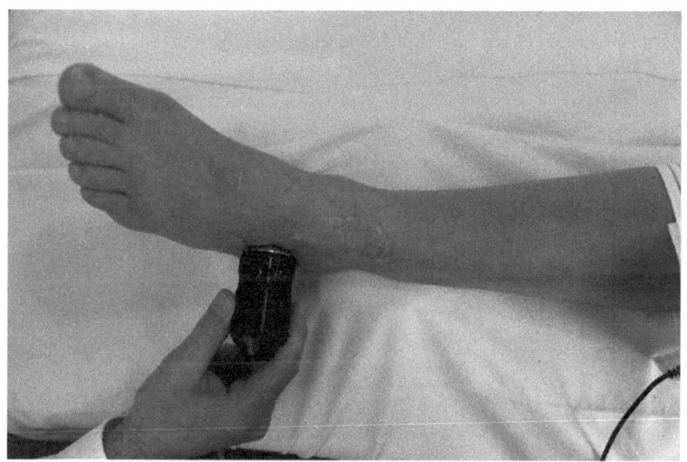

Abb. 9.4: Ultraschall bei Inversionstrauma

9.5 Luxationen

Luxationen entstehen durch traumatische äußere Gewalteinwirkung. Es kommt dabei zur Überdehnung des Kapsel-Bandapparates. Hieraus kann sich auch eine habituelle (wiederholende) Luxation entwickeln, bei Fortbestehen der Instabilität des Kapsel-Bandapparates. Ebenso kann es bei Gelenkdysplasien zu der habituellen Luxation kommen.

Befund

- **Luxationszeichen beachten:** Schmerz, Fehlhaltung, Funktionsverlust, leere Gelenkpfanne
- **Begleitverletzungen beachten:** Nervenschädigungen, z. B. N. axillaris bei der Schulterluxation, Gefäßverletzungen bei Kniegelenksluxationen, oder Muskelabrisse, wie die der Rotatorenmanschette bei der Schultergelenksluxation

Therapieziele

- Schmerzen reduzieren
- sofortige Reposition, die durch den Arzt durchgeführt werden muss
- Gelenke stabilisieren
- Gelenkbeweglichkeit erhalten, sowie wiederherstellen

Elektrotherapeutische Verfahren

Mittelfrequenz, Hochvolt, Ultraschall

Kontraindikationen

- ☞16
- bei dem gereizten Gewebe ist der Einsatz von Vakuumelektroden kontraindiziert

Interferenzstrom 100 Hz (Mittelfrequenz)

Insbesondere um Schmerzen zu reduzieren.

Elektrodenanlage

Je nach Größe des Gelenkes 4 Einzelelektroden, oder eine tetrapolare Elektrode, Gelenk liegt im Kreuzungsfeld der 2 Stromkreise

Dosierung

- Intensität: deutlich sensibel überschwellig
- Dauer: 20–30 Min. bei länger anhaltender Therapie hinzuschalten des Interferenzvektors

Hochvolt 100 Hz

Insbesondere um Schmerzen zu reduzieren.

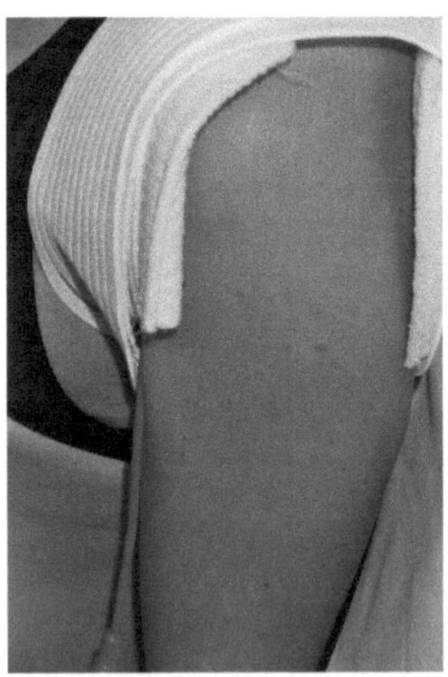

Abb. 9.5: Hochvolt bei Z. n. Schulterluxation

Elektrodenanlage
bipolar, transartikulär

Dosierung
- Intensität: deutlich sensibel überschwellig
- Dauer 20–30 Min.

Impulsschall (Ultraschall)

Applikation
Dynamische Schallkopfführung (bei kleineren Gelenken subaquale Beschallung)

Dosierung
- Intensität: 0,7 W/cm^2 Schallkopffläche
- Dauer: je nach Größe des zu beschallenden Körperareals 7–15 Min.

Kombinationsmöglichkeiten

- Kompressionsverbände
- Kryotherapie
- stabilisierende physiotherapeutische Übungsbehandlungen

9.6 Frakturen

Frakturen entstehen infolge mechanischer Zerstörung der Knochenstruktur, so dass die Kraftübertragung unterbrochen wird. Ursache ist meistens Gewalteinwirkung von außen.

Symptome
- Dislokation (Verschiebung)
- Krepitation
- abnorme Beweglichkeit
- Schwellung durch Bluterguss im Gewebe
- Schmerzen
- Funktionseinschränkung

Bleiben die erstgenannten drei Symptome trotz adäquater Frakturversorgung bestehen, kann von einer fehlenden Kallusbildung ausgegangen werden. Für die drei letztgenannten Symptome bietet die Elektrotherapie mannigfaltige Behandlungsmöglichkeiten.

Befund
- offene oder geschlossene Fraktur?
- Versorgung konservativ oder operativ?

9

- Liegt das Osteosynthesematerial im Behandlungsgebiet?
- Stadium der Wundheilung?

Therapieziele
- Kallusbildung anregen
- Resorption bei Hämatomen und Ödemen fördern
- Schmerzen reduzieren
- Inaktivitätsatrophie vermeiden
- reflektorische Paresen vermeiden

Elektrotherapeutische Verfahren

Magnetfeld, Ultraschall, Mittelfrequenz, Niederfrequenz

Kontraindikationen
- Jede Fraktur muss vom behandelnden Arzt für die Elektrotherapie freigegeben werden.
- ☞16

Bei liegenden Implantaten im Behandlungsgebiet sind Wechselströme, wie der Hochvoltstrom oder der Interferenzstrom einzusetzen (biphasische Ströme).

Pulsierende Magnetfeldtherapie (Magnetfeld)

Insbesondere zur Anregung der Kallusbildung.

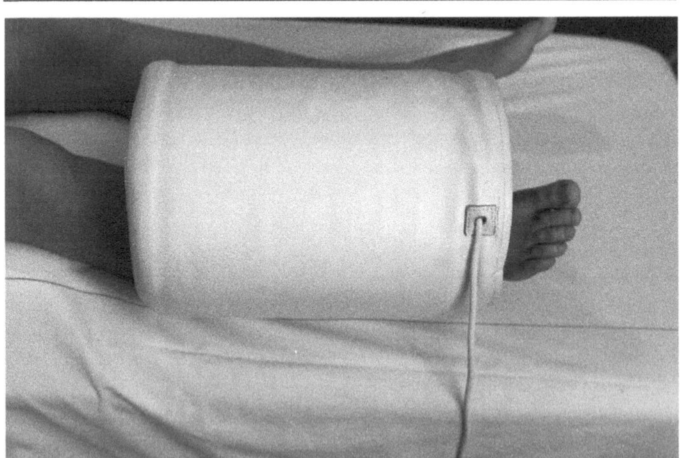

Abb. 9.6: Magnetfeldtherapie bei Z. n. Unterschenkelfraktur

9

Elektrodenanlage
Bei Frakturen im Bereich des Rumpfes wird mit der Magnetfeldmatte behandelt. Bei Frakturen der Extremitäten kommen Spulenelektroden zum Einsatz.

Dosierung
- Intensität: 20–30 Gauß
- Intensität: 10 Hz
- Dauer: 30 Min.

Dauerschall (Ultraschall)

Insbesondere zur Anregung der Kallusbildung sowie zur Resorptionsförderung bei Hämatomen und Ödemen.

Elektrodenanlage
Es ist sowohl eine Beschallung direkt über dem Frakturspalt, als auch am proximalen und distalen Ende des frakturierten Knochens möglich.

Dosierung
- Intensität: 0,1–0,4 W/cm^2 Schallkopffläche
- Dauer: 2–3 Min.

Interferenzstrom 10 Hz (Mittelfrequenz)

Zur Resorptionsförderung bei Hämatomen und Ödemen.
Insbesondere um Schmerzen zu reduzieren.

Elektrodenanlage
Wenn die Frakturversorgung es erlaubt, Patient in lymphatisch abflussbegünstigender ASTE lagern, tetrapolare Elektrodenanlage (Plattenelektroden). Das Ödem/Hämatom soll im Kreuzungsfeld der Stromkreise liegen (Interferenzzone).

Dosierung
- Intensität: deutlich sensibel überschwellig
- Dauer: 20–30 Min.

Hochvolt 100 Hz (Niederfrequenz)

Insbesondere um Schmerzen zu reduzieren.

Elektrodenanlage
Bi- oder tripolare Elektrodenanlage. Die größere passive Elektrode liegt im Wurzelgebiet oder Segment, die eine oder beide aktiven Elektroden im Bereich der Frakturlinie (Frakturspalt).

Dosierung
- Intensität: deutlich sensibel überschwellig
- Dauer: 20–30 Min.

AMS 20–30 Hz (Mittelfrequenz)

Insbesondere um Inaktivitätsatrophien sowie reflektorische Paresen zu vermeiden.

Elektrodenanlage

- Anwendung großflächiger Elektroden, die die atrophiegefährdeten Muskeln umschließen, so dass der Strom den gesamten Querschnitt der Muskulatur durchströmt.
- Zur Behandlung reflektorischer Paresen gelten die gleichen Behandlungsverfahren wie bei der Paresenbehandlung. ☞ 11.1

Dosierung

- Intensität: motorisch überschwellig bis zur Auslösung einer entsprechenden Kontraktion
- Dauer: bis zur Ermüdbarkeitsgrenze des Muskels

Kombinationsmöglichkeiten

- passive, assistive und aktive Physiotherapie
- Manuelle Lymphdrainage
- Thermotherapie

Durch einen Fixateur externe darf keine elektrische Brücke entstehen. Deshalb dürfen Elektroden nicht in unmittelbarer Nähe der fixierenden Schrauben angebracht werden, oder gar Metallteile berühren.

9.7 Pseudarthrosen

Ausbleiben der Frakturheilung nach 6 Monaten oder länger. Es wird zwischen einer hyper- und einer hypothrophen Pseudarthrose unterschieden. Bei Ersterer bildet sich zuviel, bei der Zweitgenannten bildet sich kein Kallus. Für die Elektrotherapie ist hauptsächlich die hypothrophe Pseudarthrose von Bedeutung.

9

Symptome

- Fehlstellung
- abnorme Beweglichkeit
- Fehlbelastung und damit verbundene Schmerzen

Befund

Durch die bildgebende Diagnostik ist herauszufinden, ob es sich um eine verzögerte Kallusbildung, oder keine Kallusbildung handelt.
Bei verzögerter Kallusbildung hat sich Elektrotherapie als die konservative Methode der Wahl bewährt.

Therapieziele
- Kallusbildung anregen

Elektrotherapeutische Verfahren

Ultraschall, Magnetfeldtherapie

Kontraindikationen ☞ 16

Gleichschall (Ultraschall)

Applikation
Dynamische Schallkopfführung

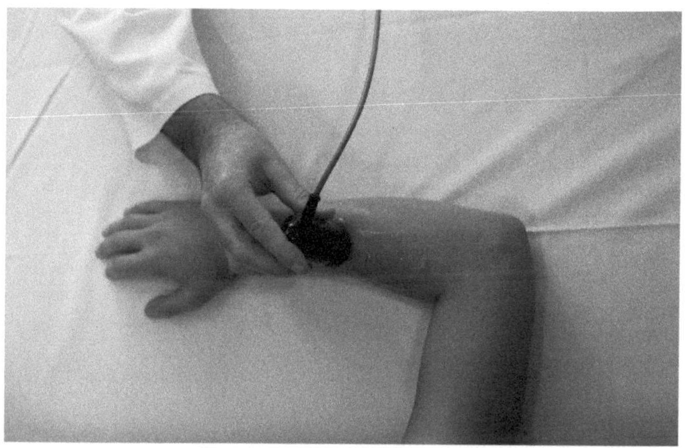

Abb. 9.7: Ultraschall bei Pseudarthrose, Z. n. Radiusfraktur

Dosierung
- Intensität: Höchstdosierung 0,4 W/cm^2 Schallkopffläche
- Dauer: 4–5 Min.

Der Behandlungszeitraum kann sich über eine längere Periode erstrecken (z. B. 6 Wochen)

Pulsierende Magnetfeldtherapie (Magnetfeld)

Elektrodenanlage
Bei Pseudarthrosen im Bereich der Wirbelsäule kommt die Magnetfeldmatte und bei Pseudarthrosen im Bereich der Extremitäten kommen Spulenelektroden zum Einsatz.

Dosierung
- Intensität: 20–30 Gauß
- Intensität: 10 Hz
- Dauer: 30 Min.

Kombinationsmöglichkeiten

Ist in der bildgebenden Diagnostik das Einsetzen der Kallusbildung ersichtlich, so ist die aktive Belastung durch Physiotherapie gleichfalls kallusbildungsfördernd. Dabei ist auf eine adäquat angepasste Belastung strengstens zu achten.

Anmerkung: Im Knochen liegende Osteosynthesematerialien sind keine Kontraindikation für die Magnetfeld- und die Ultraschalltherapie. Lediglich bei der Ultraschalltherapie müssen herausragende, bzw. direkt unter der Haut liegende Implantate (z. B. Spickdrähte) von der Behandlung ausgeschlossen werden.

9.8 Amputationen

Die Indikation zur Amputation ergibt sich nach ausgedehnten Traumen, Tumoren, Gliedmaßenfehlbildungen, septischen Erkrankungen, Gefäßerkrankungen und nach Versagen aller gliedmaßenerhaltenden Therapien.

Symptome
- Wundheilungsschmerz
- Schwellung
- Kontrakturen
- Atrophien
- Phantomschmerz

Befund
- Schmerzen mittels VA-Skala messen
- Umfang messen
- Narbenverschieblichkeit prüfen
- Temperatur des Stumpfes prüfen

9

Therapieziele
- Schmerzen reduzieren
- Ödeme resorbieren

Elektrotherapeutische Verfahren

Mittelfrequenz, Niederfrequenz

Kontraindikationen ☞ 16

Interferenz 100 Hz (Mittelfrequenz)

Insbesondere um Schmerzen zu reduzieren und Ödeme zu resorbieren.

Elektrodenanlage
Tetrapolare Elektrodenanlage, der schmerzhafte Bereich liegt im Kreuzungsfeld der zwei Stromkreise.

Dosierung
- Intensität: deutlich sensibel überschwellig
- Dauer: mindestens 20 Min.

Ultrareizstrom (Niederfrequenz)

Insbesondere um Schmerzen zu reduzieren.

Elektrodenanlage
Segmentale Elektrodenanlage ist zu empfehlen. Kathode im Wurzelbereich der schmerzenden Segmente

Dosierung
- Applikationsschema nach Träbert
- Dauer 15 Min.

Diadynamische Ströme, CP (Niederfrequenz)

Zur Resorptionsförderung bei Ödemen.

Elektrodenanlage
Unter Ausschluss der Narbenregion den gesamten Stumpf mit großflächigen Elektroden transregional durchfluten.

Dosierung
- Intensität: sensibel schwellig
- Dauer: maximal 20 Min.

Hochvolt-Ströme, ggf. TENS (Niederfrequenz)

Insbesondere um Schmerzen zu reduzieren.

Elektrodenanlage
- Zur Behandlung von Phantomschmerzen mit Hochvolt-Strömen ist die tripolare Elektrodenanlage empfehlenswert, wobei die beiden aktiven Elektroden im Bereich der Muskelschlinge am Stumpfende und die passive Elektrode im Wurzelaustrittsgebiet liegt.
- Bei der TENS-Applikation liegen beide Elektroden parallel zur Narbe.

Dosierung
- Intensität: deutlich sensibel überschwellig
- Dauer: 30–40 Min.

Kombinationsmöglichkeiten

Dehnlagerungen

9.9 Kompartmentsyndrom

Erhöhter Druck in den Unterschenkelmuskellogen, traumatisch oder postoperativ bedingt.

Symptome

- erhöhter Gewebedruck
- Minderdurchblutung
- Weichteilschäden

Befund

- diagnostische Abklärung, um welches Kompartmentsyndrom es sich handelt (z. B. Tibialis-anterior-Logen-Kompartment)
- Schmerzen mittels VA-Skala messen
- periphere Pulse tasten
- Beweglichkeit der Sprunggelenke messen

Therapieziele

- Ödeme und Hämatome resorbieren
- Schmerzen reduzieren
- Gelenkbeweglichkeit verbessern

Die Elektrotherapie kann bei beginnender Symptomatik angewendet werden. Häufiger wird sie jedoch postoperativ eingesetzt, um Restschmerz und Rezidive zu vermeiden.

Elektrotherapeutische Verfahren

Mittelfrequenz

Kontraindikationen ☞16

9

Amplitudenmodellierte Ströme 50–100 Hz (AMS Mittelfrequenz)

Elektrodenanlage

Längsdurchflutung (Plattenelektroden)

Dosierung

- Intensität: deutlich sensibel überschwellig
- Dauer: 10–20 Min.

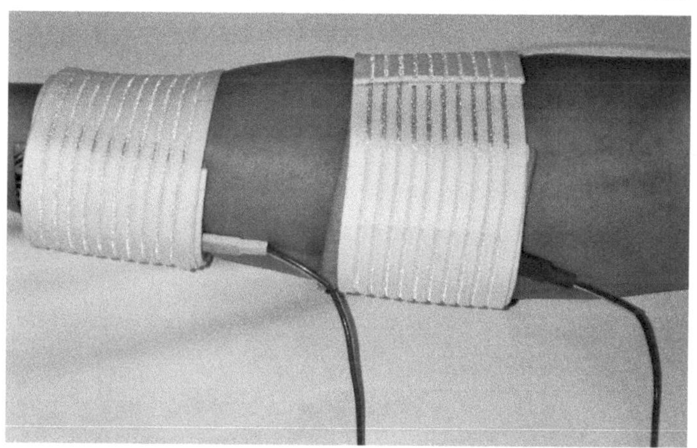

Abb. 9.8: AMS Mittelfrequenz bei Kompartmentsyndrom

Kombinationsmöglichkeiten

- Fußgymnastik
- Manuelle Therapie

9.10 Sympathische Reflexdystrophie (SDR) - Algodystrophie - Complex regional pain syndrom (CRPS) - Morbus Sudeck

Ernährungsstörung von Weichteilen und Knochen an einer Extremität, verbunden mit starken Schmerzen, ausgelöst durch eine reflektorische Störung des sympathischen Nervensystems. Dadurch kommt es zu einer Fehlsteuerung der Vasomotorik.

Symptome

- Entzündung mit Schwellung/Ödem
- Sensibilitätsstörung
- Muskelhypertonus
- Muskeldystrophie
- Hyperhidrosis
- Gewebedystrophie

Befund

- Für die Durchführung elektrotherapeutischer Maßnahmen ist es von Bedeutung, in welchem Stadium sich die Erkrankung befindet.
  - Stadium I: akutes entzündliches Stadium
  - Stadium II: Dystrophie, bzw. Stadium der Minderdurchblutung
  - Stadium III: Atrophie, Endstadium
- Schmerzen mittels VA-Skala messen
- Umfang der betroffenen Extremität messen

Therapieziele

- Stadium I
  - Schmerzen reduzieren
  - Ödeme resorbieren
- Stadium II
  - Schmerzen reduzieren
  - Durchblutungssituation verbessern
- Stadium III
  - Schmerzen reduzieren
  - Ablagerungen dezimieren

Elektrotherapeutische Verfahren

Mittelfrequenz (Stadium I), Niederfrequenz (Stadium II), Ultraschall-simultan-Verfahren und TENS (Stadium III)

Kontraindikationen

- Polare Ströme und Vakuumelektroden im Stadium I
- ☞16

Stadium I: Interferenzstrom 100 Hz (Mittelfrequenz)

ggf. Ödemprogramm

Elektrodenanlage

Großflächige Plattenelektroden umschließen das betreffende Gebiet (evtl. Kryoelektroden einsetzen).

Dosierung

9

- Intensität: sensibel überschwellig
- Dauer: 10–15 Min.

Stadium II: Diadynamische Ströme, DF (Niederfrequenz)

Elektrodenanlage

- Phase 1: gangliotrope Applikation (z. B. Ganglion stellatum)
- Phase 2: transregionale Längsdurchflutung, Kathode am Ende der betroffenen Extremität

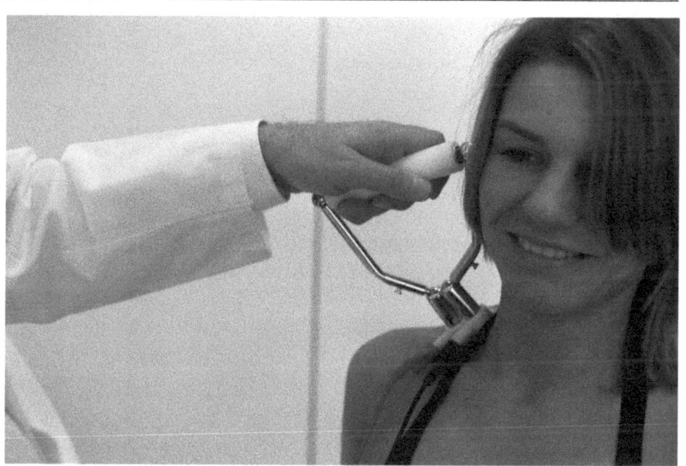

Abb. 9.9: Diadynamische Ströme, Stellatumblockade bei sympathischer Reflexdystrophie

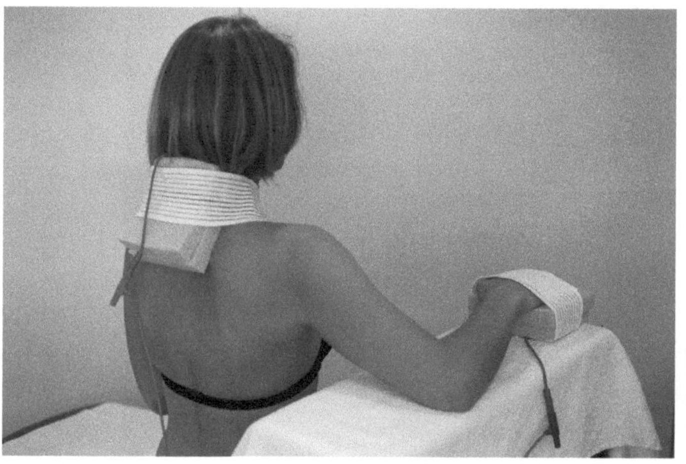

Abb. 9.10: Diadynamische Ströme, Längsdurchflutung des Armes bei sympathischer Reflexdystrophie

Dosierung

- Phase 1
  - Intensität: sensibel überschwellig
  - Dauer: 3–5 Min.
- Phase 2
  - Intensität: deutlich sensibel überschwellig
  - Dauer: 10–15 Min.

Stadium III: Simultanverfahren, erst Impuls- später Dauerschall/Diadynamische Ströme, CP (Niederfrequenz und Ultraschall)

Elektrodenanlage

Passive Elektrode im nicht betroffenen Areal befestigen. Schallkopf mit dynamischer Schallkopfführung im betroffenen Gebiet applizieren.

Dosierung

- Ultraschall: Intensität 0,7–0,9 W/cm^2
- diadynamischer Strom: Intensität CP sensibel überschwellig
- Dauer: 5–10 Min.

Kombinationsmöglichkeiten

- Bindegewebsmassage
- Lymphdrainage
- Kryo- oder milde Wärmetherapie
- behutsames assistives Bewegen

Anmerkungen:

Die Übergänge der Stadien sind fließend, ein Rückfall in das Stadium I ist jederzeit möglich, auch durch zu starke Reize. Daher ist mit viel Einfühlungsvermögen zu arbeiten.

9.11 Bursitis

9

Akute oder chronische Entzündung eines Schleimbeutels. Am häufigsten betroffen sind die Bursa olecrani (students ellbow), die Bursa prae patellaris und die Bursa trochanterica.

Symptome

- teigige fluktuierende Schwellung
- Rötung oder Überwärmung
- Schmerzschonhaltung
- Schmerzen auch auf Provokation

Befund
- betroffenes Körperareal palpieren
- Umfang messen
- Temperatur palpieren (vergleichend)
- u. U. Provokationstests durchführen
- Schmerzen mittels VA-Skala messen

Therapieziele
- entzündungshemmende Maßnahmen unterstützen
- Ödeme resorbieren
- Schmerzen reduzieren

Elektrotherapeutische Verfahren

Hochfrequenz, Niederfrequenz, Mittelfrequenz

Kontraindikationen
- eitrige bakterielle Bursitiden
- ☞16

Mikrowelle 2450 MHz (Hochfrequenz)

Insbesondere um entzündungshemmende Maßnahmen zu unterstützen.

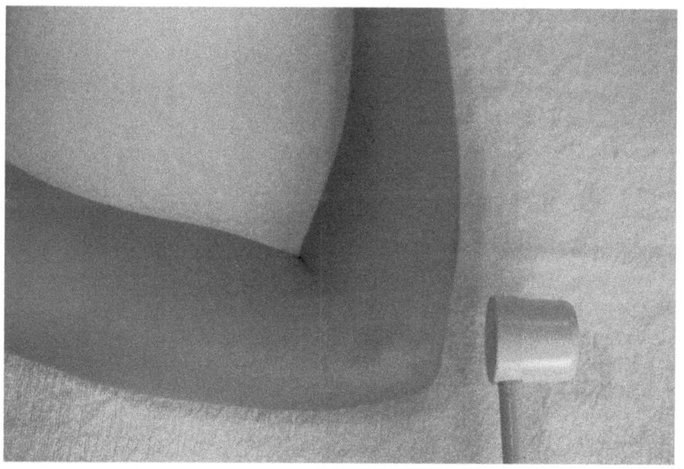

Abb. 9.11: Mikrowelle bei Bursitis olecrani

Applikation

Fokusstrahler oder Rundfeldstrahler, je nach Größe des betroffenen Körperareals

Dosierung

- Intensität: I–II nach Schliephake
- Behandlungsdauer: 3–5 Min.

Galvanisation/Iontophorese 0 Hz (Niederfrequenz)

Elektrodenanlage

Iontophorese mit antiphlogistischen Medikamenten

Dosierung

- Intensität: 0,1–0,3 W/cm^2 Elektrodenfläche
- Dauer: 15–20 Min.

AMS (Mittelfrequenz)

Zur Resorptionsförderung bei Ödemen.

Elektrodenanlage

bipolare Elektrodenanlage, großflächige Elektroden, die das ödematöse Areal überdecken

Dosierung

- Intensität: deutlich sensibel überschwellig
- Dauer: 20–30 Min.

Simultanverfahren mit Hochvolt (Ultraschall und Niederfrequenz)

Insbesondere um Schmerzen zu reduzieren.

Elektrodenanlage

Monopolare Elektrodenanlage; der Schallkopf als aktive Elektrode wird um die entzündete Bursa mit der semistatischen Schallkopftechnik geführt, die Gegenelektrode liegt im Bereich der lymphatischen Abflusswege.

Dosierung

- Ultraschall: Intensität 0,7 W/cm^2 Schallkopffläche
- Hochvolt: Intensität sensibel schwellig
- Dauer: 7–15 Min.

Kombinationsmöglickeiten

Kryoelektroden mit mittelfrequenten Strömen

9.12 Patellaspitzensyndrom

Häufig bei Sportlern auftretende akute oder chronische Überlastung am Knochen-Sehnenübergang vom distalen Kniescheibenpol (Apex patellae) zum Ligamentum patellae (jumpers knee).

Symptome
- belastungsabhängige Schmerzen
- umschriebene Druckschmerzhaftigkeit der Apex patellae

Befund
- schmerzhafte Knieextension
- passive Flexion schmerzhaft (Kompressionsschmerz)
- Schwäche des M. quadrizeps femoris, v. a. des Vastus lateralis und des Vastus medialis

Therapieziele
- Schmerzen reduzieren
- Funktionsfähigkeit wiederherstellen

Elektrotherapeutische Verfahren

Ultraschall, Phonophorese, Hochfrequenz

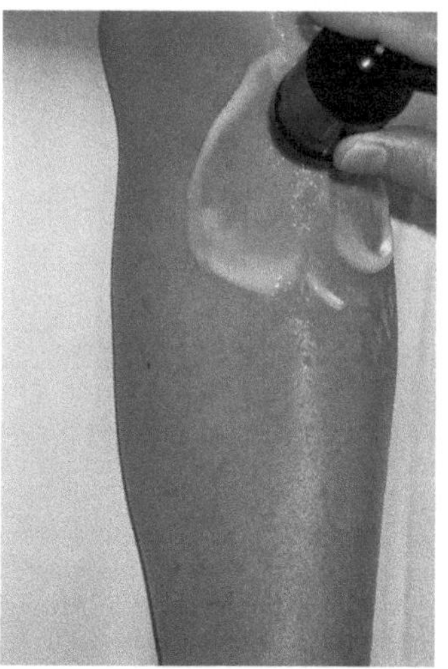

Abb. 9.12: Phonophorese bei Patellaspitzensyndrom

Kontraindikationen ☞ 16

Gleichschall (Ultraschall)

Applikation
Dynamische Schallkopfführung

Dosierung
- Intensität: 1 W/cm² Schallkopffläche
- Dauer: 7–10 Min.

Phonophorese

mit Voltaren Emulgel
Insbesondere um Schmerzen zu reduzieren.
Applikation und Dosierung: vgl. Ultraschall

Kurzwelle, Kondensatorfeldmethode mit Schliephake-Elektroden (Hochfrequenz)

Applikation
Transartikuläre Durchflutung bei leicht flektiertem Gelenk, wobei der EHA (Elektroden-Hautabstand) 2 cm beträgt.

Dosierung
- Intensität: II nach Schliephake
- Dauer: 10 Min.

Kombinationsmöglichkeiten

- Querfriktionen
- Sportmassagen
- Heiße Rolle

9.13 Meniskusverletzungen

Akut oder chronisch auftretende Verletzung der Menisci. Der innere Meniskus ist häufiger betroffen aufgrund seiner anatomischen Gegebenheiten, d. h. seiner Verbindung zu dem Ligamentum collaterale mediale. Die Meniskusverletzungen zählen auch zu den Kniebinnenschäden. Die häufigste Form der Meniskusverletzungen ist der Korbhenkelriss. Akut tritt diese Verletzung bei den Knieverdrehtraumen, z. B. bei sportlichen Aktivitäten auf. Ein vorgeschädigter Muskel kann ohne großes Trauma, z. B. beim Aufstehen aus der Kiniebeuge akute Schmerzen verursachen.

Symptome

akute Meniskusverletzungen
- heftige Schmerzen
- Minierguss
- Streckdefizit

chronische Meniskusschäden
- kontinuierliche Schmerzen
- sog. Reizknie
- Streckdefizit
- Schwellung, sowie Überwärmung

Befund
- Schmerzen mittels VA-Skala messen
- Bewegungsausmaße messen
- Endgefühl prüfen
- Umfang messen
- Temperatur prüfen
- Ergüsse verifizieren

Therapieziele
- Schmerzen reduzieren
- Ödeme resorbieren
- Gelenkfunktion verbessern

postoperativ

Da es durch die Meniskus-OP zu einer längeren Verminderung der Gelenkbeweglichkeit kommt, ist die Gefahr einer Inaktivitätsatrophie, bzw. der sog. reflektorischen Parese gegeben.

Therapieziele
- Atrophieprophylaxe
- Muskelaufbau

Elektrotherapeutische Verfahren

Mittelfrequenz, Ultraschall, Niederfrequenz

Kontraindikationen ☞16

konservativ

Interferenzstrom 100 Hz (Mittelfrequenz)

Insbesondere um Schmerzen zu reduzieren sowie zur Resorptionsförderung bei Ödemen.

Elektrodenanlage

tetrapolar

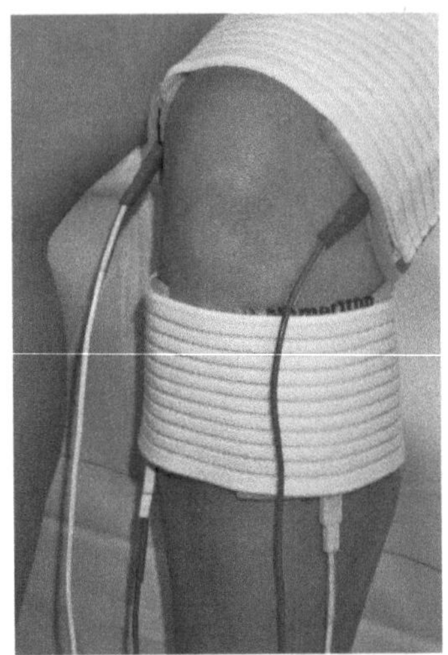

Abb. 9.13: Interferenzstrom bei Innenmeniskusverletzung

Dosierung

- Intensität: deutlich sensibel überschwellig
- Dauer: 20–30 Min.

Impulsschall (Ultraschall)

Insbesondere um Schmerzen zu reduzieren.
Chronisches Stadium Dauerschall

Applikation
Dynamische Schallkopfführung

Dosierung
Intensität: 0,7 W/cm^2 Schallkopffläche
Dauer: 7–10 Min.

postoperativ
Alle biphasischen Ströme, die zur Auslösung einer angenehmen Muskelkontraktion bei nicht denervierter Muskulatur geeignet sind.

Hochvolt 50 Hz 20–25 Kontraktionen pro Min. (Niederfrequenz)

Insbesondere um die Gelenkfunktion zu verbessern.

Elektrodenanlage
Bipolare Elektrodenanlage am atrophierten Muskel

Dosierung
- Intensität: motorisch überschwellig
- Dauer: bis zur Ermüdbarkeitsgrenze

Kombinationsmöglichkeiten

- Querfriktionen
- PNF
- Kryotherapie

9.14 Thoraxtraumen/-prellungen

Geschlossene, selten offene Verletzung des Brustkorbes, meist infolge von Verkehrsunfällen; häufig auch Polytraumata
Brustkorbprellung (contusio thoracis) stumpfe Traumen im Thoraxbereich, oft Verletzungen durch Sicherheitsgurte, ggf mit Hämatomen

Symptome
Schmerzen bei der Ex- und Inspiration, dadurch Beeinträchtigung der Atemfunktion

Befund
- Schmerzen mittels VA-Skala messen
- Umfang des Thorax bei In- und Exspiration messen

Therapieziele
- Schmerzen reduzieren
- Atemfunktion verbessern, erhalten

Elektrotherapeutische Verfahren

Mittelfrequenz (Thoraxtraumen), Niederfrequenz (Thoraxprellungen)

Kontraindikationen
- Blutungsneigung
- Begleitverletzung innerer Organe
- ☞16

Interferenzstrom 100–200 Hz (Mittelfrequenz)
Insbesondere um Schmerzen zu reduzieren.

Elektrodenanlage

Tetrapolare Elektrodenanlage, die schmerzhafte Zone liegt im Zentrum der 4 Elektroden.

Dosierung

- Intensität: deutlich sensibel überschwellig
- Dauer: mindestens 20 Min.

Ultrareizstrom 143 Hz (Niederfrequenz)

Insbesondere um Schmerzen zu reduzieren.

Elektrodenanlage

Segmentale Elektrodenanlage EL 1–4 nach Träbert, wobei die Kathode im Wurzelgebiet liegt.

Dosierung

Applikationsschema nach Träbert (Gesamtdauer 15 Min.)

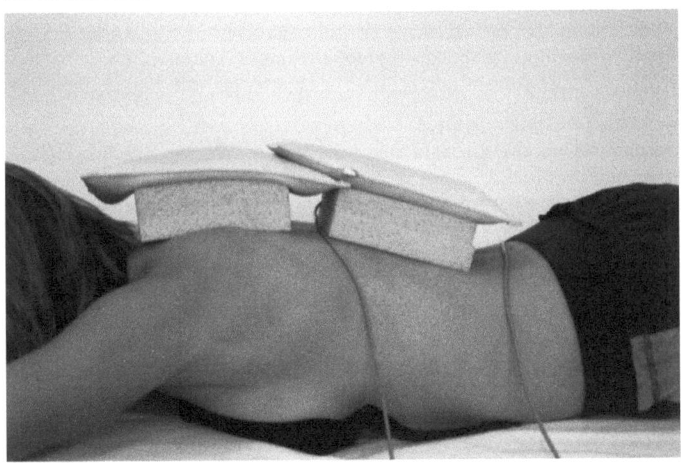

Abb. 9.14: Ultrareizstrom bei Thoraxprellung

Kombinationsmöglichkeiten

Atemtherapie

9.15 Rippenserienfraktur

Durch direktes oder indirektes Trauma auftretende Fraktur von mehr als zwei Rippen.

Symptome
- lokaler Schmerz, besonders beim Atmen, Husten und Niesen
- flache Atmung

Befund
- Schmerzen mittels VA-Skala messen
- Messen des Umfangs im Thoraxbereich bei In- und Exspiration
- Armbeweglichkeit im Schultergelenk ist bei maximaler Elevation des Armes eingeschränkt

Therapieziele
- Schmerzen reduzieren
- Atemexkursionen verbessern

Elektrotherapeutische Verfahren

Niederfrequenz

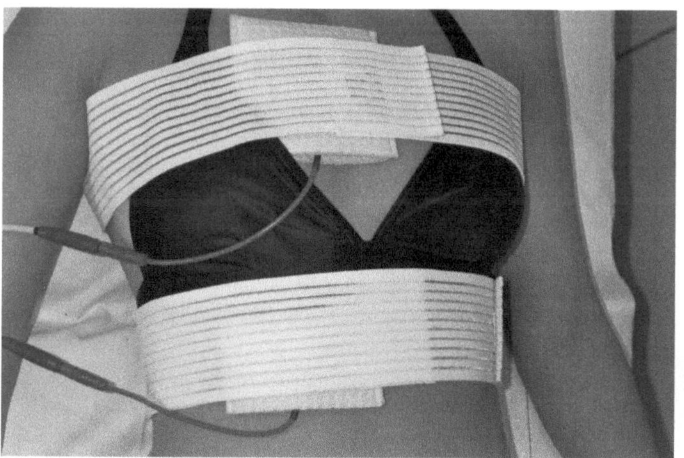

Abb. 9.15: Niederfrequenz bei Rippenserienfraktur

Kontraindikationen
- differenzialdiagnostische Abklärung von Begleitverletzungen innerer Organe
- ☞16

Biphasischer Hochvolt Impulsstrom 100 Hz (Niederfrequenz)

Elektrodenanlage
segmentale, oder alternativ lokal

Dosierung
- Intensität: deutlich sensibel überschwellig
- Dauer: 20–30 Min.

Kombinationsmöglichkeiten

- Atemtherapie
- Heiße Rolle

9.16 Tossy I–III - Schultereckgelenkssprengung - Akromioklavikulargelenkssprengung

Häufige Verletzung bei Freizeitsportaktivitäten (Snowboard-Fahrern); Sturz auf akromioklavikulares Gelenk bei adduziertem Arm, auch möglich Sturz auf die Schulter bei ausgestrecktem Arm. Es kommt zur Zerreißung des Kapsel-Bandapparates des Schultereckgelenkes (Tossy I), evtl. mit Zerstörung der akromioklavikularen Bänder (Tossy II–III)

Symptome
- Bewegungsschmerz unter Einbezug des akromioklavikularen Gelenkes
- Klaviertastenphänomen bei Tossy II–III (distale Klavikula)

Befund
- Schmerzen mittels VA-Skala in Abhängigkeit des Bewegungsausmaßes messen
- Muskeltonus der gelenkumgebenen Muskulatur testen
- Hautverschieblichkeit testen (bei Operationsindikation kann durch die Narbe eine Funktionsbeeinträchtigung entstehen)

Therapieziele

- Schmerzen reduzieren
- Ernährungssituation der Muskelmanschette im Bereich des akromioklavikularen Gelenkes verbessern
- Muskulatur je nach Befund tonisieren
- bei Z. n. OP Verklebungen im Narbenbereich lösen

Elektrotherapeutische Verfahren

Mittelfrequenz, Ultraschall, Phonophorese

Kontraindikationen ☞16

Interferenzstrom 100 Hz oder variables Schmerztherapieprogramm (Mittelfrequenz)

Insbesondere um Schmerzen zu reduzieren.

Elektrodenanlage
Tetrapolare Elektrodenanlage, wobei das betroffene Schultergelenk im Kreuzungsfeld der vier Elektroden liegt.

Dosierung
Intensität: deutlich sensibel überschwellig
Dauer: mindestens 20 Min.

Gleichschall (Ultraschall)

Insbesondere um Schmerzen zu reduzieren sowie um Verklebungen im Narbenbereich zu lösen.

Applikation
Dynamische Schallkopfführung im Bereich der betroffenen Ligamente

Dosierung

- Intensität: 0,7 W/cm^2 Schallkopffläche
- Dauer: 7–10 Min.

Phonophorese

mit Voltaren Emulgel
Insbesondere um die Ernährungssituation der Muskulatur zu verbessern.

Applikation
vgl. Ultraschall

Dosierung
vgl. Ultraschall

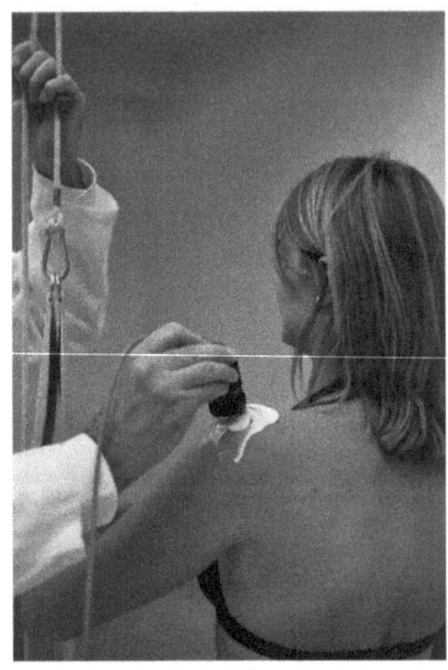

Abb. 9.16: Phonophorese bei Schultereckgelenkssprengung (Tossy I)

Kombinationsmöglichkeiten

- Querfriktionen
- PNF
- Schlingentisch

Anmerkung: Funktionelles Üben kann im Schlingentisch bei gleichzeitiger Elektrotherapie durchgeführt werden.

9.17 Stuhlinkontinenz

Unkontrollierte, unwillkürliche Stuhlabgänge u. U. mit Stuhlschmieren bei Meteorismus (Blähungen). Insuffizienz des Schließmuskels

Symptome

Häufige Stuhlabgänge bei Belastung, z. B. Husten, Niesen, Anheben von schweren Lasten, Pressatmung

Befund

- Stuhltagebuch über einen längeren Zeitraum führen
- Druckverhältnisse im Enddarm palpieren
- EMG-Messungen

Differenzialdiagnostisch muss ein Prolaps ausgeschlossen werden.

Therapieziele

- Inkontinenzereignisse reduzieren
- Funktion des M. sphinkter ani externus verbessern

Elektrotherapeutische Verfahren

Niederfrequenz (TENS), Biofeedback, EMG-getriggerte Elektrostimulation

Kontraindikationen

- Prolaps, entzündliche und infektiöse Darmerkrankungen, Hämorrhoiden mit Blutungsneigung
- ☞16

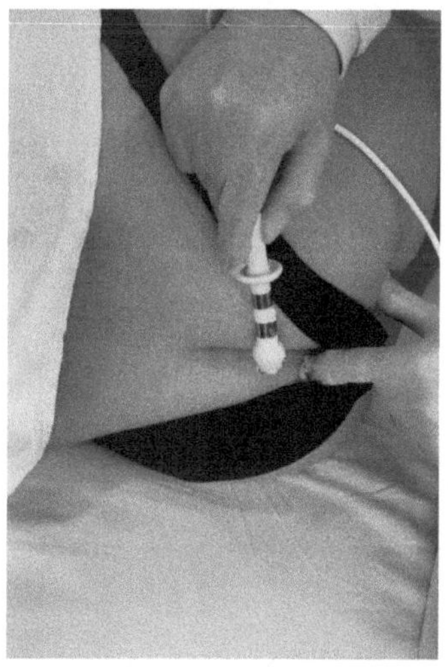

Abb. 9.17: Niederfrequenz bei Stuhlinkontinenz

Biphasische Rechteckimpulse 3–250 Hz (TENS, Niederfrequenz)

Elektrodenanlage

- ASTE SL li.
- Sonderelektrode zur rektalen Applikation (beide Pole sind in dieser Elektrode vereint)
- rektale Einführung mittels Kontaktgel

Dosierung

- Intensität: motorisch schwellig
- Dauer: bis zur Ermüdbarkeitsgrenze, max. 15–20 Min.
- Frequenzempfehlung: je nach Ausprägung mehrmals täglich (auch Heimbehandlung) Kontrollbehandlung durch den geschulten Therapeuten 1x/Wo.)

Ableitung der elektrisch motorischen Potentiale der Muskulatur (Biofeedback)

Elektrodenanlage

Die neutrale Gegenelektrode wird am Oberschenkel befestigt.

Dosierung/Vorgehensweise: Der Patient erhält vom Therapeuten den Übungsauftrag den Sphinkter zu aktivieren.

Bi- oder monophasicher Rechteckimpulsstrom (30 Hz) kombiniert mit Biofeedback (EMG-getriggerte Elektrostimulation)

Elektrodenanlage

siehe TENS und Biofeedback

Dosierung: s. o.

Kombinationsmöglichkeiten

Beckenbodenmuskeltraining

10 Orthopädie

10.1 Arthrose - Arthrosis deformans

Meist durch Missverhältnisse zwischen Belastbarkeit und Beanspruchung der Gelenkanteile entstehende degenerative Gelenkveränderung.

Symptome
- Gelenkschmerzen: Anlaufschmerz, Belastungsschmerz, nächtlicher Ruheschmerz
- Bewegungseinschränkung

Befund
- Schmerzen mittels VA-Skala messen
- Kapselmuster testen
- Gelenkbeweglichkeit messen

Therapieziele
- Schmerzen reduzieren
- Durchblutung verbessern
- Gelenkbeweglichkeit verbessern, bzw. erhalten

Elektrotherapeutische Verfahren

Hochfrequenz, Ultraschall, Mittelfrequenz

Kontraindikationen ☞16

Kondensatorfeldmethode, Kurzwelle (Hochfrequenz)

Insbesondere um die Gelenkbeweglichkeit zu verbessern.
An Hüft-, Knie- und Schultergelenken

Applikation
Transartikulär

Dosierung
- Intensität: III nach Schliephake
- Dauer: 20 Min.

Wegen der Gefahr einer reaktiven Kapselschrumpfung ist eine Überwärmung des Gelenkes zu vermeiden.

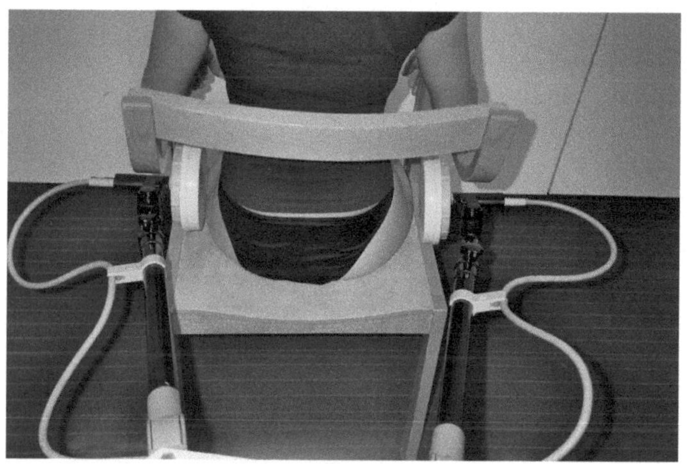

Abb. 10.1: Kondensatorfeldmethode bei Hüftgelenksarthrose

Dauerschall (Ultraschall)

Insbesondere um die Durchblutung zu verbessern.

Applikation
Dynamische Schallkopfführung

Dosierung
- Intensität: 0,7 W/cm^2 Schallkopffläche
- Dauer: 10–15 Min.

Interferenzstrom 100–200 Hz (Mittelfrequenz)

Insbesondere um Schmerzen zu reduzieren.

Applikation
Tetrapolare Elektrodenanlage

Dosierung
- Intensität: deutlich sensibel überschwellig
- Dauer: 20–30 Min.

Kombinationsmöglichkeiten

- Muskel- und Kapseldehnungen
- Manuelle Therapie
- Querfriktionen

10.2 Arthritis

Gelenkentzündung mit akuter und chronischer Verlaufsform

Symptome

- Schmerzen
- Schwellung
- Überwärmung
- Bewegungseinschränkung
- u. U. Gelenkerguss

Befund

- Schmerzen mittels VA-Skala messen
- Gelenkbeweglichkeit messen
- Entzündungszeichen prüfen
- Stadium ermitteln (akut oder chronisch)

Elektrotherapeutische Verfahren

Mittelfrequenz, Hochfrequenz

Kontraindikationen ☞16

Akutes Stadium: Unmodulierter mittelfrequenter Strom 4000–8000 Hz (Mittelfrequenz)

Elektrodenanlage

transartikulär mit Kryoelektroden

Dosierung

- Intensität: sensibel schwellig
- Dauer: 20 Min.

Chronisches Stadium: Kurzwelle, Kondensatorfeldmethode (Hochfrequenz)

Dosierung

- Intensität: I nach Schliephake
- Dauer: 7–10 Min.

Kombinationsmöglichkeiten

- Kryotherapie
- Hydrotherapie (wärmeentziehende Wickel)
- gelenkknorpelschonendes Bewegen

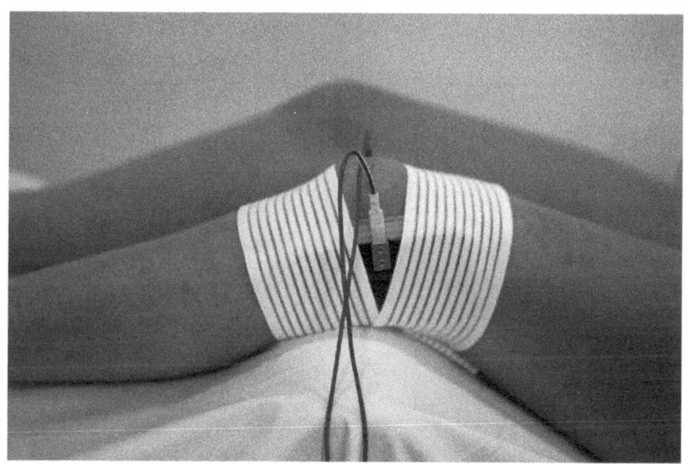

Abb. 10.2: Mittelfrequenz bei Arthritis des Kniegelenks

10.3 Gicht

Ablagerungen von Harnsäurekristallen in den Gelenken

Symptome

- Bildung von Gichtknoten
- schmerzhafte Einschränkung der Beweglichkeit
- Entzündungszeichen der betroffenen Gelenke

Befund

- Schmerzen mittels VA-Skala messen
- Gelenkbeweglichkeit prüfen

Therapieziele

- Schmerzen reduzieren
- Beweglichkeit verbessern

Elektrotherapeutische Verfahren

Ultraschall

Kontraindikationen ☞ 16

Gleichschall (Ultraschall)

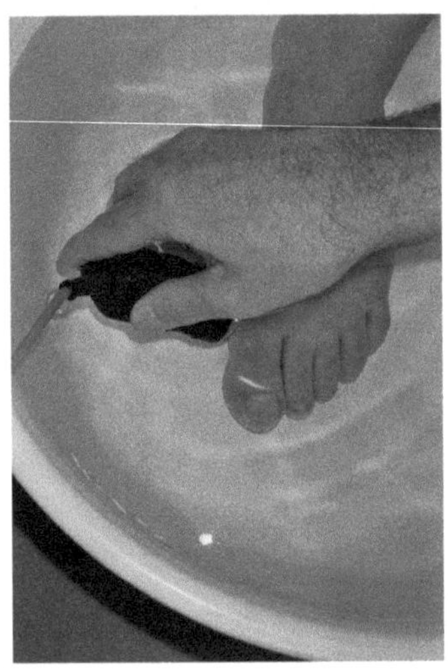

Abb. 10.3: Ultraschall, subaqual bei Gicht an der Großzehe

Applikation
Subaquale Beschallung

Dosierung
- Intensität: 0,5–0,7 W/cm^2 Schallkopffläche
- Dauer: 5–7 Min.

Kombinationsmöglichkeiten

- dosiertes Bewegen unter Traktion
- Kryotherapie

10.4 Osteoporose

Erworbene generalisierte Skeletterkrankung mit einer erhöhten Tendenz zu Frakturen. Vorwiegend sind Frauen nach der Postmenopause aufgrund eines Östrogenmangels betroffen. Der Knochen ist demineralisiert.

Symptome

- akute oder chronische Rückenschmerzen
- scheinbarer Körperlängenverlust durch ausgeprägte Kyphose der BWS
- Hypertonus der gesamten Rückenmuskulatur

Befund

- Schmerzen mittels VA-Skala messen
- Haltungsbefund erstellen
- Muskeltonus prüfen, besonders Bauch- und Rückenmuskulatur

Therapieziele

- Schmerzen reduzieren
- Haltung korrigieren
- Tonus der Muskulatur regulieren

Elektrotherapeutische Verfahren

Magnetfeld, Mittelfrequenz, Niederfrequenz

Kontraindikationen ☞16

Magnetfeld 8–10 Hz

Elektrodenanlage

Ganzkörperbehandlung auf der Magnetfeldmatte

Dosierung

- Intensität: 20–30 Gauß
- Dauer: 60 Min. bei täglicher Behandlung

Interferenzstrom 100 Hz (Mittelfrequenz)

Elektrodenanlage

- Stufenbettlagerung bei gleichzeitiger Interferenztherapie im Bereich der Wirbelsäule
- große Plattenelektroden

Dosierung

- Intensität: sensibel überschwellig
- Dauer: 20 Min.

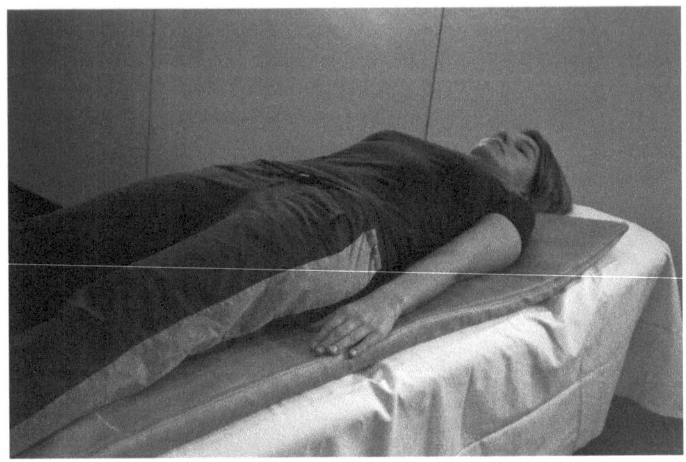

Abb. 10.4: Magnetfeldmatte bei Osteoporose

Stochastische Ströme Frequenz 5 – 30 Hz (Niederfrequenz), im arhythmischen Wechsel

Elektrodenanlage

Transregionale Elektrodenanlage mit Plattenelektroden im Schmerzgebiet

Dosierung

- Intensität: deutlich sensibel überschwellig
- Dauer: 20 Min.

Durch die Stochastik wird eine Akkomodation vermieden um bei länger andauernder Therapie weiterhin eine Reizwirkung zu erhalten. Diese Stromform kann auch durch TENS-Geräte verabreicht werden.

Kombinationsmöglichkeiten

- Haltungsschulung
- Unterwassermassagen
- medizinische Bäder
- Heiße Rolle

10.5 Morbus Bechterew - Spondylitis ankylosans (SPA)

In Schüben verlaufende, degenerative chronisch entzündliche Erkrankung der Wirbelsäule und der großen Gelenke. Erkrankung gehört zum rheumatischen Formenkreis.

Symptome

- diffuse Schmerzen, besonders im Bereich der einsteifenden Areale
- eingeschränkte bis schwer eingeschränkte Beweglichkeit der WS, z. T. auch der großen Gelenke

Befund

- Schmerzen mittels VA-Skala messen
- Beweglichkeit der Wirbelsäule und ggf. der großen Gelenke messen

Therapieziele

- Schmerzen reduzieren
- Beweglichkeit der Wirbelsäule und der ggf. betroffenen großen Gelenke erhalten oder verbessern, u. a. durch Tonusregulation.

Elektrotherapeutische Verfahren

Niederfrequenz, Mittelfrequenz, Ultraschall-Simultanverfahren, Hochfrequenz

Kontraindikationen

- Während akuter Schübe ist jede Form der Reizstromtherapie kontraindiziert.
- ☞16

Hochvolt, 100 Hz (Niederfrequenz)

Insbesondere um Schmerzen zu reduzieren.

Elektrodenanlage

ASTE: Sitz oder SL, Längsdurchströmung der Wirbelsäule

Dosierung

- Intensität: deutlich sensibel überschwellig
- Dauer: mindestens 20 Min.

Interferenzstrom, 100 – 200 Hz (Mittelfrequenz)

Insbesondere um Schmerzen zu reduzieren.

Elektrodenanlage

Tetrapolare Elektrodenanlage, wobei der schmerzende, bzw. eingesteifte Abschnitt der Wirbelsäule im Kreuzungsfeld liegt.

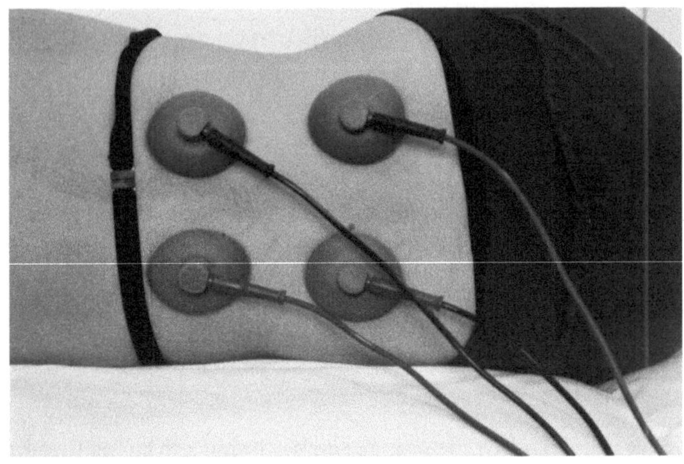

Abb. 10.5: Interferenzstrom bei M. Bechterew, Behandlung in SL

Dosierung
- Intensität: deutlich sensibel überschwellig
- Dauer 20–30 Min.

Simultanverfahren (Ultraschall und Niederfrequenz)

Elektrodenanlage/Applikation

Monopolare Elektrodenanlage, Plattenelektroden im bereits eingesteiften Wirbelsäulenbereich fixieren. Schallkopf: dynamische Schallkopfführung im schmerzhaften Areal

Dosierung
- Ultraschall: Intensität 0,7 W/cm^2 Schallkopffläche
- Dauer: 10–15 Min.
- CP: Intensität sensibel überschwellig
- Dauer: 15–20 Min.

Werden in fortgeschrittenem Stadium die großen Gelenke mit betroffen, ist eine Kurzwellentherapie ratsam.

Kurzwelle, Kondensatorfeldmethode (Hochfrequenz)

Applikation

Transartikulär

Dosierung

- Intensität: II–III nach Schliephake
- Dauer: 5–10 Min.

Bei der Kurzwellentherapie ist eine starke Erwärmung der Gelenke zu vermeiden, da reaktiv die Gefahr einer Kapselschrumpfung besteht. Daher nicht über Dosisstufe II gehen.

Kombinationsmöglichkeiten

- Dehnungen und Dehnlagerungen (gleichzeitig mit der Niederfrequenz-Anwendung, um die Dehnschmerzen zu senken)
- Schlingentisch (schmerzarme Aufhängung zur Mobilisation)
- Kryotherapie (entzündungshemmend)

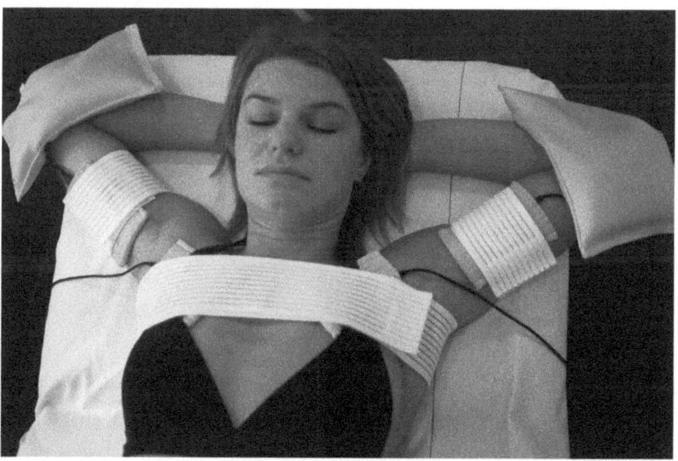

Abb. 10.6: Niederfrequenz-Anwendung bei M. Bechterew mit gleichzeitiger Dehnlagerung

10.6 Osteochondrose

Degeneration der Deck- und Grundplatten der Wirbelkörper durch vermehrte mechanische Belastung.

Symptome
- Instabilität der entsprechenden Bewegungssegmente
- Schmerzen bei der Bewegung, meist bei der Flexion
- eingeschränkte WS-Beweglichkeit, besonders in den frühen Morgenstunden

Befund
- diverse Untersuchungsverfahren der Wirbelsäule wie Schober, Ott u. ä.
- Schmerzen mittels der VA-Skala messen
- evtl. reflektorisch auftretende Muskelverspannungen ertasten

Therapieziele
- Beweglichkeit erhalten
- Schmerzen reduzieren
- Lebensqualität verbessern

Elektrotherapeutische Verfahren

Mittelfrequenz, Magnetfeld, Hochfrequenztherapie

Kontraindikationen ☞ 16

Interferenzstrom 100 Hz (Mittelfrequenz)

Insbesondere um Schmerzen zu reduzieren.

Elektrodenanlage
Plattenelektroden oder große Tetrapolarelektroden, schmerzhafte Areale liegen im Kreuzungsfeld

Dosierung
- Intensität: deutlich sensibel überschwellig
- Dauer: 20–30 Min.

Pulsierende Magnetfeldtherapie 8–10 Hz (Magnetfeld)

Insbesondere um die Lebensqualität zu verbessern.

Elektrodenanlage
Magnetfeldmatte, Patient in bequemer Rückenlage auf der genannten MF Matte

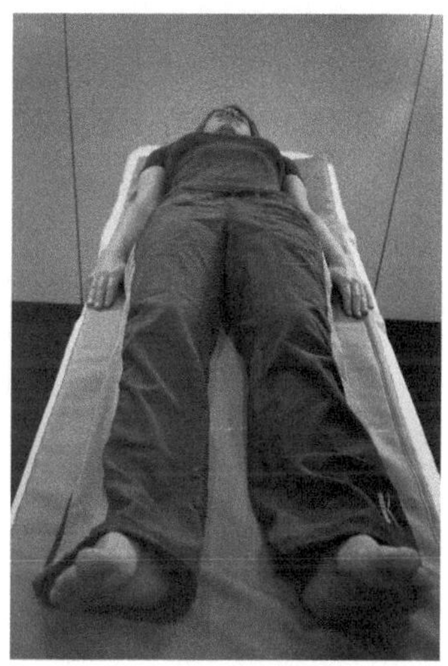

Abb. 10.7: Ganzkörperbehandlung mit Magnetfeld bei Osteochondrose

Dosierung
- Intensität: 20–30 Gauß
- Dauer: 30–40 Min.

Kurzwelle Spulenfeldmethode (Hochfrequenz)

Applikation
Diplode

Dosierung
- Intensität: III nach Schliephake
- Dauer: 10–20 Min.

Kombinationsmöglichkeiten

Allgemeine Mobilisation, z. B. Bewegungsbad, Schlingentisch, u.ä.

10.7 Myositis ossificans

Lokal begrenzte Umwandlung von Muskelgewebe infolge von krankhafter Kalkeinlagerung mit evtl. Verknöcherung. Ursachen meist traumatisch bedingt. Nach Muskelprellungen, oder Faserrupturen. Im Frühstadium reversibel.

Symptome

- je nach Lokalität der Ablagerung Beeinträchtigung der Muskelfunktion
- durch Elastizitätsverlust des Gewebes auftretender Belastungs- und Dehnungsschmerz

Befund

- Muskelfunktion testen (MFT)
- genaue Lokalisation der Kalkeinlagerungen ertasten
- Elastizität prüfen (Dehnungen)
- Schmerzen mittels VA-Skala messen

Therapieziele

- im Frühstadium auflösen der Ablagerungen
- Beweglichkeit erhalten und verbessern

Elektrotherapeutische Verfahren

Niederfrequenz, Ultraschall

Kontraindikationen

- Sollte die Einlagerung extrem in der Tiefe liegen, sind die elektrotherapeutischen Maßnahmen in ihrer Wirkung stark eingeschränkt.
- ☞16

Iontophorese (Niederfrequenz)

Elektrodenanlage

Die Elektrode (Kathode) mit der Essigsäure (2–4 %) wird direkt über der Kalkeinlagerung befestigt.

Dosierung

- Intensität: deutlich sensibel überschwellig
- Dauer: 20 Min.

Da mit hoher Intensität und langer Behandlungsdauer gearbeitet wird, ist die Anwendung eines monophasischen Rechteckimpulses im Sinne einer Impulsgalvanisation unbedingt zu empfehlen.

Gleichschall (Ultraschall)

Applikation

Semistatisch

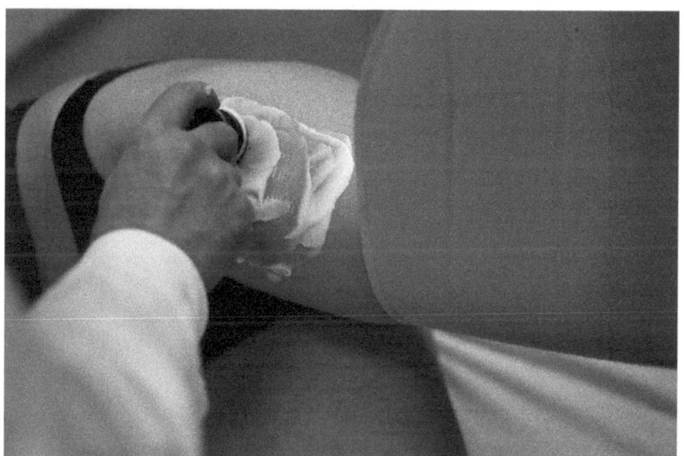

Abb. 10.8: Ultraschall bei Myositis ossificans im Schlingentisch

Dosierung

- Intensität: 1 W/cm^2 Schallkopffläche
- Dauer: 15 Min.

Unter der Ultraschallbehandlung können sanfte Bewegungen mit einbezogen werden.

Kombinationsmöglichkeiten

- Klassische Massagen
- Funktionsmassagen
- Dehnungen

10.8 Tendovaginitis

Infolge von stumpfen Traumen, Überbelastung, oder rheumatischen Erkrankungen auftretende Einengung der Sehnen mit schmerzhaft verminderter Gleitfähigkeit in der Sehnenscheide. Umgangssprachlich wird die Erkrankung auch als Sehnenscheidenentzündung bezeichnet.

Symptome
- schmerzhafte Schwellung der Sehnenscheide, Schmerzen werden provoziert bei bestimmten Aktivitäten (z. B. handschriftliche Arbeiten)

Befund
- Schwellung im Bereich der Sehnenscheide palpieren
- Schmerzen mittels VA-Skala messen

Therapieziele
- Stenose beseitigen
- Schmerzen reduzieren

Elektrotherapeutische Verfahren

Niederfrequenz, Ultraschall

Kontraindikationen ☞16

Galvanischer Strom 0 Hz, Iontophorese (Niederfrequenz)

Insbesondere um Schmerzen zu reduzieren.
Mit Hydrokortison, das Medikament wird von der Annode eingebracht
Elektrodenanlage: Plattenelektroden transregional über dem Entzündungsherd

Dosierung
- Intensität: 0,1–0,3 mA/cm^2 Plattengröße
- Dauer: 20 Min.

Impulsschall (Ultraschall)

Insbesondere um die Stenose zu beseitigen.

Applikation
Dynamische Schallkopfführung

Dosierung
- Intensität: 0,5 W/cm^2 Schallkopffläche
- Dauer: 5–10 Min.

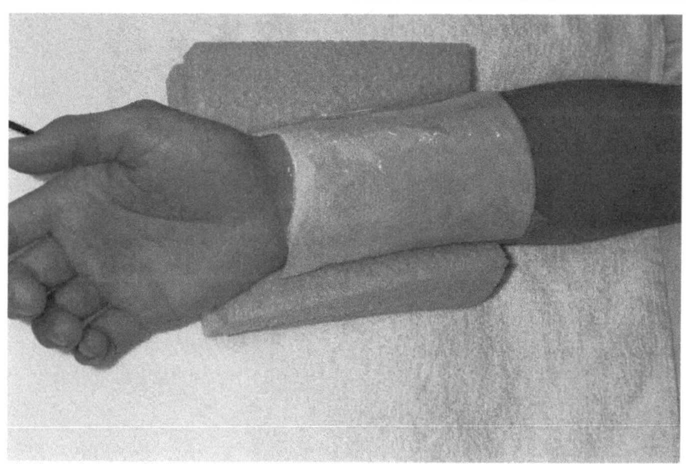

Abb. 10.9: Iontophorese bei Tendovaginitis der Unterarmflexoren

Kombinationsmöglichkeiten

- Eislolly (Eisabreibungen)
- Dehnungen
- Ausgleich der Muskeldysbalance

10.9 Insertionstendopathien

Schmerzhafte Veränderung an der Insertion der Sehne am Knochen (bradytrophes Gewebe). Entstanden durch Mikrotraumen oder Überbelastung.

Symptome

- Kompressionsschmerz
- Dehnungsschmerz
- Kontraktionsschmerz

Befund

- jeweilige Schmerzqualitäten provozieren
- betroffene Struktur lokalisieren (z. B. durch isometrische Widerstandstests, Tests nach Cyriax)

Therapieziele
- Schmerzen reduzieren
- Durchblutung verbessern
- Muskel detonisieren

Elektrotherapeutische Verfahren

Niederfrequenz, Ultraschall

Kontraindikationen ☞ 16

Diadynamischer Strom DF, 100 Hz (Niederfrequenz)

Elektrodenanlage
Querdurchflutung, Kathode am Übergang Sehne/Knochen oder Übergang Sehne/Muskelbauch

Dosierung
- Intensität: sensibel schwellig
- Dauer: 15–20 Min.

Gleichschall (Ultraschall)

Applikation
Semistatisch

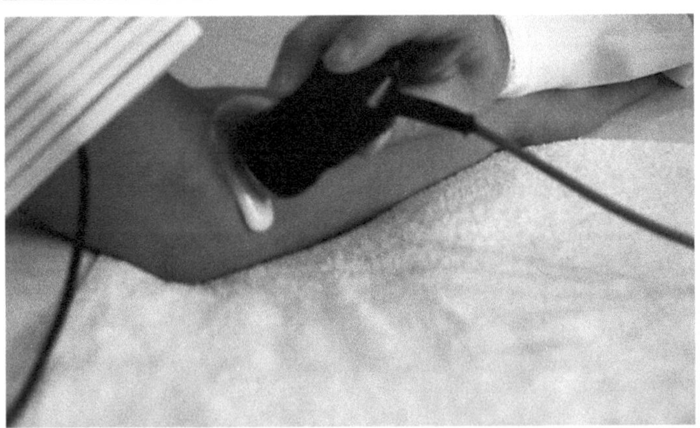

Abb. 10.10: Ultraschall bei Epicondylitis humeri

Dosierung
- Intensität: 0,7 W/cm^2 Schallkopffläche
- Dauer: 7–10 Min.

Beide vorgenannten Verfahren sind auch simultan einzusetzen.

Kombinationsmöglichkeiten

- Querfriktionen nach Cyriax
- Dehnungen
- Heiße Rolle

10.10 Fersensporn

Am Tuberculum mediale calcanei sich bildende knöcherne spornartige Verhärtung.

Symptome
- stechender Schmerz unter der Ferse

Befund
- Schmerzen mittels VA-Skala messen
- Muskeldehntest des M. gastrocnemius

Therapieziele
- Schmerzen reduzieren
- Muskel detonisieren

Elektrotherapeutische Verfahren

Ultraschall

Kontraindikationen
- Schmerzpunkt unter der Ferse wird nicht direkt beschallt; dagegen wird die Achillessehne und der M. gastrocnemius intensiv behandelt
- ☞16

Gleichschall (Ultraschall)

Applikation
Dynamische Schallkopfführung im gesamten betroffenen Areal, ggf. Dehnübungen mit einfließen lassen

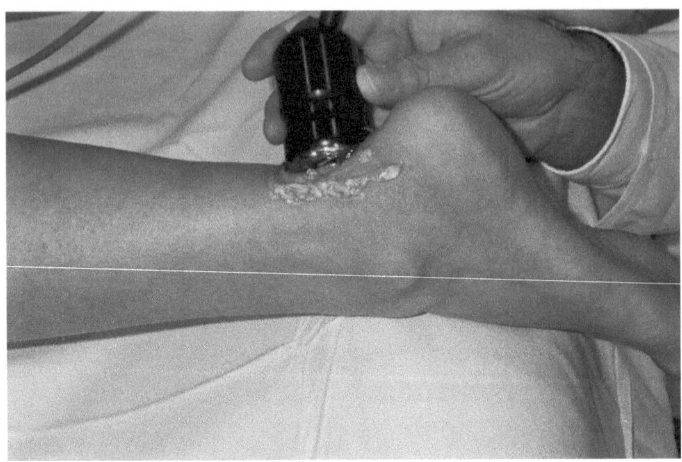

Abb. 10.11: Ultraschall-Behandlung bei Fersensporn

Dosierung
- Intensität 1,2 W/cm^2 Schallkopffläche
- Dauer 10–15 Min.

Kombinationsmöglichkeiten

- Heiße Rolle
- Querdehnungen
- Fußmassagen
- Fuß- und Zehenextensoren trainieren

10.11 Achillodynie

Überreizung der Achillessehne in ihrer Sehnenscheide. Spontan oder chronisch auftretend. Häufig bei Sportlern mit Sprungdisziplinen.

Symptome
- Schmerzhaftigkeit beim Gehen, Zehenstand und Treppensteigen
- Verdickungen im Bereich der Mikrotraumen, welche bis zur Ruptur der Achillessehne führen können

Befund
- im Zehenstand Schmerzen mittels VA-Skala messen
- Palpation der gereizten Areale, der Wade und dem Ansatz am Kalkaneus

Therapieziele
- Schmerzen reduzieren
- Funktion wiederherstellen

Elektrotherapeutische Verfahren

Ultraschall, Phonophorese, Niederfrequenz, Hochfrequenz

Kontraindikationen ☞ 16

Gleichschall (Ultraschall)

Applikation
Semistatische Schallkopfführung, besonders im Bereich der ertasteten Ablagerungen (Verdickungen)

Dosierung
- Intensität: 0,7 W/cm^2 Schallkopffläche, bei akutem Geschehen ist die Wattzahl auf 0,5 W/cm^2 Schallkopffläche einzustellen
- Dauer: 7–10 Min., bei akutem Geschehen verkürzt sich die Behandlungsdauer (3–5 Min.)

Galvanischer Strom 0 Hz, Jontophorese (Niederfrequenz)

mit Voltaren Emulgel, das Medikament wird von der Kathode eingebracht

Elektrodenanlage
Plattenelektroden transregional

Dosierung
- Intensität: 0,1–0,3 mA/cm^2 Plattengröße
- Dauer: 15–30 Min.

Gleichschall, Phonophorese (Ultraschall)

mit Voltaren Emulgel
Applikation: vgl. Ultraschall
Dauer: vgl. Ultraschall

Mikrowelle, Fokusstrahler (Hochfrequenz)

Insbesondere um Schmerzen zu reduzieren.

Applikation
Direkte Bestrahlung der schmerzhaften Segmente der Achillessehne

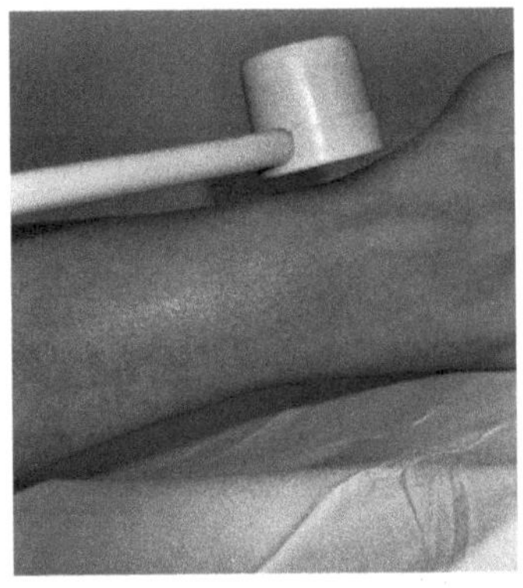

Abb. 10.12: Mikrowelle, Fokusstrahler bei Achillodynie

Dosierung
- Intensität: II nach Schliephake
- Dauer: 5–7 Min.

Kombinationsmöglichkeiten

- Querfriktionen
- Dehnlagerungen
- allg. Querdehnungen der klassischen Massage
- funktionelle physiotherapeutische Übungen

Anmerkungen: Bei der Behandlung mit Ultraschall im Wasserbad auf ausreichende Größe des Gefäßes und auf Kunststoffmaterial achten, um eine Reflektion der Schallwellen zu vermeiden. Evtl. auf der Haut auftretende Luftperlen abstreifen, da Luft die Ultraschallwellen nicht weiterleitet.

10.12 Chondropathia patellae

Aufrauung des Knorpels hinter der Kniescheibe. Häufig auch bei Patelladysplasien und bei habituellen Patellaluxationen.

Befund

- positiver Zohlentest
- Belastungsschmerz vorwiegend beim Treppabsteigen
- Muskeldysbalance der Vasti medialis und lateralis des M. quadriceps femoris
- Palpation, ob ein Miniergus besteht

Therapieziele

- Ernährung des hyalinen Gelenkknorpels verbessern (retropatellar)
- Patella medialisieren durch Kräftigung des Vastus medialis des M. quadriceps femoris

Elektrotherapeutische Verfahren

Ultraschall, Hochfrequenz, Niederfrequenz-Myostimulation

Kontraindikationen ☞16

Gleichschall (Ultraschall)

Insbesondere um den Ernährungszustand des Gelenkknorpels zu verbessern.

Applikation

Dynamische Schallkopfführung

ASTE: Rückenlage, Kniegelenk leicht flektiert

Dosierung

- Intensität: 0,7 W/cm^2 Schallkopffläche
- Dauer: 10–15 Min.

Kurzwelle, Kondensatorfeldmethode (Hochfrequenz)

Insbesondere um den Ernährungszustand des Gelenkknorpels zu verbessern.

Applikation

Mittlere Schliephake-Elektroden, EHA 2 cm

Dosierung

- Intensität: III nach Schliephake
- Dauer: 15 Min.

Biphasischer Rechteck- oder Dreieckimpuls 50 Hz, 20 Schwellungen pro Min. (Niederfrequenz-Myostimulation)

Insbesondere zur Kräftigung der Muskulatur.

Elektrodenanlage
Klebe- oder Plattenelektroden im Bereich des Vastus medialis

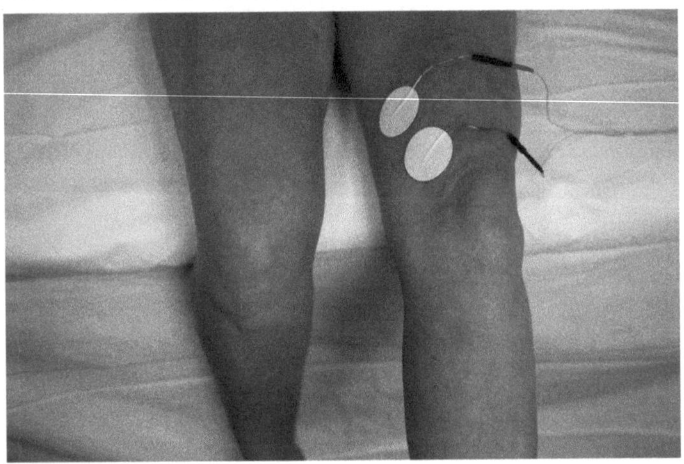

Abb. 10.13: Niederfrequenz-Stimulation Vastus medialis bei Chondropathia patellae

Dosierung
- Intensität: deutlich motorisch überschwellig
- Dauer: bis zur Ermüdbarkeitsgrenze

Diese Behandlung kann auch eigenständig durch den Patienten mit einem TENS-Gerät durchgeführt werden.

Kombinationsmöglichkeiten

- Isokinetik
- PNF
- Medizinische Trainingstherapie

10.13 Endoprothesen

Endoprothesen sind künstliche Gelenkanteile, die aus verschiedenen Materialien bestehen und somit für manche Ströme eine Kontraindikation darstellen.
Die nach den Operationen entstehenden Schmerzen der umgebenden Gewebsstrukturen können den Einsatz der Elektrotherapie erforderlich werden lassen.

Befund

- Schmerzen mittels VA-Skala messen
- Umfang und Längenmessungen
- Gelenkbeweglichkeit testen
- Muskelfunktionstests

Therapieziele

- Schmerzen reduzieren
- Ödeme resorbieren
- Bewegungsfunktionen verbessern
- Muskulatur trainieren

Elektrotherapeutische Verfahren

Hochvolt, Mittelfrequenz, Niederfrequenz-Myostimulation

Kontraindikationen

- sämtliche monophasischen Ströme, sowie hochfrequente Maßnahmen
- ☞16

Hochvolt 100 Hz (Niederfrequenz)

Insbesondere um Schmerzen zu reduzieren, zur Resorptionsförderung bei Ödemen
sowie um die Bewegungsfunktionen zu verbessern.

Elektrodenanlage

- direkt post-OP segmental
- nach Wundheilung bipolar transartikulär

Dosierung

- Intensität: deutlich sensibel überschwellig
- Dauer: 20–30 Min.

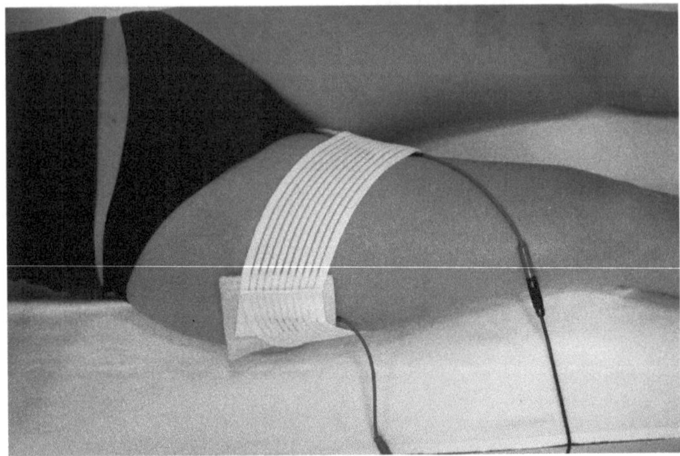

Abb. 10.14: Bipolare Elektrodenanlage mit Hochvolt bei Endoprothese

Interferenzstrom 200 Hz (Mittelfrequenz)

Insbesondere um Schmerzen zu reduzieren, zur Resorptionsförderung bei Ödemen sowie um die Bewegungsfunktionen zu verbessern.

Elektrodenanlage
Tetrapolar

Dosierung
- Intensität: deutlich sensibel überschwellig
- Dauer: 20 Min.

Biphasischer TENS-Strom 30 – 50 Hz (Niederfrequenz-Myostimulation)

Insbesondere um die Muskulatur zu trainieren.

Elektrodenanlage
Muskelreizpunkte der zur Atrophie neigenden Muskulatur

Dosierung
- Intensität: deutlich motorisch überschwellig
- Dauer: bis zur Ermüdbarkeitsgrenze

Kombinationsmöglichkeiten

aktive physiotherapeutische Übungsbehandlungen

10.14 Piriformissyndrom

Hypertoner M. piriformis übt Druck auf den N. ischiadicus aus.

Symptome

- Schmerzen im Bereich der Glutealmuskulatur, bis in die dorsale Oberschenkelmuskulatur
- schmerzhafte Triggerpoints im M. piriformis und der umgebenden Muskulatur

Befund

- Piriformis-Dehntest
- rektale Palpation mit abduziertem und flektiertem Oberschenkel in Rückenlage
- schmerzhafte Trigggerpoints ertasten

Therapieziele

- Tonus senken
- Schmerzen reduzieren

Elektrotherapeutische Verfahren

Niederfrequenz, Mittelfrequenz

Kontraindikationen ☞ 16

Diadynamischer Strom, CP, 50 und 100 Hz im rhythmischen Wechsel (Niederfrequenz)

Elektrodenanlage

Kleinere Elektrode liegt als Wirkelektrode auf dem M. piriformis, die größere Gegenelektrode liegt auf den Mm. gluteus med. und min.

Dosierung

- Intensität: sensibel überschwellig
- Dauer: 15 Min.

Interferenzstrom, 100 Hz (Mittelfrequenz)

Elektrodenanlage

Kleine Tetrapolarelektrode über dem M. piriformis, steht ein zweiter Kanal zur Verfügung, kann großflächig das ganze lumboischiale Gebiet mit einem weiteren Interferenzstrom detonisiert werden.

Dosierung

- Intensität: deutlich sensibel überschwellig
- Dauer: 20 Min.

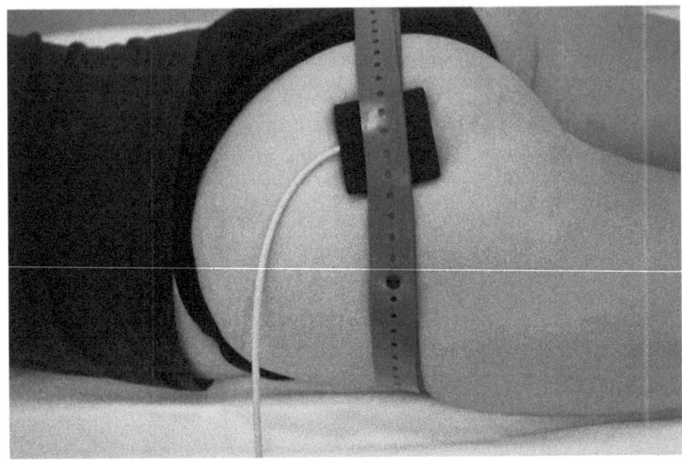

Abb. 10.15: Interferenzstrom mit kleiner Tetrapolarelektrode bei Piriformissyndrom

Kombinationsmöglichkeiten

- Querfriktionen
- Dehnungen, Eigendehnungen des M. piriformis
- Heiße Rolle
- Klassische Massage

10.15 Morbus Perthes/Hüftkopfnekrose

Aseptische Knochennekrose des Hüftgelenkkopfes im Kindesalter, sowie aseptische Knochennekrose des Femurkopfes im Alter zwischen 30 und 50 Jahren.

Symptome

- Schmerzen im Hüftgelenk
- Bewegungseinschränkung im Hüftgelenk

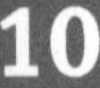

Befund

- Schmerzen mittels VA-Skala messen
- Gelenkfunktion testen

Therapieziele
- Schmerzen reduzieren
- Durchblutung verbessern

Elektrotherapeutische Verfahren

Niederfrequenz

Kontraindikationen ☞ 16

Galvanisation 0 Hz (Niederfrequenz)

Elektrodenanlage
Transartikuläre Elektrodenanlage in SL oder Querdurchflutung im hydroelektrischen Vollbad

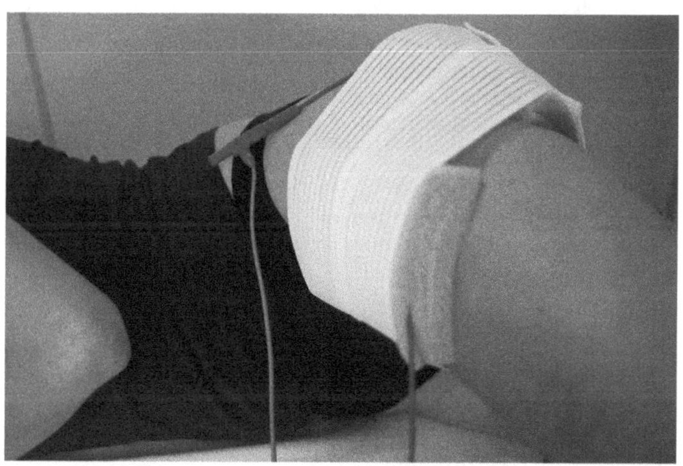

Abb. 10.16: stabile Galvanisation bei M. Perthes

Dosierung
- Intensität: sensibel schwellig
- Dauer: 10–15 Min.

Kombinationsmöglichkeiten

- Manuelle Therapie
- Medizinische Trainingstherapie

10.16 Wirbelsäulensyndrome

Im Folgenden werden die einzelnen Abschnitte der Wirbelsäule und deren Symptomatologie besprochen. Es werden jeweils die Stromformen angegeben, die von den Autoren präferiert werden. Generell können Stromformen, die beim LWS-Syndrom empfohlen werden, auch bei anderen Wirbelsäulensyndromen eingesetzt werden.

10.16.1 HWS-Syndrom - Zervikalsyndrom

Oftmals stehen die o. g. Begriffe für eine Vielzahl von Symptomen, die von verspannter Halswirbelsäulenmuskulatur, über degenerative Erscheinungen bis hin zu Irritationen der Nervenwurzeln reichen.

Symptome

- schmerzhafte Funktionsstörung der HWS
- hypertone Hals- und Nackenmuskulatur
- Ist die untere HWS betroffen, sind ausstrahlende Schmerzen bis in die radiale und ulnare Seite der Hand möglich.

Befund

- Schmerzen mittels VA-Skala messen
- manualtherapeutische segmentale Untersuchung
- Muskeltonus testen

Therapieziele

- Schmerzen reduzieren
- HWS-Funktionen wieder herstellen

Elektrotherapeutische Verfahren

Mittelfrequenz, Niederfrequenz

Kontraindikationen

- Contusio cerebri
- Compressio cerebri
- Z. n. Schädel-Hirntrauma (hier muss eine Blutungsneigung ausgeschlossen sein)
- ☞16

Interferenzstrom, 4-polig, 100 Hz (Mittelfrequenz)

Elektrodenanlage

Zwei Elektroden mit „Stirnband" am Okziput befestigen, zwei weitere Elektroden paravertebral neben dem Prozessus spinosus des 7. bzw. 6. HWK (Vertebra prominens)

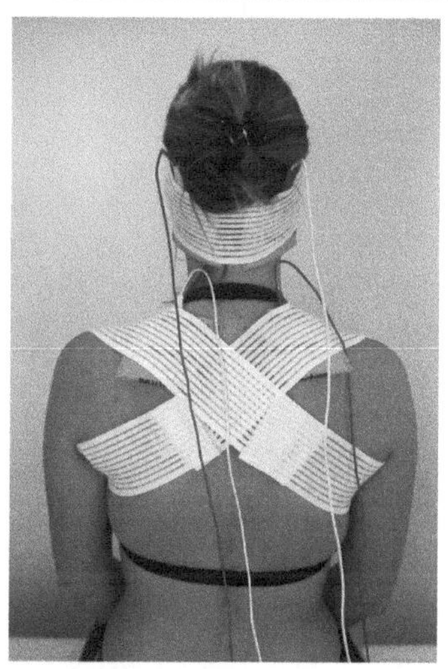

Abb. 10.17: Interferenzstrom bei HWS-Syndrom

Häufig wird bei der Elektrodenanlage der Fehler beobachtet, dass die beiden mit dem „Stirnband" angelegten Elektroden am Okziput zu tief angebracht sind. Somit entsteht die Interferenzzone im Bereich der oberen BWS. Aus diesem Grund ist es wichtig, dass die beiden oberen Elektroden, wie anatomisch beschrieben, appliziert werden und die darunter liegenden Haare zur besseren Leitfähigkeit angefeuchtet werden.

Dosierung

- Intensität: sensibel überschwellig
- Dauer: 15–20 Min.

Biphasischer Rechteckimplus, 100 Hz (Niederfrequenz)

Elektrodenanlage

Selbstklebeelektroden im Bereich der hypertonen Muskulatur, sowie im Bereich des M. trapezius ascendens platzieren.

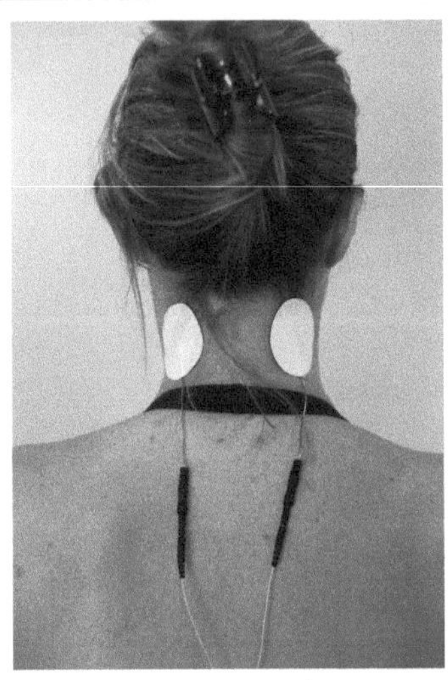

Abb. 10.18: HWS-Syndrom, TENS-Applikation (Niederfrequenz)

Dosierung

- Intensität: deutlich sensibel überschwellig
- Dauer: 30 Min.

(mehrmals tägl, sowie Heimbehandlung möglich)

Kombinationsmöglichkeiten

- Extensionsmassage HWS
- Dehnungen für die hypertone Muskulatur
- Eigendehnungen
- Schlingentisch
- Brüggertherapie

10.16.2 BWS-Syndrom

Der Begriff BWS-Syndrom umfasst eine Vielzahl verschiedener schmerzhafter Funktionsstörungen im thorakalen Bereich.

Symptome
- Funktionseinschränkung
- Schmerzen
- u. U. Beeinträchtigung der Atemfunktion

Befund
- Schmerzen mittels VA-Skala messen
- Wirbelsäulenbeweglichkeit testen
- Atemexkursion prüfen
- Muskeltonus prüfen

Therapieziele
- Schmerzen reduzieren
- Wirbelsäulen- und Atemfunktion verbessern
- Tonus regulieren

Elektrotherapeutische Verfahren

Niederfrequenz, Hochfrequenz

Kontraindikationen ☞16

Ultrareizstrom (URS) 143 Hz (Niederfrequenz)

Insbesondere um Schmerzen zu reduzieren und zur Tonusregluation.

Elektrodenanlage
EL2, zwei gleich große Elektroden (6x8cm) werden längs auf die Wirbelsäule appliziert, wobei die Kathode auf das schmerzhafte Areal platziert wird, der Elektrodenabstand darf nicht größer als 3cm sein.

Dosierung
- Intensität: 1–2 Min. sensibel überschwellig, 7–8 Min. häufiges Nachregeln der Intensität bis an die Toleranzschwelle, 8–10 Min. letzteingestellten Wert einwirken lassen
- Dauer: Gesamtbehandlung 15–20 Min.

Kurzwelle, Spulenfeld (Hochfrequenz), mit Diplode

Insbesondere um die Wirbelsäulen- und Atemfunktion zu verbessern.

Applikation
Bauchlage oder Sitz, die Diplode ummantelt das hyperton-schmerzhafte Gebiet

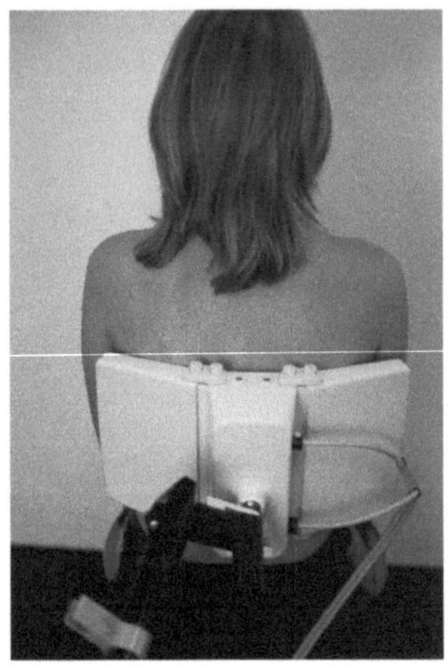

Abb. 10.19: BWS-Syndrom, Behandlung mit Hochfrequenz

Dosierung
- Intensität III nach Schliephake
- Dauer: 15–20 Min.

Kombinationsmöglichkeiten

- Brüggertherapie
- Manuelle Therapie
- Klassische Massage
- Heiße Rolle

10.16.3 LWS-Syndrom - Lumbago - Lumbalgie

Unter LWS-Syndrom versteht man unterschiedliche schmerzhafte Funktionsstörungen im Bereich der Lendenwirbelsäule, ohne Ausstrahlung in die untere Extremität. Die Ursachen können degenerativer, pathogener Genese oder akut traumatisch sein.

Symptome
- lokale Schmerzen im LWS-Bereich
- Funktionseinschränkung

Befund
- Schmerzen mittels VA-Skala messen
- Funktion der LWS prüfen
- Muskeltonus prüfen

Therapieziele
- Schmerzen reduzieren
- Funktionen verbessern
- Tonus regulieren

Elektrotherapeutische Verfahren

Mittelfrequenz, Niederfrequenz

Kontraindikationen ☞16

Dreidimensionaler Interferenzstrom 100 Hz (Mittelfrequenz)

Elektrodenanlage
Vakuum- oder Sternelektroden

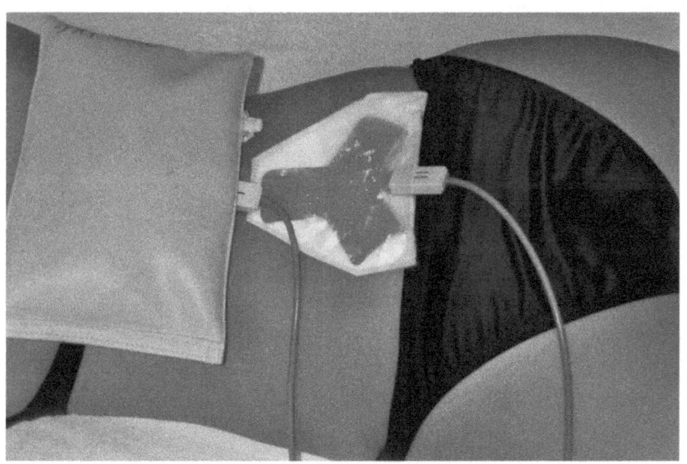

Abb. 10.20: LWS-Syndrom, dreidimensionale Interferenz

Dosierung
Intensität: deutlich sensibel überschwellig
Dauer: 15–20 Min.

Hochvolt 115 Hz (Niederfrequenz)

Elektrodenanlage
Großflächige Plattenelektroden paravertebral LWS

Dosierung
Intensität: sensibel überschwellig
Dauer: 20–30 Min.

Kombinationsmöglichkeiten

- Schlingentisch (Becken-Beinaufhängung)
- Stufenbettlagerung, auch in Kombination mit Elektrotherapie
- Heiße Rolle
- Klassische Massage
- Manuelle Therapie
- Brüggertherapie

10.17 Morbus Scheuermann - Adoleszentenkyphose

Zwischen dem 12. bis 16. Lebensjahr auftretende Störung des Wachstums der BWS und/oder LWS. Im Laufe der Erkrankung kommt es zu Veränderungen der Wirbelkörperdeckplatten und zu einem Einbruch von Bandscheibengewebe in die Wirbelkörper. Hierdurch bilden sich die Schmorl-Knötchen.

Symptome
- Belastungsschmerzen meist im Bereich der BWS
- Wirbelsäulendeformität in Richtung Kyphose bei Flachrücken
- häufig allg. Muskelinsuffizienz

Befund
- Schmerzen mittels VA-Skala messen
- Wirbelsäulenbeweglichkeit messen
- MFT durchführen

Therapieziele
- Schmerzen reduzieren
- Muskelkraft verbessern

Elektrotherapeutische Verfahren

Niederfrequenz, Mittelfrequenz

Kontraindikationen ☞ 16

Biphasische Rechteckimpulsströme 20 Hz, 20 Kontraktionen/Min. (Niederfrequenz)

Besonders zur Muskelkräftigung.

Elektrodenanlage
Mehrkanalsystem, Plattenelektroden/Selbstklebeelektroden im Bereich des M. erector spinae

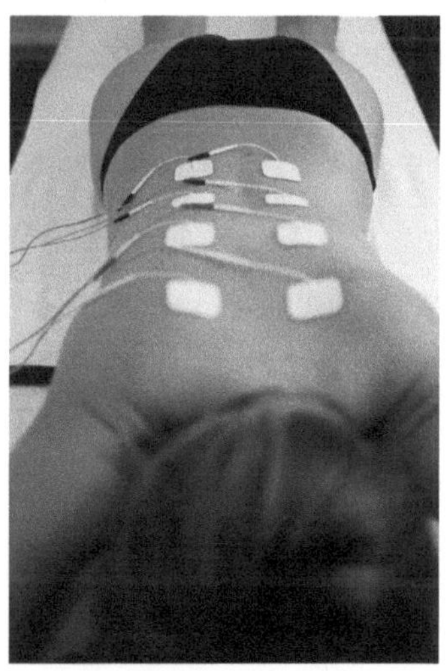

Abb. 10.21: M. Scheuermann, Mehrkanal-TENS-Stimulation, Niederfrequenz

Dosierung
- Intensität: motorisch überschwellig
- Dauer: bis zur Ermüdbarkeitsgrenze (max. 20 Min.)

Interferenzstrom 200 Hz (Mittelfrequenz)

Insbesondere um Schmerzen zu reduzieren.

Elektrodenanlage
Tetrapolar, schmerzhafter Bereich liegt im Kreuzungsfeld der Stromkreise

Dosierung
- Intensität: sensibel überschwellig
- Dauer: 20–30 Min.

Kombinationsmöglichkeiten

- hubfreie Mobilisation (FBL)
- Manuelle Therapie
- Bewegungsbad
- Schlingentisch
- statische und dynamische Muskelarbeit

10.18 Skoliose

Fixierte Seitverbiegung der Wirbelsäule mit gleichzeitiger Rotation und Torsion der Wirbelkörper. Elektrotherapeutische Maßnahmen können bei diesem Krankheitsbild nur als Symptombehandlung gesehen werden.

Symptome
- Schmerzen
- eingeschränkte Wirbelsäulenfunktion
- muskuläre Dysbalance

Befund
- Wirbelsäulenstatus erheben
- Schmerzen mittels VA-Skala messen

Therapieziele
- Schmerzen reduzieren (auch vor physiotherapeutischer Behandlung)
- Muskeldysbalancen ausgleichen

Elektrotherapeutische Verfahren

Mittelfrequenz, Niederfrequenz

Kontraindikationen ☞ 16

Interferenzstrom 200 Hz (Mittelfrequenz)

Insbesondere um Schmerzen zu reduzieren.

Elektrodenanlage
Tetrapolar, der Neutralwirbel liegt im Kreuzungsfeld der zwei Stromkreise

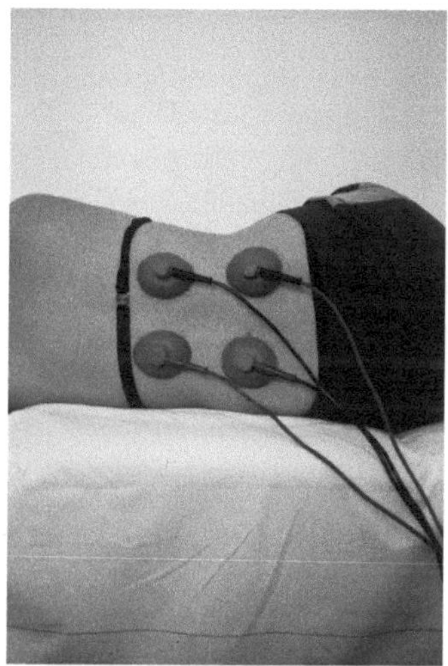

Abb. 10.22: Mittelfrequenz bei Skoliose, Elektrodenanlage um den Neutralwirbel

Dosierung

- Intensität: deutlich sensibel überschwellig
- Dauer: 20–30 Min.

Biphasische Rechteckimpulsströme 30 Hz, 20 Kontraktionen/Min. (Niederfrequenz)

Besonders um Muskeldysbalancen auszugleichen.

Elektrodenanlage

Selbstklebeelektroden im Bereich der insuffizienten Muskulatur

Dosierung

- Intensität: motorisch überschwellig
- Dauer: bis zur Ermüdbarkeitsgrenze (max. 20 Min.)

Bei Kindern ist eine Behandlung mit einem Heimgerät mehrmals täglich, bzw. während des nächtlichen Schlafes sehr effizient.

Kombinationsmöglichkeiten

Spezielle physiotherapeutische Techniken, z. B. Lehnert-Schroth, Gocht-Geßner, E-Technik, ggf. Kontrolle über Biofeedback möglich

10.19 Morbus Tietze

Schmerzen im Bereich der Costo-Sternalverbindungen der zweiten bis vierten Rippe mit einhergehender Schwellung

Symptome

- lokaler Schmerz besonders bei tiefer Einatmung, beim Husten und Niesen
- starke Schwellung der betroffenen Costo-Sternalgelenke

Befund

- Schmerzen mittels VA-Skala messen

Therapieziele

- Schmerzen reduzieren
- Atemfunktion verbessern

Elektrotherapeutische Verfahren

Mittelfrequenz

Kontraindikationen ☞ 16

Interferenzstrom 100 Hz (Mittelfrequenz)

Elektrodenanlage

Tetrapolare Kissenelektrode, wobei das betroffene Costo-Sternalgelenk im Kreuzungsfeld liegt.

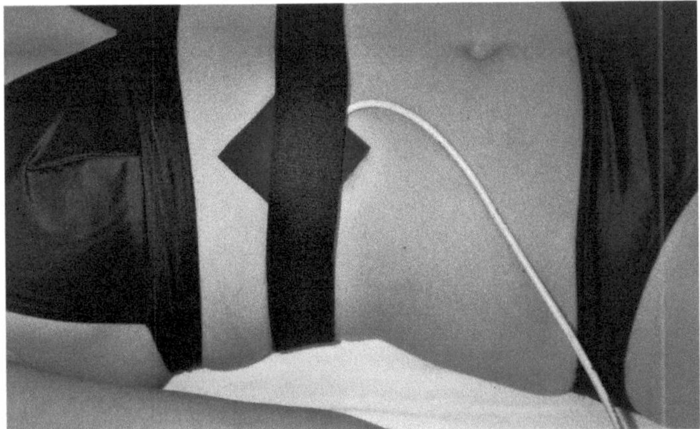

Abb. 10.23: Morbus Tietze, Behandlung mit kleiner Tetrapolarelektrode

Dosierung
- Intensität: deutlich sensibel überschwellig
- Dauer: 20–30 Min.

Kombinationsmöglichkeiten

- Heiße Rolle
- Manuelle Therapie
- hubfreie Mobilisation
- Atemtherapie

10.20 Periarthritis humero-skapularis

Ungenaue Bezeichnung für mehrere akute, chronische und degenerative Erkrankungen im Bereich des Schultergelenkes und der umgebenden Weichteilstrukturen.

Befund
- Schmerzen mittels VA-Skala messen
- Gelenkbeweglichkeit messen

Therapieziele
- Schmerzen reduzieren
- Gelenkbeweglichkeit verbessern

Elektrotherapeutische Verfahren

Niederfrequenz, Hochfrequenz

Kontraindikationen ☞ 16

Ultrareizstrom 143 Hz (Niederfrequenz)

Insbesondere um Schmerzen zu reduzieren.

Elektrodenanlage
Segmentale Elektrodenanlage EL1, Kathode C4/C5

Dosierung
- Applikationsschema nach Träbert
- Dauer: 15 Min.

TENS 100 Hz (Niederfrequenz)

Insbesondere um Schmerzen zu reduzieren.

Elektrodenanlage
Zweikreisverfahren, Elektroden (Klebeelektroden) auf den jeweiligen Schmerzpunkten um das Schultergelenk herum platzieren.

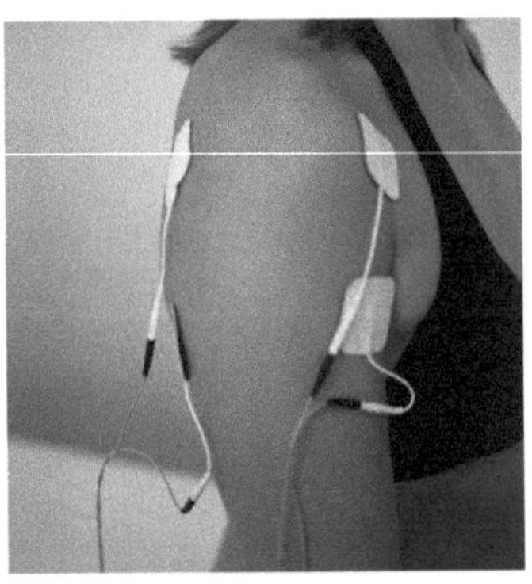

Abb. 10.24: Periarthritis humeroskapularis, Behandlung mit TENS-Strömen

Dosierung
- Intensität: deutlich sensibel überschwellig (mehrmals tägl. möglich)
- Dauer: 30 Min.

Mikrowelle 2450 Mz (Hochfrequenz)

Insbesondere um die Gelenkbeweglichkeit zu verbessern.

Applikation
Muldenstrahler

Dosierung
- Intensität: II nach Schliephake
- Dauer:
  - entzündliche Formen: bis zu 10 Min
  - chronische, nicht entzündliche Formen: 20 Min.

Kombinationsmöglichkeiten

- Manuelle Therapie
- Klassische Massage
- Bindegewebsmassage

10.21 Frozen shoulder

Schrumpfung der Schultergelenkskapsel häufig nach Traumata, z. B. Rotatorenmanschettenruptur, oder längerer Immobilisation

Symptome

- Schmerzen
- Bewegungseinschränkung
- Inaktivitätsatrophie

Befund

- Schmerzen mittels VA-Skala messen
- Bewegungsausmaße messen
- Umfänge messen
- Tonus palpieren

Therapieziele

- Schmerzen reduzieren
- Funktionen verbessern
- Inaktivitätsatrophie verhindern

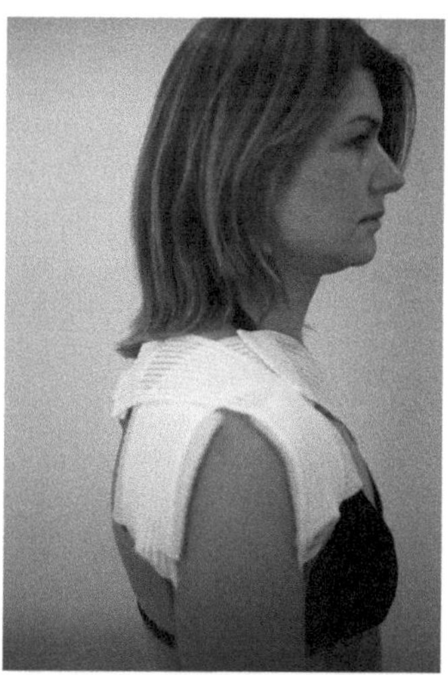

Abb. 10.25: Frozen shoulder, bipolare Elektrodenanlage mit Hochvolt

Elektrotherapeutische Verfahren

Niederfrequenz, Mittelfrequenz, Hochfrequenz

Kontraindikationen ☞16

Hochvolt 115 Hz (Niederfrequenz)

Insbesondere um Schmerzen zu reduzieren.

Elektrodenanlage
Transartikulär

Dosierung:
- Intensität: deutlich sensibel überschwellig
- Dauer: 20 Min.

Interferenzstrom 100 Hz (Mittelfrequenz)

Insbesondere um Schmerzen zu reduzieren.

Interferenzstrom 0–10 Hz (Mittelfrequenz)

Besonders zur Mobilisation und um eine Inaktivitätsatrophie zu verhindern.

Elektrodenanlage
Tetrapolare Elektrodenanlage

Dosierung:
- Intenstät:
  - zur Schmerztherapie deutlich sensibel überschwellig
  - zur Mobilisation motorisch überschwellig
- Dauer:
  - zur Schmerztherapie 20 Min.
  - zur Mobilisation Ermüdbarkeitsgrenze (max. 30 Min.)

Mikrowelle 2450 Mz (Hochfrequenz)

Insbesondere zur Funktionsverbesserung.

Applikation
Muldenstrahler

Dosierung:
- Intensität: II nach Schliephake
- Dauer: 7–10 Min.

Kombinationsmöglichkeiten

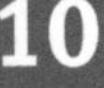

- Manuelle Therapie
- Funktionsmassagen
- Bindegewebsmassagen
- Kapseldehnungen im Schlingentisch

10.22 Impingementsyndrom

Verengung des subakromialen Raumes mit Einklemmung der muskulären Strukturen des M. supraspinatus, M. infraspinatus, oder/und M. subscapularis. Gleichfalls kann die Bursa subacromialis komprimiert werden. Bei Veränderungen der vorgenannten Strukturen entsteht ein Schmerz und es tritt der painful arc auf.

Symptome
- Schmerzen bei Abduktion zwischen 60 und 120° (painful arc) und bei Elevation über 90°
- Ausweichbewegung

Befund
- Untersuchung der Schulter nach der Methode nach Cyriax (12 Apostel)
- Druckschmerzhaftigkeit im subakromialen Raum

Therapieziele
- Schmerzen reduzieren
- muskuläre Balance wieder herstellen

Elektrotherapeutische Verfahren

Niederfrequenz, Ultraschall

Kontraindikationen ☞16

Jontophorese, Galvanischer Strom 0 Hz (Niederfrequenz)

mit Voltaren Emulgel
Insbesondere um Schmerzen zu reduzieren.

Elektrodenanlage
Transartikuläre Durchflutung

Dosierung
- Intensität: sensibel schwellig (max. 0,3 mA/cm² Plattenelektrode)
- Dauer: 10–15 Min.

Simultanverfahren (Ultraschall) Diadynamische Ströme CP (Niederfrequenz und Ultraschall)

Elektrodenanlage
Passive Elektrode zwischen den Schulterblättern befestigen, dynamische Schallkopfführung im betroffenen Gebiet

Dosierung:
- Intensität: Ultraschall 0,7–0,9 W/cm² Schallkopffläche
- Intensität: Diadynamischer Strom sensibel überschwellig
- Dauer: 7–10 Min.

Ultraschall

Applikation
Dynamische Schallkopfführung

Dosierung
Intensität: 1 W/cm^2 Schallkopffläche
Dauer: 10 Min.

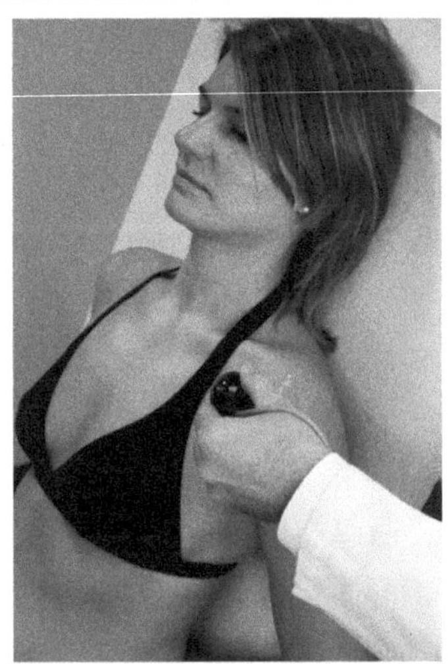

Abb. 10.26: Impingementsyndrom, Behandlung mit Ultraschall

Kombinationsmöglichkeiten

- Querfriktionen
- Distraktionen
- Manuelle Therapie
- Kryotherapie

10.23 Epicondylitis lateralis humeri - Epicondylitis radii

Der im Volksmund bekannte „Tennisellenbogen" tritt aufgrund einer Insertionstendopathie der Handstrecker am lateralen Epicondylus des Humerus auf. Weniger häufig ist die ulnare Seite des Humerus betroffen welcher als „Golferellenbogen" beschrieben wird. Hierbei handelt es sich um eine Insertionstendopathie der Handflexoren.

Symptome
- anfangs eher Ruheschmerz, später Schmerzen bei Belastung

Befund
- Druckschmerzhaftigkeit der Epikondylen
- Stuhlanheben mit gestrecktem Ellenbogen nicht mehr möglich (laterale Epicondylitis humeri)
- fester Händedruck schmerzhaft (laterale Epicondylitis humeri)
- Tonusprüfung der jeweils betroffen Unterarmmuskulatur

Therapieziele
- Schmerzen reduzieren
- Muskulatur detonisieren

Elektrotherapeutische Verfahren

Mittelfrequenz, Niederfrequenz, Ultraschall
Ein optimales Therapieergebnis wird erreicht durch die Schmerzbehandlung der Epikondylen und die gleichzeitige Detonisierung der entsprechenden hypertonen Muskulatur. Hierfür ist ein Zweikanalgerät mit separat einstellbaren Stromformen und Intensitäten erforderlich.

Kontraindikationen ☞ 16

Interferenzstrom 200 Hz (Mittelfrequenz)

Insbesondere um Schmerzen zu reduzieren.

Elektrodenanlage
Kleine Tetrapolar-Elektrode, schmerzhafter Epicondylus liegt im Kreuzungsfeld

Amplitudemmodulierter Strom, AMS 100 Hz (Mittelfrequenz)

Insbesondere zur Detonisierung der Muskulatur.

Elektrodenanlage
Plattenelektroden im Bereich der Ursprungs- und Sehnenausläufer der betroffenen Unterarmmuskulatur

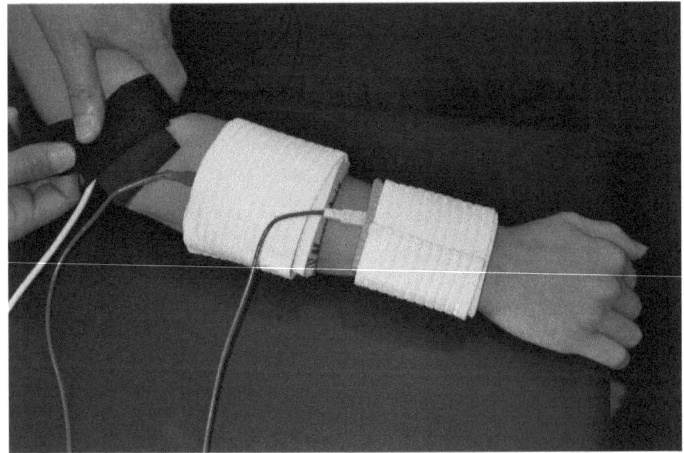

Abb. 10.27: Kombinationsbehandlung mit IF-Strom und AMS-Strom bei Tennisellenbogen

Dosierung
- Intensität: deutlich sensibel überschwellig
- Dauer: 20 Min.

Galvanischer Strom 0 Hz, Jontophorese (Niederfrequenz)

z. B. mit Voltaren Emulgel, Novocain

Elektrodenanlage
Transartikuläre Querdurchflutung

Dosierung
- Intensität: sensibel schwellig
- Dauer: 15–20 Min.

Phonophorese, Gleichschall (Ultraschall),

mit Voltaren Emulgel

Applikation
Dynamische Schallkopfführung großflächig über dem betroffenen Epicondylus, bradytrophe Muskelansätze mit einbeziehen

Dosierung
- Intensität: 0,7 W/cm² Schallkopffläche
- Dauer: 10 Min.

Kombinationsmöglichkeiten

- Querfriktionen
- Dehnungen
- Kryotherapie

10.24 Dupuytren-Kontraktur

Idiopathische knotige Verkürzung der Palmaraponeurose mit Beugestellung meist des 4. und 5. Fingers, teilweise auch des Mittelfingers. 95 % der Betroffenen sind Männer.

Symptome
- Funktionseinschränkung der Finger

Befund
- eingeschränkte Extension der Finger messen
- Fingerkuppen-Hohlhand-Abstand messen
- Druckschmerz bei bestehender Fibrose

Therapieziele
- Krankheitsprozess verlangsamen
- Gelenkbeweglichkeit der Grund- und Mittelgelenke in Extension erhalten und verbessern

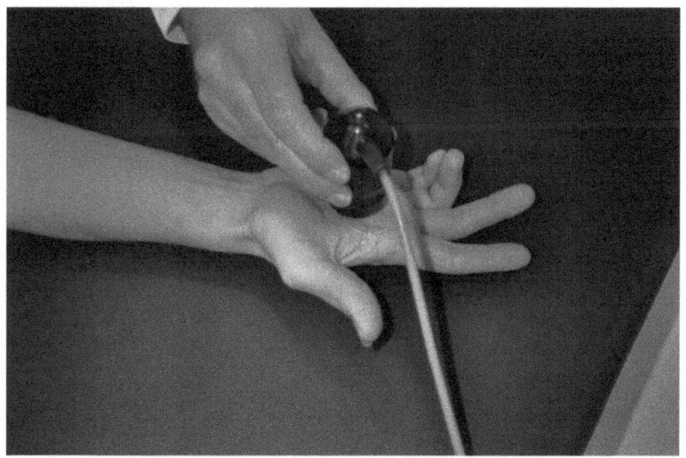

Abb. 10.28: Duputren-Kontraktur, Behandlung mit Ultraschall

Elektrotherapeutische Verfahren

Ultraschall

Kontraindikationen ☞16

Gleichschall, Phonophorese (Ultraschall)

mit Voltaren Emulgel

Applikation
Beschallung über der Palmaraponeurose

Dosierung
- Intensität: 1,0 W/cm^2 Schallkopffläche
- Dauer: 10 Min.

Kombinationsmöglichkeiten

- Dehnungen
- Friktionen

10.25 Morbus Kienböck - Lunatummalazie

Aseptische Knochennekrose des Os lunatum.

Symptome
- starke Schmerzen im Bereich des Os lunatum
- Funktions- und Belastungsschmerzen im Handgelenk
- eingeschränkte Dorsalextension im Handgelenk
- Reizung der Synovia des Handgelenkes

Befund
- Schmerzen mittels VA-Skala messen
- Beweglichkeit des Handgelenks testen

Therapieziele
- Schmerzen reduzieren
- entzündungshemmende Maßnahmen unterstützen
- Beweglichkeit verbessern

Elektrotherapeutische Verfahren

Mittelfrequenz

Kontraindikationen ☞ 16

Interferenzstrom 200 Hz (Mittelfrequenz)

Elektrodenanlage

Tetrapolare Elektrodenanlage mit Plattenelektroden, wobei das betroffene Lunatum im Zentrum der vier Elektroden liegt.

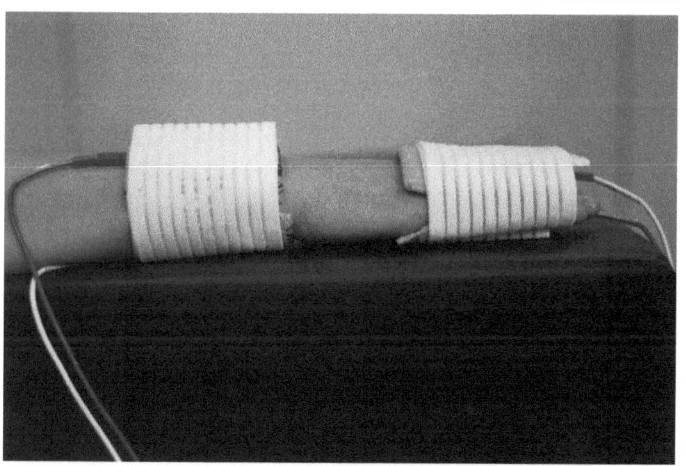

Abb. 10.29: Behandlung mit Interferenzstrom bei Morbus Kienböck

Dosierung

- Intensität: deutlich sensibel überschwellig
- Dauer: 30 Min.
- anfangs tägl. Behandlung, nach Abklingen der akuten Phase 2x/Wo.

Kombinationsmöglichkeiten

- Aerodynbehandlung
- funktionelle Physiotherapie

10.26 Rhizarthrose

Arthrose des Daumensattelgelenkes. Meist bilateraler Befall.

Symptome
- klassische Arthrosebeschwerden
- Gelenkfehlstellungen
- Deformierung
- Funktionseinschränkung

Befund
- Schmerzen mittels VA-Skala messen
- Greiffähigkeit beeinträchtigt

Therapieziele
- Schmerzen reduzieren
- Beweglichkeit verbessern

Elektrotherapeutische Verfahren

Ultraschall

Kontraindikationen ☞16

Gleichschall (Ultraschall)

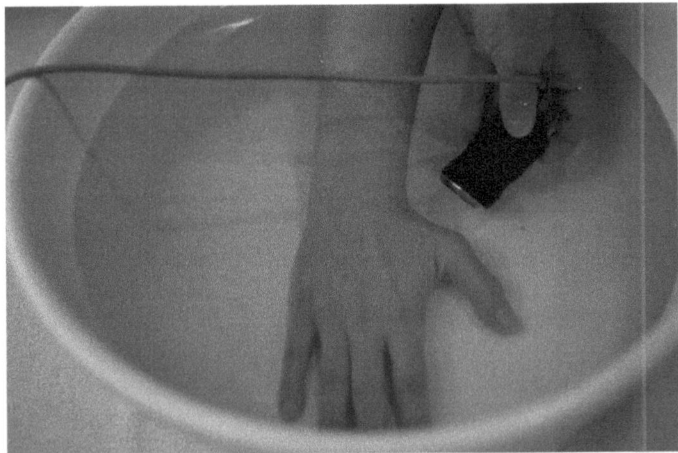

Abb. 10.30: Rhizarthrose, subaquale Behandlung mit Ultraschall

Applikation
Subaquale Beschallung, dynamische Schallkopfführung

Dosierung
- Intensität: 0,7 W/cm^2 Schallkopffläche
- Dauer: 5–7 Min.
- Wassertemperatur: oberer Indifferenzbereich

Kombinationsmöglichkeiten

Bewegen im Wasserbad, ggf. Wassertemperatur erhöhen

Anmerkungen: Bei der Behandlung im Wasserbad auf ausreichende Größe des Gefäßes und auf Kunststoffmaterial achten, um eine Reflektion der Schallwellen zu vermeiden. Evtl. auf der Haut auftretende Luftperlen abstreifen, da Luft die Ultraschallwellen nicht weiterleitet.

11

Neurologie

11

11.1 Periphere Paresen

11.1.1 Fazialisparese

Schädigung des siebten Hirnnerven mit seinen motorischen und geringgradig sensiblen Anteilen.

Symptome

- betroffene Gesichtshälfte ist ausdruckslos, Mundwinkel hängt herab
- Stirn kann nicht in Falten gelegt werden
- ungleiche Augenbrauenhöhe
- Lidschluss vermindert oder unmöglich, fehlender Lidreflex
- Zähne können nicht gezeigt werden
- Sprechen, Essen und Pfeifen erschwert
- ggf. tritt eine Hyperakusis (Feinhörigkeit) auf

Befund

Differenzialdiagnostisch und therapeutisch ist abzuklären, ob es sich um eine periphere, oder eine zentrale Fazialisparese handelt. Bei der zentralen Fazialisparese ist das Stirnrunzeln möglich.

- faradische/galvanische Erregbarkeit prüfen
- Parameter für die Reizung ermitteln
- die therapiewürdigen Symptome festlegen

Therapieziele

- Atrophieprophylaxe
- Funktionen wiederherstellen
- Eigenaktivität anbahnen

Elektrotherapeutische Verfahren

Niederfrequenz

Kontraindikationen ☞ 16

Liegt die faradische Erregbarkeit noch oder wieder vor, kann mit sämtlichen Serienimpulsen gereizt werden (von 0,2–49 ms Impulsdauer und einer Pausendauer von 10–100 ms).

Für eine effiziente Therapie sind 24 Kontraktionen/min. erforderlich. Die Schwellungen sind dementsprechend einzustellen.

Es eignen sich auch amplitudenmodulierte Ströme (AMS), sowie Hochvoltimpulse. Diese Ströme sind äußerst verträglich und bei sensiblen Patienten einzusetzen.

Ist die faradische Erregbarkeit erloschen, wird eine Reizung mit Einzelimpulsen erforderlich. Die Impulsdauer liegt hier zwischen 50 und 1000 ms, die Pausendauer ist doppelt bzw. dreifach so lang zu wählen.

Elektrodenanlage
Monopolar oder bipolar, Kathode auf dem zu reizenden Muskel

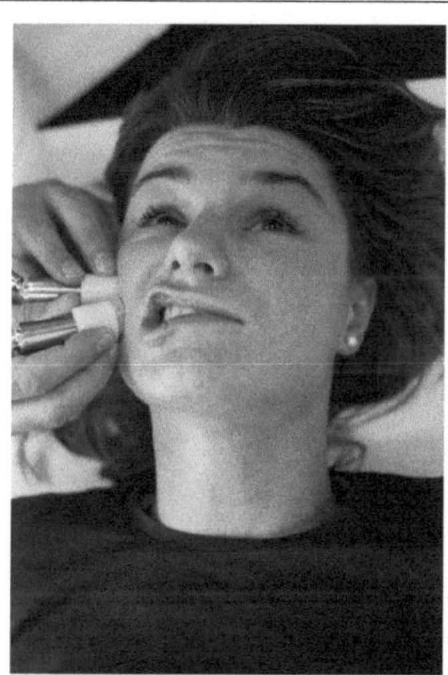

Abb. 11.1: Fazialisparese, Reizung unterer Ast (Niederfrequenz)

Da bei einer Fazialisparese mehrere Muskeln betroffen sind, ist darauf zu achten, dass die einzelnen Muskelgruppen abwechselnd nacheinander stimuliert werden.

In seltenen Fällen kann es durch „Überreizung" zu einer Kontraktur der Gesichtsmuskeln der betroffenen Seite kommen. In diesem Fall ist die Myostimulation zu unterbrechen.

Dosierung
- Intensität: motorisch überschwellig
- Dauer: bis zur Ermüdbarkeitsgrenze

Kombinationsmöglichkeiten

- Gesichts-PNF
- Gesichtsmassage
- Eisabtupfungen

11.1.2 Axillarisparese

Meist durch ein traumatisches Geschehen, wie Luxationen und Frakturen im Bereich des Schultergelenkes kommt es zur Schädigung des N. axillaris. Seltener entsteht eine Druckschädigung des Nerven durch Achselstützen.

Symptome
- Elevation/Abduktion des Armes erschwert, oder nicht möglich
- deutliche Atrophie des M. deltoideus
- Subluxationsstellung im glenohumeralen Gelenk

Befund
- MFT-Werte messen
- faradische/galvanische Erregbarkeit prüfen
- Parameter für die Reizung ermitteln

Therapieziele
- Atrophieprophylaxe
- Funktionen wiederherstellen
- Eigenaktivität anbahnen

Elektrotherapeutische Verfahren

Niederfrequenz

Kontraindikationen ☞ 16

Liegt die faradische Erregbarkeit noch oder wieder vor, kann mit sämtlichen Serienimpulsen gereizt werden (von 0,2–49 ms Impulsdauer und einer Pausendauer von 10–100 ms).
Für eine effiziente Therapie sind 24 Kontraktionen/Min. erforderlich. Die Schwellungen sind dementsprechend einzustellen.

Es eignen sich auch amplitudenmodulierte Ströme (AMS), sowie Hochvoltimpulse. Diese Ströme sind äußerst verträglich und bei sensiblen Patienten einzusetzen.

Ist die faradische Erregbarkeit erloschen, wird eine Reizung mit Einzelimpulsen erforderlich. Die Impulsdauer liegt hier zwischen 50 und 1000 ms, die Pausendauer ist mindestens dreifach so lang.

Elektrodenanlage

monopolar oder bipolar, Kathode auf dem zu reizenden Muskel oder Muskelanteil

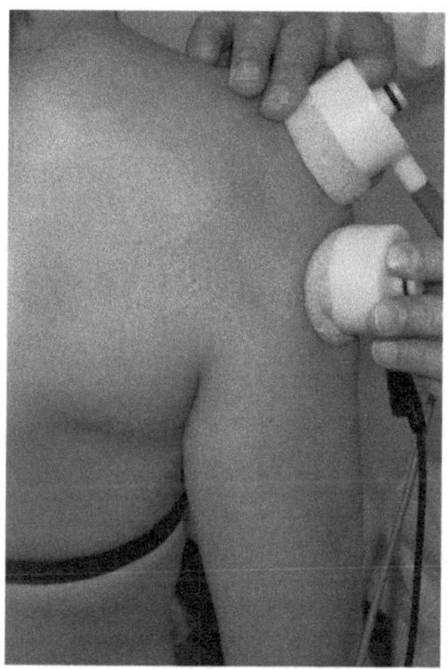

Abb. 11.2: Bipolare Reizung am M. deltoideus bei Axillarisparese

Ein Ausschlag der Armhebung bis 90° ist in den seltensten Fällen möglich, da diese Funktion der Armhebung über 90° synergistisch durch andere Muskeln/Muskelgruppen unterstützt wird.

Dosierung

- Intensität: motorisch überschwellig
- Dauer: bis zur Ermüdbarkeitsgrenze

Kombinationsmöglichkeiten

- PNF
- Schlingentisch
- Medizinische Trainingstherapie
- Klassische Massage

11.1.3 Radialisparese

Häufigste Ursache der Schädigung sind stumpfe Traumen, Frakturen des Humerus. Penetrierende Wunden. Druckläsionen (Parkbanksyndrom). Frakturen und Luxationen im Bereich des Radiusköpfchens. Toxische Schädigungen.

11

Symptome
- Fallhand
- Fallfinger
- Supination und bei hohen Läsionen ggf. Extensionsdefizite im Ellenbogengelenk
- geringe sensible Ausfälle an der radialen Seite des Handrückens

Befund
- MFT-Werte messen
- bei starker Atrophie Umfangmessung im Bereich der Unterarmmuskulatur
- faradische und galvanische Erregbarkeit prüfen
- Parameter für die Reizung ermitteln

Therapieziele
- Atrophieprophylaxe
- Funktion wiederherstellen
- Eigenaktivität anbahnen

Elektrotherapeutische Verfahren

Niederfrequenz

Kontraindikationen ☞16

Liegt die faradische Erregbarkeit noch oder wieder vor, kann mit sämtlichen Serienimpulsen gereizt werden (von 0,2–49 ms Impulsdauer und einer Pausendauer von 10–100 ms).
Für eine effiziente Therapie sind 24 Kontraktionen/min. erforderlich. Die Schwellungen sind dementsprechend einzustellen.

Es eignen sich auch amplitudenmodulierte Ströme (AMS), sowie Hochvoltimpulsströme. Diese Ströme sind äußerst verträglich und bei sensiblen Patienten einzusetzen.

Ist die faradische Erregbarkeit erloschen, wird eine Reizung mit Einzelimpulsen erforderlich. Die Impulsdauer liegt hier zwischen 50 und 1000 ms, die Pausendauer ist mindestens dreifach so lang.

Elektrodenanlage

Monopolar oder bipolar, Kathode auf dem zu reizenden Muskel, oder Muskelanteil. Ein annähernd endgradiger Bewegungsausschlag in die Dorsalextension im Handgelenk ist anzustreben um eine Atrophieprophylaxe zu erreichen.

Dosierung
- Intensität: motorisch überschwellig
- Dauer: bis zu Ermüdbarkeitsgrenze

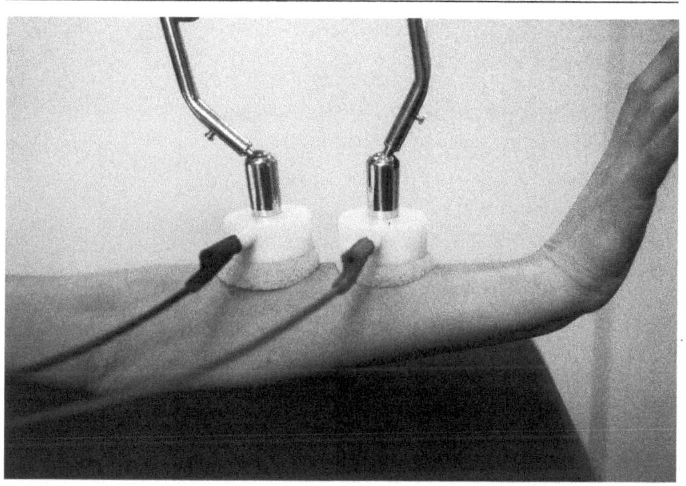

Abb. 11.3: Radialisparese, bipolare Elektrodenanlage zur Reizung der Handextensoren

Kombinationsmöglichkeiten

- PNF
- Intentionsübungen nach Förster
- Ergotherapie
- Eisabreibung
- Klassische Massage

11.1.4 Ulnarisparese

Der Nerv wird am häufigsten geschädigt durch Traumen im Ellenbogenbereich. Quetsch- und Druckverletzungen im Handbereich (z. B. bei Radsportlern). Gelegentlich ist eine Luxation des N. ulnaris möglich.

Symptome

- Krallenhand
- sensible Störungen im ulnaren Bereich des Handrückens und der Handinnenseite
- Atrophie der Mm. interossei und des Hypothenar

Befund

- MFT-Werte messen
- Pinzettengriff testen
- Froment-Zeichen prüfen
- faradische und galvanische Erregbarkeit prüfen
- Parameter für die Reizung ermitteln

Therapieziele

- Atrophieprophylaxe
- Funktion wiederherstellen
- Eigenaktivität anbahnen

Elektrotherapeutische Verfahren

Niederfrequenz

Kontraindikationen ☞ 16

Liegt die faradische Erregbarkeit noch oder wieder vor, kann mit sämtlichen Serienimpulsen gereizt werden (von 0,2–49 ms Impulsdauer und einer Pausendauer von 10–100 ms).
Für eine effiziente Therapie sind 24 Kontraktionen/Min. erforderlich. Die Schwellungen sind dementsprechend einzustellen.

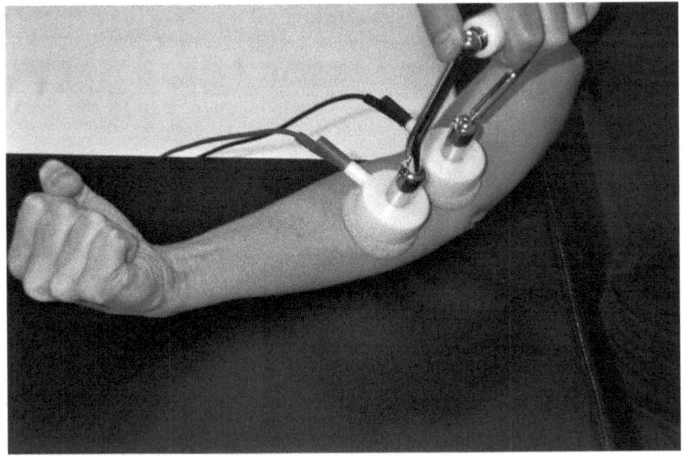

Abb. 11.4: Ulnarisparese, bipolare Reizung der Beugemuskulatur

Es eignen sich auch amplitudenmodulierte Ströme (AMS), sowie Hochvoltimpulse. Diese Ströme sind äußerst verträglich und bei sensiblen Patienten einzusetzen

Elektrodenanlage
monopolar oder bipolar, Kathode auf dem zu reizenden Muskel oder Muskelanteil

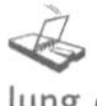

Die indirekte Reizung am Sulcus ulnaris (Nervenreizpunkt) ist zur Behandlung einer Funktionsgruppe besonders gut geeignet.

Dosierung
- Intensität: motorisch überschwellig
  Bei Reizungen am Nervenreizpunkt vorsichtiger dosieren.
- Dauer: bis zur Ermüdbarkeitsgrenze

Kombinationsmöglichkeiten

- PNF
- Intentionsübungen nach Förster
- Ergotherapie
- Klassische Massage

11.1.5 Medianusparese

Ursachen sind Schnitt- und Stichverletzungen im Bereich der oberen Extremität, Druckparesen, sowie das Karpaltunnelsyndrom. Gelegentlich ist eine Einengung im Bereich des Pronator teres möglich.

Symptome
- Schwurhand
- Schwäche der Flexion im Handgelenk
- Ausfall der Pronation
- Ausfall der Opposition
- Daumenballenatrophie
- Sensibilitätsstörungen im Bereich der radialen Hälfte der Handinnenfläche, sowie dorsal die distalen Phalangen 2 und 3, sowie die Hälfte von 4

Befund
- MFT-Werte messen
- liegt ein Karpaltunnelsyndrom vor, Klopftest (Hoffmann-Tinel)
- positives „Flaschenzeichen"
- faradische und galvanische Erregbarkeit prüfen
- Parameter für die Reizung ermitteln

Therapieziele
- Atrophieprophylaxe
- Funktion wiederherstellen
- Eigenaktivität anbahnen

Elektrotherapeutische Verfahren

Niederfrequenz

Kontraindikationen ☞ 16

Es eignen sich auch amplitudenmodulierte Ströme (AMS), sowie Hochvoltimpulse. Diese Ströme sind äußerst verträglich und bei sensiblen Patienten einzusetzen.

Ist die faradische Erregbarkeit erloschen, wird eine Reizung mit Einzelimpulsen erforderlich. Die Impulsdauer liegt hier zwischen 50 und 1000 ms, die Pausendauer ist mindestens dreifach so lang.

Elektrodenanlage
Monopolar oder bipolar, Kathode auf dem zu reizenden Muskel oder Muskelanteil. Reizung des M. opponens monopolar durchführen.

Dosierung
- Intensität: motorisch überschwellig
- Dauer: bis zur Ermüdbarkeitsgrenze

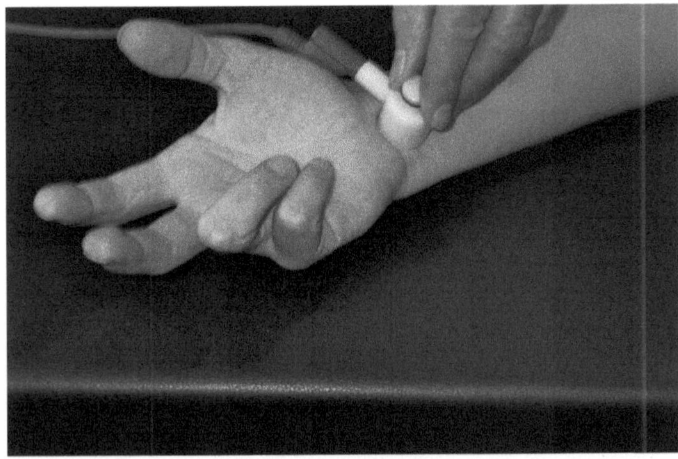

Abb. 11.5: Medianusparese, indirekte Reizung der Fingerflexoren (Niederfrequenz)

Kombinationsmöglichkeiten

- PNF
- Intentionsübungen nach Förster
- Ergotherapie
- Klassische Massage

11.1.6 Plexusparese

Bei der Plexusparese handelt es sich um eine Schädigung eines Nervengeflechtes mit den dementsprechenden Ausfällen. Es wird bei der Plexusparese am Arm zwischen oberer Plexuslähmung (Typ Erb) und unterer Plexuslähmung (Typ Déjerine-Klumpke) unterschieden.
Häufigste Ursachen sind Zerrungen mit oder ohne Wurzelausriss, nach Motorradunfällen, Sportunfällen, Reitunfällen oder bei Arbeitsunfällen mit rotierenden Maschinen. Eine weitere Ursache sind geburtstraumatische Ereignisse. Eine Elektrostimulation ist hier schon eine Woche postpartum möglich. Ebenso zählen narkosebedingte Zwangslagerungen als Ursache für eine Schädigung.

Symptome (obere Plexusparese)
- Subluxation im Glenohumeralgelenk
- Arm in Adduktionsstellung mit Innenrotation
- Arm hängt schlaff mit Extension im Ellenbogengelenk und Pronation des Unterarmes
- meist nur geringe Sensibilitätsstörungen

Symptome (untere Plexusparese)
- Krallenhand
- Sensibilitätsstörungen im Ulnarisgebiet
- ggf. kann durch Mitbeteiligung des vegetativen Nervensystems die Horner-Trias auftreten

Befund
- MFT-Werte messen
- faradische, galvanische Erregbarkeit prüfen
- Parameter für die Reizung ermitteln
- ggf. bei bereits fortgeschrittener Atrophie Umfangmessungen

Therapieziele
- Atrophieprophylaxe
- Funktion wiederherstellen
- Eigenaktivität anbahnen

Elektrotherapeutische Verfahren

Niederfrequenz

Kontraindikationen ☞ 16

Liegt die faradische Erregbarkeit noch oder wieder vor, kann mit sämtlichen Serienimpulsen gereizt werden (von 0,2–49 ms Impulsdauer und einer Pausendauer von 10–100 ms).
Für eine effiziente Therapie sind 24 Kontraktionen/Min. erforderlich. Die Schwellungen sind dementsprechend einzustellen.
Ist die faradische Erregbarkeit erloschen, wird eine Reizung mit Einzelimpulsen erforderlich. Die Impulsdauer liegt hier zwischen 50 und 1000 ms, die Pausendauer ist mindestens dreifach so lang.

Elektrodenanlage

Monopolar, oder bipolar, Kathode auf dem zu reizenden Muskel- oder Nervenreizpunkt.
Besonders geeignet ist die Reizung über dem Erb-Punkt.

Dosierung

- Intensität: motorisch überschwellig
- Dauer: bis zu Ermüdbarkeitsgrenze

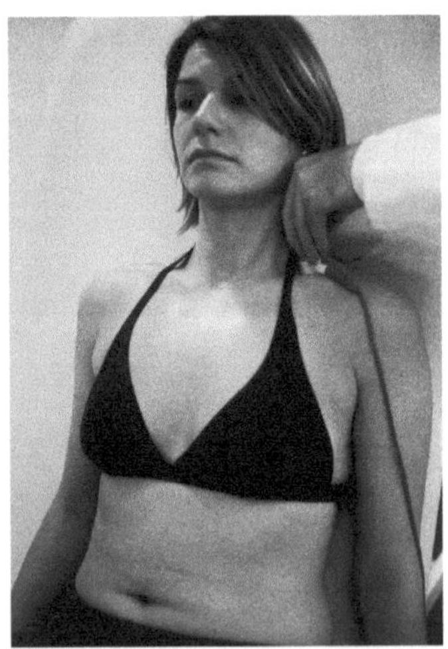

Abb. 11.6: Plexusparese, Reizung am Erb-Punkt (Niederfrequenz)

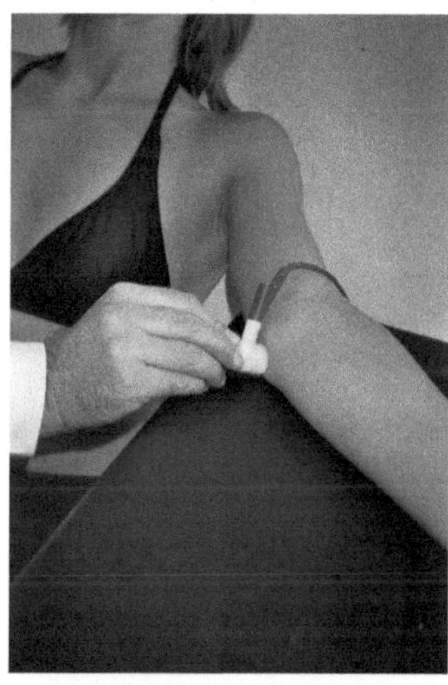

Abb. 11.7: Plexusparese, monopolare Reizung des N. ulnaris (Niederfrequenz)

Kombinationsmöglichkeiten

- PNF
- Intentionsübungen nach Förster

Nach einer Studie von Prof. Mokrusch et al sind die LIB-Ströme für die Therapie besonders gut geeignet.

11.1.7 Atemfunktionsstörung (Phrenikusparese)

Die Behandlung einer Phrenikusparese ist infolge der modernen Technik der Beatmungsgeräte nicht mehr erforderlich. Lediglich die Anbahnung einer physiologischen Atemfrequenz, z. B. nach Beatmung stellt eine Indikation für die Myostimulation dar.

Symptome
- erhöhte Atemfrequenz
- flache Atmung, meist ausschließlich costo-sternal
- Dyspnoe

Befund

- für die nachfolgende Behandlung ist der standardisierte therapeutische Atembefund obligat
- speziell Atemfrequenz festlegen

Therapieziele

- physiologische Atemfrequenz wiedererlernen

Elektrotherapeutische Verfahren

Niederfrequenz

Kontraindikationen ☞ 16

Schwellstrom, wobei die Schwellungen der Atemfrequenz angepasst werden müssen und während der Behandlung dann sukzessive gesenkt werden.

Elektrodenanlage

Kathode (200 cm^2) auf dem Unterbauch, vier Anoden (100 cm^2), davon zwei ventral und zwei dorsal oberhalb des oberen Rippenbogens

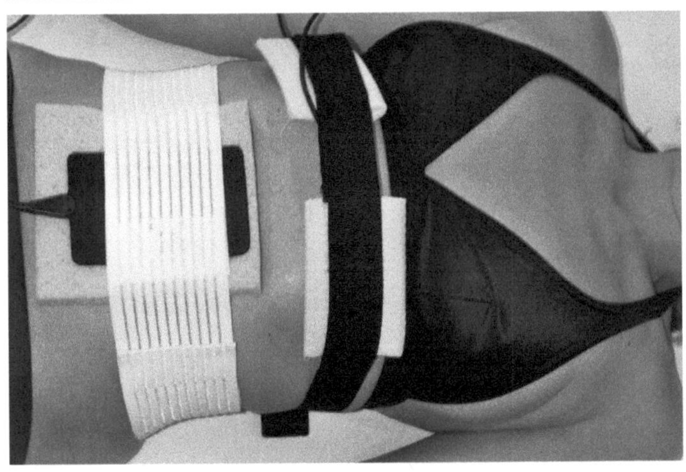

Abb. 11.8: Niederfrequenz bei Phrenikusparese

Dosierung

- Intensität: deutliche Kontraktion der Bauchmuskulatur
- Dauer: 10–15 Min.

Sollte durch die intensive Beatmung eine Hyperventilation auftreten, sind isometrische Übungen einzuflechten.

Kombinationsmöglichkeiten

Atemtherapie

11.1.8 Femoralisparese

Mögliche Ursachen für eine Femoralisläsion sind eine Femurfraktur, eine Fraktur im Beckenbereich, Z. n. Hüftgelenksluxationen und Operationen im Bereich des Hüftgelenkes (z. B. TEP), Hämatome und Abszesse des M. psoas major. Gleichfalls können Tumoren und Bestrahlungen im Beckenbereich eine Femoralisparese verursachen.

Symptome

- aktive Flexion im Hüftgelenk ist beeinträchtigt
- Streckung im Kniegelenk ist aufgehoben (gleichfalls die Funktion des M. quadrizeps als „Kniebeuge Verhinderer")
- fehlender Patellarsehnen-Reflex
- auffällig ist die Atrophie des M. quadrizeps femoris
- Gehen, Stehen und Treppensteigen sind erschwert, wenn nicht unmöglich.

Befund

- MFT-Werte messen
- Umfangmessungen
- Patellarsehnen-Reflex prüfen
- Gangbild analysieren
- faradische, galvanische Erregbarkeit prüfen
- Parameter für die Reizung ermitteln

Therapieziele

- Atrophieprophylaxe
- Funktion wiederherstellen
- Eigenaktivität anbahnen

Elektrotherapeutische Verfahren

Niederfrequenz, Mittelfrequenz

Niederfrequenz

Insbesondere zur Atrophieprophylaxe.

Kontraindikationen ☞ 16

Liegt die faradische Erregbarkeit noch oder wieder vor, kann mit sämtlichen Serienimpulsen gereizt werden (von 0,2–49 ms Impulsdauer und einer Pausendauer von 10–100 ms).
Für eine effiziente Therapie sind 18 Kontraktionen/Min. erforderlich wegen des größeren Bewegungsausmaßes. Die Schwellungen sind dementsprechend einzustellen.
Ist die faradische Erregbarkeit erloschen, wird eine Reizung mit Einzelimpulsen erforderlich. Die Impulsdauer liegt hier zwischen 50 und 1000 ms, die Pausendauer ist mindestens dreifach so lang.

Elektrodenanlage

ASTE Sitz, monopolar oder bipolar, Kathode auf dem zu reizenden Muskel bzw. Muskelanteil
Bei Zurückbildung der Parese zeigt sich i. d.R. noch eine ausgeprägte Atrophie des M. vastus medialis des M. quadizeps femoris. Hier wird die ASTE Rückenlage mit unterlagertem Kniegelenk gewählt, da nur die letzten 10 bis 20° bis zur Nullstellung durch den M. vastus medialis durchgeführt werden.

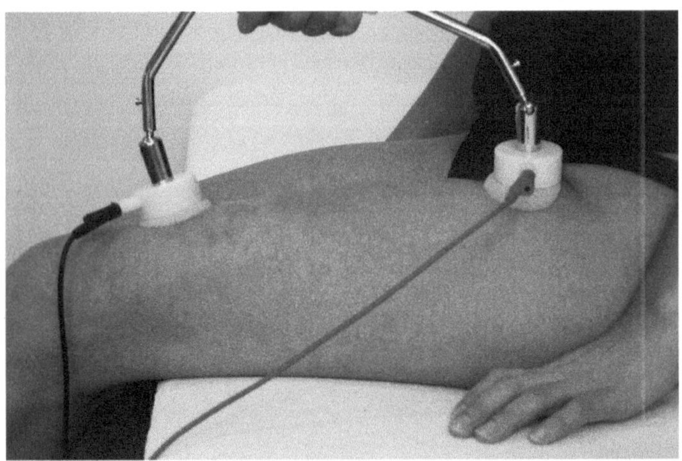

Abb. 11.9: Bipolare Reizung (Niederfrequenz) des M. quadrizeps bei Femoralisparese

Dosierung

- Intensität: motorisch überschwellig
- Dauer: bis zur Ermüdbarkeitsgrenze

Mittelfrequenz

Insbesondere zur Funktionsschulung und um Eigenaktivität anzubahnen. Liegt die faradische Erregbarkeit vor, kann mit amplitudenmodulierten Strömen (AMS) gereizt werden.

Elektrodenanlage
Großflächige Elektroden im proximalen und distalen Bereich des M. quadrizeps femoris platzieren, Frequenz 20 Hz, Schwellungen siehe Niederfrequenz

Dosierung
- Intensität: motorisch deutlich überschwellig
- Dauer: bis zur Ermüdbarkeitsgrenze

Kombinationsmöglichkeiten

- PNF
- Intentionsübungen nach Förster
- Gangschule (u. U. anfangs im Gehbarren)
- Schlingentisch (bei MFT 2)

11.1.9 Obturatoriusparese

Häufigste Ursachen der Läsion des N. obturatorius sind Frakturen im Bereich des Oberschenkels, des Beckens, sowie Tumoren.

Symptome
- Abschwächung der Adduktion (das betroffene Bein kann nicht über das andere Bein geschlagen werden)
- Atrophie der Innenseite des Oberschenkels
- Für den Patienten ermüdendes Gangbild, da der Oberschenkel stets zur Abduktion neigt.

Befund
- MFT-Werte messen
- Umfangmessungen
- faradische und galvanische Erregbarkeit prüfen
- Parameter für die Reizung ermitteln

Therapieziele
- Atrophieprophylaxe
- Funktion wiederherstellen
- Eigenaktivität anbahnen

Elektrotherapeutische Verfahren

Niederfrequenz

Kontraindikationen ☞ 16

Liegt die faradische Erregbarkeit noch oder wieder vor, kann mit sämtlichen Serienimpulsen gereizt werden (von 0,2–49 ms Impulsdauer und einer Pausendauer von 10–100 ms).
Für eine effiziente Therapie sind 18 Kontraktionen/Min. erforderlich wegen des größeren Bewegungsausmaßes. Die Schwellungen sind dementsprechend einzustellen.
Ist die faradische Erregbarkeit erloschen, wird eine Reizung mit Einzelimpulsen erforderlich. Die Impulsdauer liegt hier zwischen 50 und 1000 ms, die Pausendauer ist mindestens dreifach so lang.

Elektrodenanlage

ASTE Beinaufhängung im Schlingentisch, so dass das Bein frei über der Liege schwebt. Bipolare Elektrodenanlage an den Adduktoren.

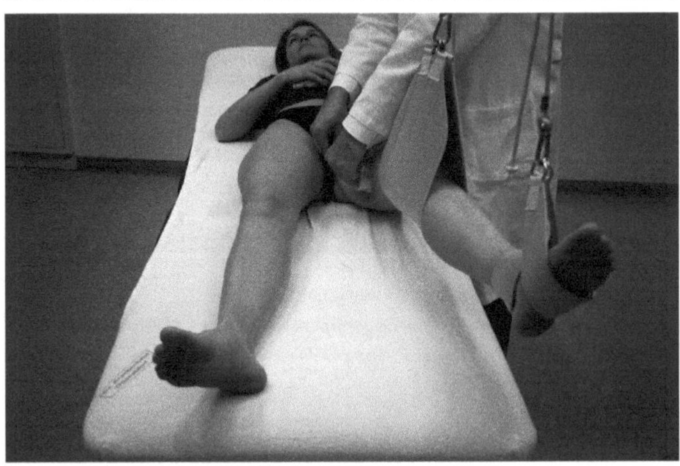

Abb. 11.10: Bipolare Elektrodenanlage bei Obturatoriusparese in Kombination mit dem Schlingentisch

Dosierung

- Intensität: motorisch überschwellig
- Dauer: bis zur Ermüdbarkeitsgrenze

Kombinationsmöglichkeiten

- PNF
- Intentionsübungen nach Förster
- Klassische Massage

11.1.10 Peroneus-/Fibularisparese

Häufige Ursache für eine Peroneus-/Fibularisparese sind Frakturen im Bereich des Kniegelenkes, des Caput fibulae (Stoßstangenfraktur), sowie Druckläsionen (z. B. zu enge Reitstiefel, durch Übereinanderschlagen der Beine bei nicht sehr ausgeprägtem Weichteilmantel, schlecht angepasste Gipsverbände).

Symptome
- Alle Extensoren des Fußes fallen aus.
- Fuß hängt in Spitzfußstellung
- Hackenstand ist unmöglich
- Steppergang mit Fallfuß oder Klappfuß

Befund
- MFT-Werte messen
- Gangbild analysieren
- faradische und galvanische Erregbarkeit prüfen
- Parameter für die Reizung ermitteln

Therapieziele
- Atrophieprophylaxe
- Funktion wiederherstellen
- Eigenaktivität anbahnen

Elektrotherapeutische Verfahren

Niederfrequenz, TENS

Kontraindikationen ☞ 16

Liegt die faradische Erregbarkeit noch oder wieder vor, kann mit sämtlichen Serienimpulsen gereizt werden (von 0,2–49 ms Impulsdauer und einer Pausendauer von 10–100 ms).
Für eine effiziente Therapie sind 18 Kontraktionen/Min. erforderlich wegen des größeren Bewegungsausmaßes. Die Schwellungen sind dementsprechend einzustellen.
Ist die faradische Erregbarkeit erloschen, wird eine Reizung mit Einzelimpulsen erforderlich. Die Impulsdauer liegt hier zwischen 50 und 1000 ms, die Pausendauer ist mindestens dreifach so lang.

Elektrodenanlage
Monopolar oder bipolar, Elektrode auf dem zu reizenden Muskel

Dosierung
- Intensität: motorisch überschwellig
- Dauer: bis zur Ermüdbarkeitsgrenze

TENS

Zur weiteren Unterstützung ist der Peroneusstimulator angezeigt (Voraussetzung ist der Erhalt der faradischen Erregbarkeit). Die Frequenz ist dem Schädigungsgrad des M. tibialis anterior anzupassen.

Elektrodenanlage
Klebeelektroden auf dem M. tibialis anterior (da biphasische Impulse eingesetzt werden, spielt die Polarität keine Rolle). Der Stimulator bewirkt eine Kontraktion, die durch einen Fersenschalter unterbrochen wird. Auf diese Weise kann die Spielbeinphase wieder beübt werden und somit der Patient ein annähernd physiologisches Gangbild erreichen.

Der Peroneusstimulator ist einer Peroneusschiene vorzuziehen, da durch den Peroneusstimulator die Muskulatur aktiv gefordert wird.

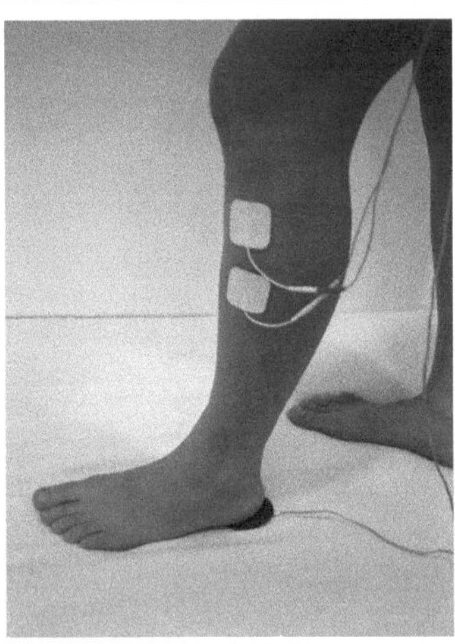

Abb. 11.11: Behandlung der Fibularisparese mit Peroneusstimulator (TENS)

Dosierung
- Intensität: motorisch überschwellig
- Dauer: 30–60 Min., mehrmals tägl.

Kombinationsmöglichkeiten

- PNF
- Intentionsübungen nach Förster
- Übungen mit dem Theraband

11.1.11 Tibialisparese

Ursachen einer Tibialisparese sind häufig Frakturen im Unterschenkelbereich, tiefe, stumpfe Traumen, sowie Druckläsionen.
Der N. tibialis ist verhältnismäßig selten betroffen.

Symptome
- Ausfall der Plantarflexion von Fuß und Zehen
- Zehenspreizung ist unmöglich
- Ausfall des Achillessehnenreflexes
- auffällige Atrophie der Wade

Befund
- MFT-Werte messen
- Umfangmessungen
- Gangbild analysieren
- faradische und galvanische Erregbarkeit prüfen
- Parameter für die Reizung ermitteln

Therapieziele
- Atrophieprophylaxe
- Funktion wiederherstellen
- Eigenaktivität anbahnen

Elektrotherapeutische Verfahren

Niederfrequenz

Kontraindikationen ☞16
Liegt die faradische Erregbarkeit noch oder wieder vor, kann mit sämtlichen Serienimpulsen gereizt werden (von 0,2–49 ms Impulsdauer und einer Pausendauer von 10–100 ms).
Für eine effiziente Therapie sind 18 Kontraktionen/Min. erforderlich wegen des größeren Bewegungsausmaßes. Die Schwellungen sind dementsprechend einzustellen.

Ist die faradische Erregbarkeit erloschen, wird eine Reizung mit Einzelimpulsen erforderlich. Die Impulsdauer liegt hier zwischen 50 und 1000 ms, die Pausendauer ist mindestens dreifach so lang.

Elektrodenanlage
ASTE Bauchlage, Fuß im Überhang, monopolare oder bipolare Elektrodenanlage, Kathode auf dem zu reizenden Muskel oder Muskelanteil

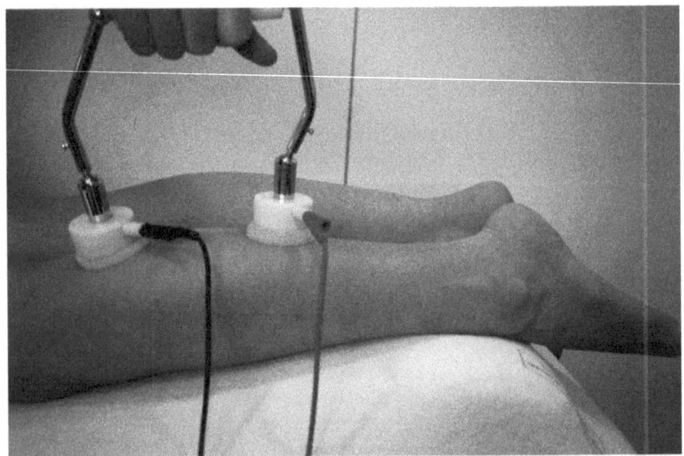

Abb. 11.12: Tibialisparese, Reizung der Wadenmuskulatur (Niederfrequenz)

Dosierung
- Intensität: motorisch überschwellig
- Dauer: bis zur Ermüdbarkeitsgrenze

Kombinationsmöglichkeiten

- PNF
- Intentionsübungen nach Förster
- Klassische Massage

11.2 Zentrale Paresen

11.2.1 Hemiplegie/Hemiparese

Hemiparese, inkomplette Lähmung einer Körperhälfte infolge einer zentralen Läsion, z. B. Apoplex

Symptome

Es wird unterschieden zwischen einem brachiofazialen und einem beinbetonten Typ; des Weiteren können die Ausfälle schlaff, oder spastisch sein. I. d.R. ist die Hemiparese in der Anfangsphase schlaff. Sie kann jedoch spastisch werden, was bei einer peripheren Parese niemals der Fall ist.

- Tonusveränderungen anfangs schlaff, später meist spastisch
- Masseninnervationen
- gesteigerte Eigenreflexe
- pathologische Reflexe
- Verlust der Feinmotorik
- gestörte Oberflächen- und Tiefensensibilität

(Es sind nur die wesentlichen, für die Elektrotherapie bedeutsamen Symptome aufgeführt.)

Befund

- Tonusverhältnisse testen (vgl. neurologische Untersuchung, schnelle passive Bewegungen)
- assoziierte Bewegungen beurteilen
- Reflexstatus erstellen
- sensible Ausfälle festlegen

Therapieziele

- Tonus regulieren
- funktionelle Stimulation im Sinne einer Bahnungstherapie
- Mobilität verbessern

Elektrotherapeutische Verfahren

Niederfrequenz/TENS, Mittelfrequenz

Kontraindikationen

- Viele Ärzte und Therapeuten lehnen die Elektrotherapie bei zentralen Paresen ab. Der Grund dafür ist, dass bei falscher Stromwahl oder falscher Elektrodenanlage eine Spastizität bei einem schlaffen zentralen Geschehen hervorgerufen werden kann, bzw. eine vorhandene Spastizität erhöht wird.
- ☞16

Niederfrequenz

1. Phase (schlaffe Phase)
- Stimulation mit faradischen Strömen o. Ä. möglich

☞11.1

2. Phase (spastische Phase)
- Kräftigung der schlaffen überdehnten antagonistischen Muskulatur

---

Sollte es durch die reziproke Innervation hierbei zu einer Auslösung der Spastizität kommen, ist die Stromform zu überprüfen, bzw. die Elektrodenanlage zu korrigieren. Sollte dies keine Verbesserung bringen, ist die Behandlung abzubrechen.

- Detonisierung der spastischen Muskulatur, Frequenz 100 Hz

Beide Therapieziele sind mit Mehrkanalgeräten gleichzeitig zu erreichen.

Elektrodenanlage

Zur Myostimulation Reizelektrode auf den motorischen Reizpunkt, zur Detonisierung größere Elektroden am proximalen und distalen Ende des Muskels, bzw. der betroffenen Muskelgruppe befestigen.

Dosierung

- Intensität: für die schlaffen, überdehnten Antagonisten motorisch überschwellig, spastische Muskulatur deutlich sensibel überschwellig
- Dauer: 30 Min.

TENS-EMG-getriggerte Elektrostimulation

Stimulation der schlaffen, überdehnten Antagonisten mit biphasischen Impulsen mit einer Frequenz von 10–100 Hz und einer Dauer von 2–10 Sek. Mittels Oberflächenelektroden wird die elektrische Muskelaktivität abgeleitet, verstärkt und dem Patienten als optisches, oder/und akustisches Signal wiedergegeben. Der Patient bekommt den Auftrag die Bewegung einzuleiten, bei nicht ausreichender Muskelaktivität setzt der biphasische Reizstrom ein und vollendet die Bewegung.

Elektrodenanlage

Zwei Oberflächenklebeelektroden, sowie eine neutrale Referenzelektrode liegen auf dem zu stimulierenden Muskel.

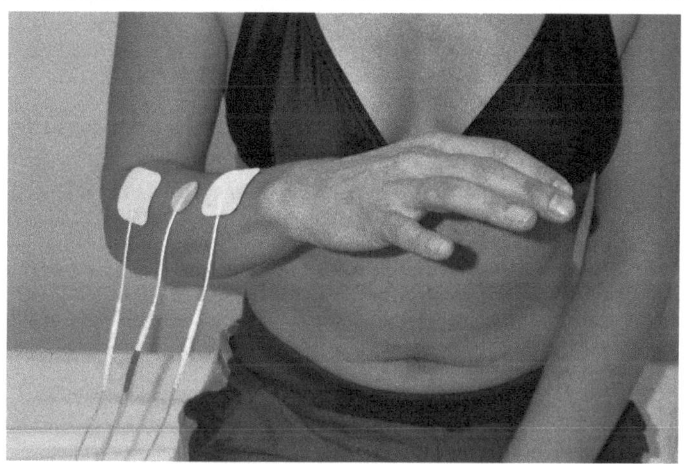

Abb. 11.13: Hemiparese, EMG-getriggerte Myostimulation

Dosierung

- Intensität: motorisch überschwellig
- Dauer: je nach Konstitution des Patienten 10–20 Min., mehrmals tägl. möglich

Mittelfrequenz

1. Phase (schlaffe Phase)
Stimulation mit amplitudenmodulierten Strömen (AMS), Frequenz 20 Hz, 24 Kontraktionen/Min.
2. Phase (spastische Phase)
Detonisierung der spastischen Muskulatur (AMS/IF-Strom), Frequenz 100 Hz

Elektrodenanlage

Zur Myostimulation Längsdurchflutung des betroffenen Muskels, bzw. der betroffenen Muskelgruppe. Zur Detonisierung gleichfalls große Plattenelektroden im Bereich der spastischen Muskelgruppen.

Dosierung

- Intensität: Myostimulation motorisch überschwellig, Detonisierung sensibel überschwellig
- Dauer: 20–30 Min. je Applikation

11

Kombinationsmöglichkeiten

Nach der Muskeldetonisierung sind evtl. vorgesehene physiotherapeutische Behandlungen direkt anzuschließen, da die Senkung der Spastizität zwischen einer und fünf Std. anhält.

- Bobath-Therapie
- PNF

Alternative Maßnahmen der Elektrotherapie sind das Hydroelektrische Vollbad, absteigende Polung zur Detonisierung, oder Querdurchflutung, Anode an die spastische Seite, ebenfalls zur Detonisierung. Des weiteren wird häufig die Zweikanal-Stimulation nach Hufschmidt beschrieben, die durch eine 20 minütige Behandlung eine deutliche Spastikreduzierung über Stunden bis Tage erzielt. Dieses bewährte Spezialverfahren wird heute wieder neu in einem Gerät angeboten. Generell bleibt festzuhalten, dass die Behandlung der Hemiplegie mit Elektrotherapie nur durch erfahrene Therapeuten erfolgreich durchzuführen ist.

11.2.2 Querschnittslähmungen

Eine Querschnittslähmung entsteht aufgrund einer kompletten oder inkompletten Schädigung des Rückenmarks. Ursache der Schädigung sind in erster Linie traumatische Ereignisse, wie Wirbelkörperfrakturen und Bandscheibenvorfälle. Des Weiteren können auch Tumoren, Infektionen oder Blutungen eine Querschnittssymptomatik zur Folge haben. Für die Elektrotherapie ist die nachfolgend aufgeführte Einteilung von Bedeutung:

Höhe der Rückenmarksschädigung

- Tetraplegie oberhalb von Th1
- Paraplegie unterhalb von Th1

Grad der Schädigung

- komplett, völlige Durchtrennung des Rückenmarks
- inkomplett, teilweise noch erhaltene Funktion des Rückenmarks

Muskuläre Beeinträchtigung

- spastische Muster
- schlaffe Muskulatur

Symptome

- motorische Ausfälle unterhalb der Läsionshöhe
- Sensibilitätsstörungen
- vegetative Störungen, wie Blasen- und Darmfunktionsstörungen
- psychische Störungen

Befund

Für die Elektrotherapie bedeutsam sind die motorischen Ausfälle

- Tonusverhältnisse testen (vgl. neurologische Untersuchung, schnelle passive Bewegungen)
- Reflexstatus erstellen
- sensible Ausfälle festlegen

Therapieziele

- Tonus regulieren
- Funktionelle Stimulation im Sinne einer Bahnungstherapie (bei inkompletten Schädigungen)
- Muskulatur erhalten
- Dekubitusprophylaxe

Elektrotherapeutische Verfahren

Niederfrequenz

Kontraindikationen

Viele Ärzte und Therapeuten lehnen die Elektrotherapie bei Querschnittslähmungen ab. Die Begründung liegt darin, dass die Spastizität durch die Elektrotherapie forciert werden könnte. Hiefür sind oft die falsche Stromform und/oder die falsche Anlage von den Elektroden die Ursache.

- ☞16

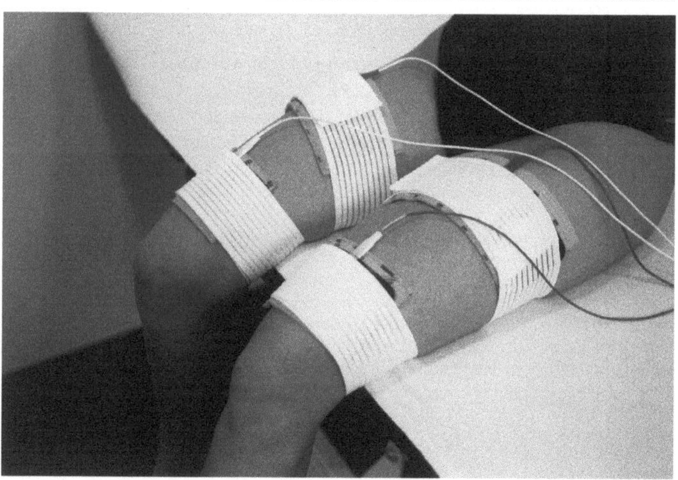

Abb. 11.14: Asynchrone Stimulation mit AMS bei Querschnittslähmung

Niederfrequenz

Bei schlaffer Muskulatur spielt die funktionelle Elektrostimulation (FES), sowie zur Bahnung bei inkompletter Läsion eine wesentliche Rolle. Für die Stimulation sind sowohl faradische Impulse, als auch TENS geeignet.

Spastische Muskulatur: Zur Behandlung der spastischen Muskulatur ist zu berücksichtigen, dass eine deutliche Reduzierung der Spastizität nur erreicht werden kann, wenn analog der spastikhemmenden Medikation eine kontinuierliche Behandlung mit elektrischem Strom erfolgt. Nach Vossius gibt es keine verbindlichen Tabellen für die Auswahl der Stromparameter. Die Stromformen sind individuell zu erproben. Glaesener et al. stimulieren mit positiven monophasischen Impulsen mit einer Frequenz von 17–50 Hz.

Kontraktionsdauer: 4–6 Sek., Pausendauer:1,5–2fache der Kontraktionsdauer

Eine Alternative stellt die Zweikanal-Stimulation nach Hufschmidt dar, auch hier werden monophasische Rechteckimpulse eingesetzt mit einer Impulsdauer von 0,01–0,5 ms, die Reizfrequenz liegt hier an der unteren Extremität bei 0,2–0,8 Hz und an der oberen Extremität bei 1–2 Hz. Das Spasmotron-Gerät nach Hufschmidt wird nicht mehr produziert. Eine Neuentwicklung eines Multifunktionalgerätes ist jedoch wieder im Handel, bei dem diese Stromformen, wie sie Hufschmidt ursprünglich beschrieb wieder abrufbar sind.

Elektrodenanlage

Zur Myostimulation Reizelektrode auf dem motorischen Reizpunkt, da meist mehrere Muskelgruppen ausfallen empfehlen sich Mehrkanal-Gerätsysteme. Die Spastikreduzierung kann erreicht werden durch Stimulation der spastischen Muskulatur, aber auch durch eine Stimulation der antagonistischen Muskulatur. Welcher der vorgenannten Wege gewählt wird, muss individuell langfristig erprobt werden, danach richtet sich dann auch die Elektrodenanlage.

Dosierung

- Intensität: motorisch überschwellig
- Dauer: 30–60 Min.

Die höchste Reduzierung der Spastizität wird unmittelbar nach der Elektrotherapie erreicht. Somit hat eine physiotherapeutische Behandlung direkt im Anschluss daran zu erfolgen.

Kombinationsmöglichkeiten

- PNF
- Lokomotionstherapie für Querschnittspatienten
- passives Bewegen

CAVE! Durch eine evtl. gestörte Sensibilität ist bei der Dosierung mit monophasischen Impulsen auf die elektrolytische Wirkung der Ströme (Verätzungsgefahr) zu achten.

11.3 Erkrankungen des extrapyramidalen Systems

11.3.1 Morbus Parkinson

Degenerative Erkrankung der Stammganglien. Das Erkrankungsalter liegt meist über dem 40. Lebensjahr. Es handelt sich um ein hypokinetisches hypertones Syndrom.

Symptome

- Rigor
- Tremor
- Akinese
- Verarmung der mimischen und gestischen Ausdrucksbewegungen
- leise monotone Sprache, Salbengesicht
- kyphotische Körperhaltung
- kleinschrittiges schlurfendes Gangbild, verringertes Armpendel

Befund

Es werden nur für die Elektrotherapie relevante Testverfahren berücksichtigt:

- Hinterhauptwandabstand messen
- Beweglichkeit der Wirbelsäule messen (z. B. Schober/Ott)

Therapieziele

- Aufrichten durch Kräftigen des M. erector spinae
- Gangbild verbessern

11

Elektrotherapeutische Verfahren

Niederfrequenz

Kontraindikationen ☞16

Niederfrequenz 50 Hz, biphasische Rechteck- oder Dreieckströme, Impulsdauer 200–250 µs, Schwelldauer 10 Sek.

Elektrodenanlage

ASTE Sitz oder Seitlage, niederfrequente Mehrkanalstimulation, 4–8 Elektroden werden paravertebral symmetrisch platziert

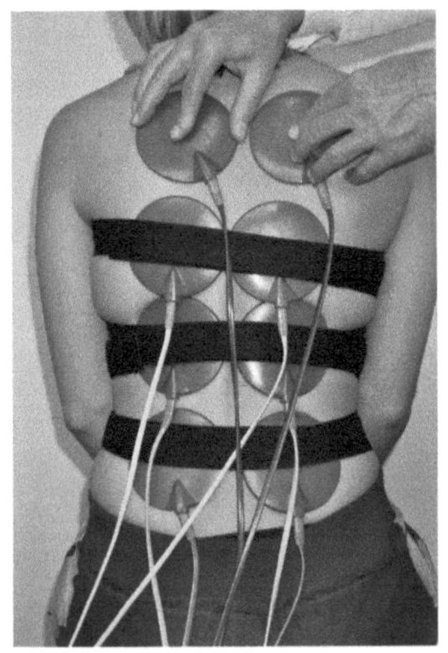

Abb. 11.15: Mehrkanalstimulation der Rückenmuskulatur bei Parkinson

Dosierung

- Intensität: motorisch überschwellig
- Dauer: 30 Min.

Mindestens 3x wöchentlich

Kombinationsmöglichkeiten

- aktive Physiotherapie
- Schlingentisch

11.3.2 Hyperkinesien

Zusammenfassung der Erkrankungen mit einem hyperkinetischen, hypotonen Syndrom. Je nach Grunderkrankung ist die Prognose deutlich differierend. Während bei Chorea minor die Betroffenen weitgehend mit einer vollständigen Ausheilung rechnen können, ist der Verlauf bei der Chorea Huntington chronisch progredient.

Symptome
- hypotone Muskulatur
- vermehrte Bewegungsunruhe
- Grimassieren

Befund
grobes Ermitteln der Bewegungsunruhe

Therapieziele
hyperkinetische Bewegungen senken

Elektrotherapeutische Verfahren

Niederfrequenz

Kontraindikationen ☞16

Galvanisation/Stangerbad 0 Hz (Niederfrequenz)

Elektrodenanlage
absteigende Längsdurchflutung

Dosierung
- Intensität: deutlich sensibel überschwellig
- Dauer: 20–30 Min.

Die Wassertemperatur sollte 37° C betragen. Der Patient darf während der Behandlung niemals ohne therapeutische Aufsicht sein.

Kombinationsmöglichkeiten

- Entspannungsmaßnahmen
- entspannende Massagen

11

11.4 Neuralgien

11.4.1 Trigeminusneuralgie

Schmerzhafte Reizung des 5. Hirnnervens. Die schmerzhaften Zustände können bis zum Suizid führen.

Symptome
Heftige Schmerzattacken, meist den 2. und 3. Ast betreffend und täglich bis zu 100x auftretend

Befund
Schmerzen mittel VA-Skala messen

Therapieziele
Schmerzen reduzieren

Elektrotherapeutische Verfahren

Mittelfrequenz

Kontraindikationen ☞ 16

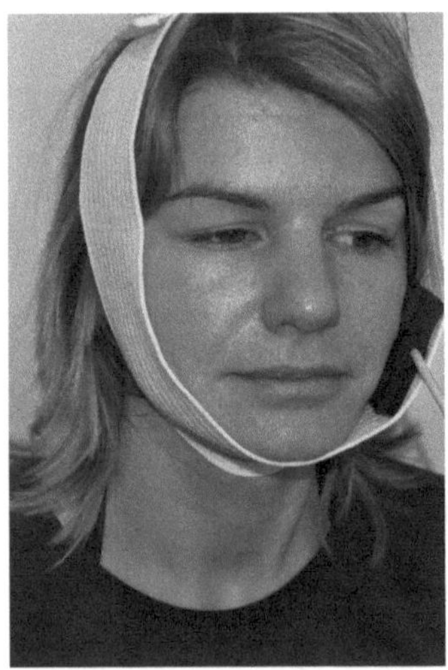

Abb. 11.16: Tetrapolarelektrode bei Trigeminusneuralgie (Mittelfrequenz)

Interferenzstrom 100 – 200 Hz (Mittelfrequenz)

Elektrodenanlage

Kleine Tetrapolarelektrode, im Kreuzungsfeld sollen die betroffenen Schmerzareale liegen.

Sollte der Patient hypersensibel sein, und die Elektrodenanlage nicht tolerieren, ist durch Touchieren mit der Elektrode eine Desensibilisierung zu erreichen.

Dosierung

- Intensität: deutlich sensibel überschwellig
- Dauer: 20 Min.

11.4.2 Okzipitalneuralgie

Schmerzhafte Zustände im Bereich des N. occipitalis.

Häufig können Okzipitalneuralgien einen Hinweis auf Frühsymptome eines Hirn- oder Halsmarktumors sein. Daher ist die Diagnose Okzipitalneuralgie mit Vorsicht zu stellen.

Symptome

Halbseitige, oder beidseitige Schmerzen im Hinterhauptsbereich

Befund

Schmerzen mittels VA-Skala messen

Therapieziele

Schmerzen reduzieren

Elektrotherapeutische Verfahren

Niederfrequenz, Mittelfrequenz

Kontraindikationen ☞ 16

Diadynamische Ströme, Stromform CP, 50/100 Hz (Niederfrequenz)

Elektrodenanlage

kleine Punktelektroden im Elektrodenbügel an den schmerzhaften Austrittspunkten am Okziput

Dosierung

- Intensität: sensibel überschwellig
- Dauer: 7 – 10 Min.

Interferenzstrom 100–200 Hz (Mittelfrequenz)

Elektrodenanlage

kleine Tetrapolarelektroden, die Schmerzpunkte liegen im Kreuzungsfeld

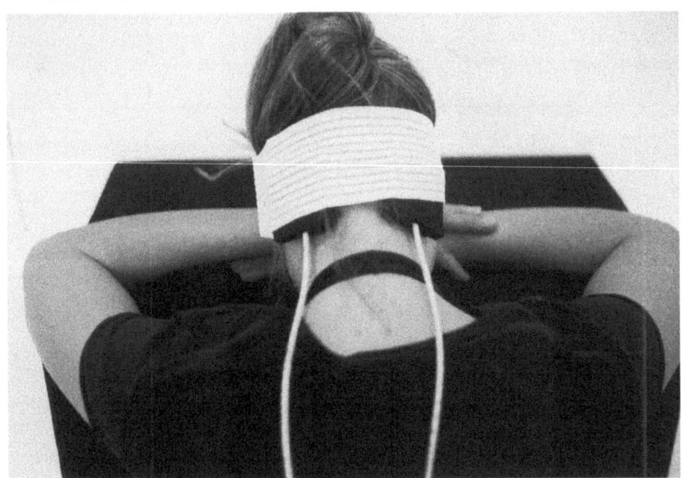

Abb. 11.17: doppelte Tetrapolarelektrode im Bereich des Okziput

Dosierung

- Intensität: deutlich sensibel überschwellig
- Dauer: 20 Min.

11.4.3 Interkostalneuralgie

Neuralgie eines oder mehrer Zwischenrippennerven mit Schmerzen in den entsprechenden Interkostalräumen.

Symptome

- Schmerzen
- Schonhaltung
- Einschränkung der Atemexkursionen

Befund

- Schmerzen mittel VA-Skala messen
- obligatorischen physiotherapeutischen Atembefund erstellen

Therapieziele

- Schmerzen reduzieren
- Schonhaltung korrigieren
- Atemfunktion verbessern

Elektrotherapeutische Verfahren

Mittelfrequenz

Kontraindikationen

- Differenzialdiagnostisch ist eine Interkostalneuritis, sowie Herpes Zoster auszuschließen.
- ☞16

Amplitudenmodulierter Strom (AMS) 100 Hz (Mittelfrequenz)

Elektrodenanlage

Entweder segmentale oder lokale Elektrodenanlage in dem betroffenen Gebiet, die Größe der Elektroden ist abhängig von der Anzahl der betroffenen Interkostalräume.

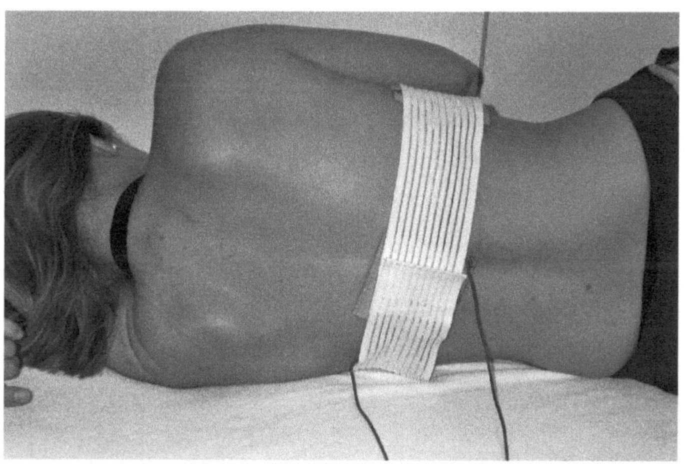

Abb. 11.18: Interkostalneuralgie, Elektrodenanlage im betr. Segment (AMS)

Dosierung

- Intensität: sensibel überschwellig
- Dauer: 20–30 Min.

Kombinationsmöglichkeiten

- Atemtherapie
- milde hydrotherapeutische Verfahren

11.4.4 Ischialgie

Akute oder chronische Reizung des N. ischiadicus.

Symptome

- Schmerzen im Versorgungsbereich des N. ischiadicus
- Schonhaltung
- Schmerzausstrahlung in die Dorsalseite des Beines
- sensible und motorische Störungen können mit auftreten

Befund

- lokale Druck- und Klopfempfindlichkeit der Valleix-Punkte
- diverse Testverfahren, z. B. Lasègue positiv
- Schmerzen mittels VA-Skala messen
- Sensibilität prüfen
- Reflexverhalten testen

Therapieziele

- Schmerzen reduzieren
- Beweglichkeit verbessern

Elektrotherapeutische Verfahren

Niederfrequenz, Mittelfrequenz

Kontraindikationen ☞ 16

Diadynamische Ströme (DF) 100 Hz, (CP/LP) 50/100 Hz (Niederfrequenz)

Elektrodenanlagen

1. Phase: Initialbehandlung große Plattenelektroden, Anode im Wurzelgebiet, Kathode unter den Fuß (DF)

2. Phase: paravertebrale Applikation, 2 Schalenelektroden im Bügel im ausgetesteten Wurzelgebiet (CP)

3. Phase: Nerverstammapplikation, kleine Schalenelektroden im Bügel, z. B. auf dem Ischiasprüfpunkt, die 2. Elektrode in der Fossa poplitea (CP)

4. Phase: Schmerzpunktapplikation mit Schalenelektroden im Bügel, die Valleix-Punkte, sowie die Restschmerzpunkte desensibilisieren (CP/LP)

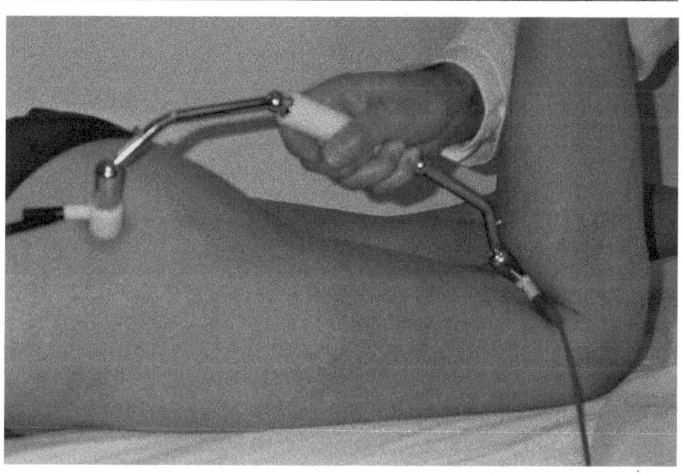

Abb. 11.19: Ischialgie, Nervenstammapplikation am N. ischiadicus

Dosierung

- Intensität: sensibel deutlich überschwellig
- Dauer: jede Applikation 4–5 Min.
- Häufigkeit: akut tägl., subakut 2x/Wo.

Interferenzstrom, 100–200 Hz (Mittelfrequenz)

Elektrodenanlage

Stufenbettlagerung, Elektroden über dem Wurzelgebiet und auf der Dorsalseite des Oberschenkels

Dosierung

- Intensität: sensibel deutlich überschwellig
- Dauer: 20–30 Min.

Kombinationsmöglichkeiten

- Nervenmobilisation
- Traktion im Schlingentisch

11.5 Bandscheibenerkrankungen

In diesem Kapitel werden nur die konservativ behandelbaren Bandscheibenvorwölbungen angesprochen. Auf Grund der mannigfaltigen Symptomatologien anderer Bandscheibenerkrankungen wurde wegen des weniger erfolgversprechenden Behandelns mit Elektrotherapie auf die Beschreibung verzichtet.

Symptome

- Bandscheibenvorwölbung
- Schmerzen im betroffenen Areal, u. U. Schmerzausstrahlung bis M. gluteus/dorsaler Oberschenkel, ☞ 11.4.4

Befund

Schmerzen mittels VA-Skala messen

Therapieziele

- Schmerzen reduzieren
- Motilität wiederherstellen

Elektrotherapeutische Verfahren

Niederfrequenz

Kontraindikation ☞ 16

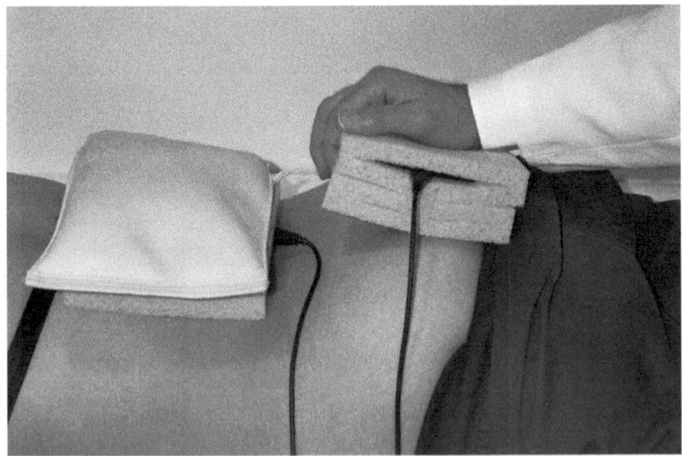

Abb. 11.20: Bandscheibenerkrankung, URS, segmentale Applikation

Ultrareizstrom (URS), 143 Hz (Niederfrequenz)

Elektrodenanlage
segmentale Applikation, Kathode liegt im Schmerzbereich

Dosierung
- Intensität: Applikationsschema nach Träbert
- Dauer 15 Min.

Kombinationsmöglichkeiten

- Manuelle Therapie
- Schlingentisch

11.6 Lumbago

Sammelbegriff für Rückenschmerzen im lumbalen Bereich.

Symptome
akute lumbale Schmerzen

Befund
Schmerzen mittel VA-Skala messen

Therapieziele
- Schmerzen reduzieren
- Muskulatur detonisieren

Elektrotherapeutische Verfahren

Mittelfrequenz, Licht- und Strahlentherapie

Kontraindikationen ☞ 16
Es dürfen keine akut entzündlichen Prozesse behandelt werden.

Interferenzstrom 100 – 200 Hz (Mittelfrequenz) mit gleichzeitiger Wärmebehandlung durch Infrarot-, oder Rotlichtbestrahlung (Licht- und Strahlentherapie)

Elektrodenanlage
Vakuum-, oder Plattenelektroden, die Schmerzareale liegen im Kreuzungsfeld, zuzüglich mit Infrarot-, oder Rotlicht bestrahlen

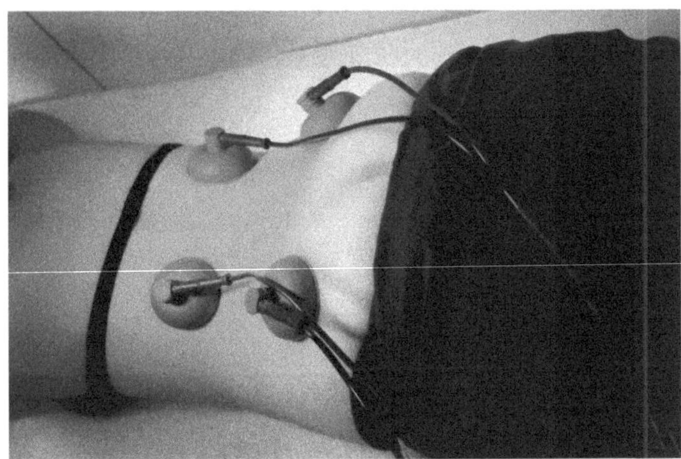

Abb. 11.21: IF-Behandlung mit gleichzeitiger IR-Bestrahlung bei Lumbago

Dosierung

- Intensität: sensibel deutlich überschwellig
- Dauer: 20 Min.
- Abstand zur Strahlenquelle: 50 cm

Kombinationsmöglichkeiten

- Becken-Beinaufhängung im Schlingentisch
- Brüggertherapie

11.7 Kopfschmerzen

Hierunter sind alle nichtspezifischen Kopfschmerzen zu verstehen. Vom Gelegenheitskopfschmerz bis zum Knötchenkopfschmerz.

Symptome

Unspezifische Kopfschmerzen mit Kopfdruck

Befund

- Schmerzen mittel VA-Skala messen
- Schmerztagebuch anlegen

Therapieziele

- Schmerzen reduzieren
- Abstände zwischen den Kopfschmerzsensationen verlängern

Elektrotherapeutische Verfahren

Mittelfrequenz

Kontraindikationen

- Fieberhafte und infektiöse Kopfschmerzen sind von der Behandlung auszuschließen, ebenfalls Kopfschmerzen nach Traumata. Spezifische Kopfschmerzbehandlungen sind unter ☞11.4.1, ☞11.4.2, ☞11.8 beschrieben.
- ☞16

Interferenzstrom 200 Hz (Mittelfrequenz)

Elektrodenanlage

transzerebrale Durchflutung

Dosierung

- Intensität: sensibel schwellig
- Dauer: 10–20 Min.

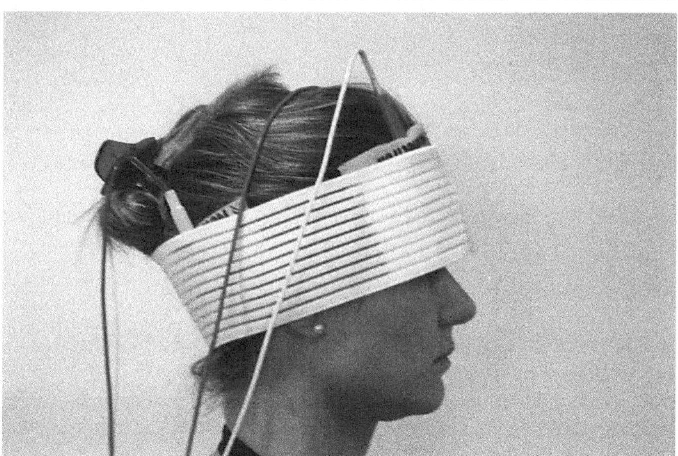

Abb. 11.22: Kopfschmerzen, transzerebrale Durchflutung (Mittelfrequenz)

11

Kombinationsmöglichkeiten

- Entspannungstherapie
- Reflexzonenbehandlungen

11.8 Migräne

Die Ursachen der Migräne sind mannigfaltig und lassen sich nur schwer klassifizieren. Eine häufig verwandte Definition der Migräne in der Physiotherapie lautet: „Die Migräne ist die zweithäufigste primäre Kopfschmerzerkrankung mit heftigen Schmerzattacken und vegetativen Begleiterscheinungen“.

Symptome

- halbseitige Kopfschmerzattacken
- Übelkeit
- Erbrechen
- Lichtempfindlichkeit
- Lärmempfindlichkeit
- Einige Patienten haben vor dem eigentlichen Migräneanfall eine Aura.

Befund

- Schmerzen mittels VA-Skala messen
- vegetative Symptome definieren

Therapieziele

- Schmerzen reduzieren
- Anfallshäufigkeit reduzieren

Elektrotherapeutische Verfahren

Niederfrequenz

Kontraindikationen ☞ 16

Diadynamische Ströme (CP), 50–100 Hz (Niederfrequenz)

Elektrodenanlage

gangliotrope Elektrodenanlage am Ganglion cervicale superior mit kleinen Schalenelektroden im Bügel, Behandlungsbeginn auf der nicht betroffenen Seite, später auf der betroffenen Seite

Dosierung

- Intensität: sensibel überschwellig
- Dauer: 3–5 Min.

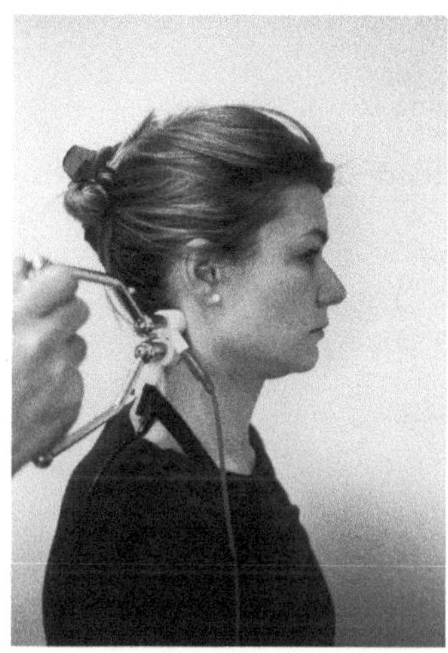

Abb. 11.23: Migräne, gangliotrope Applikation (Niederfrequenz)

Kombinationsmöglichkeiten

- Bindegewebsmassage
- Entspannungstherapie

11.9 Schlafstörungen

Bei den Schlafstörungen werden die Einschlafstörungen und die Durchschlafstörungen unterschieden. Lediglich die Einschlafstörungen eignen sich zur Behandlung mittels Elektrotherapie. Einschlafstörungen sind häufig ein Symptom einer psychisch oder körperlich bedingten Erkrankung.

Symptome
Einschlafstörungen

Befund
periodische Untersuchung des Schlafverhaltens

Therapieziele
Einschlafstörungen verringern

11

Elektrotherapeutische Verfahren

Mittelfrequenz

Kontraindikationen ☞ 16

Amplitudenmodulierter Strom (AMS), 200 Hz (Mittelfrequenz)

Elektrodenanlage

2 Elektroden im Bereich der Schläfen mit Klettband befestigen

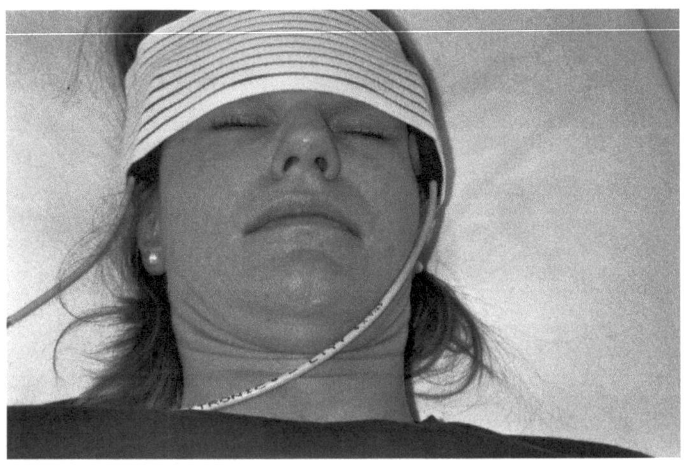

Abb. 11.24: Elektrodenanlage an den Schläfen (AMS) bei Schlafstörung

Dosierung

- Intensität: sensibel schwellig
- Dauer: 30–45 Min.
- Frequenzempfehlung: 20x, tägl.

Kombinationsmöglichkeiten

- Entspannungstechniken
- sedierende Bäder

 Die Behandlung muss in einem reizarmen Umfeld erfolgen.

11.10 Schiefhals - Torticollis spasmodicus

Knöchern, muskulär oder nerval bedingte fixierte Schiefstellung des Kopfes mit Neigung zur Erkrankten und Rotation zur gesunden Seite. Der nerval bedingte (spastische Schiefhals) und der knöchern fixierte Schiefhals sind für eine Behandlung mit Elektrotherapie wenig erfolgversprechend.

Symptome

- Seitneigung des Kopfes
- Rotation zur Gegenseite
- verstärkte HWS-Extension
- verkürzter Sternokleidomastoideus

Befund

- Gelenkfunktion der Halswirbelkörpergelenke prüfen
- Dehnfähigkeit der Muskulatur testen
- Muskeltonus prüfen

Therapieziele

Korrektur der Kopfhaltung

Elektrotherapeutische Verfahren

Niederfrequenz

Kontraindikationen

- Distorsionsspasmen
- ☞16

Niederfrequenz/TENS

zur Muskeldetonisierung 100 Hz
zur Muskelkräftigung 10–20 Hz

Vorgehensweise wie oben beschrieben bei einem 2-Kanal-TENS-System möglich. 1-Kanal-System, Frequenz dem Therapieziel entsprechend einstellen.

Elektrodenanlage

Klebeelektroden im Bereich der zu behandelnden Muskulatur

11

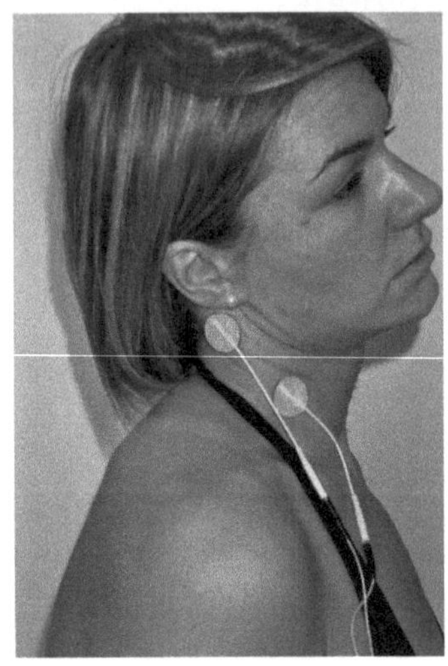

Abb. 11.25: TENS-Behandlung bei Schiefhals

Dosierung

- Intensität: zur Tonussenkung sensibel überschwellig, zur Muskelstimulation motorisch überschwellig
- Dauer: zur Detonisierung 20–30 Min./zur Muskelkräftigung bis zur Ermüdbarkeitsgrenze

Kombinationsmöglichkeiten

- Querdehnungen
- Haltungskorrektur
- Wärme, z. B. Heiße Rolle
- Extensionsmassage, auch im Schlingentisch

11.11 Muskelerkrankungen

Muskelerkrankungen können die verschiedenartigsten Genesen haben. Eine Einteilung ist von den Myopathien bis hin zur Muskeldystrophie (Muskelschwund) in der Literatur beschrieben. In den meisten Fällen ist eine Heilung nicht möglich, dennoch kann die Elektrotherapie dazu beitragen, die Mobilität und daraus resultierend die Lebensqualität des Patienten zu verbessern. Eine Elektrotherapie ist indiziert, um den Muskelabbau zu verlangsamen.

Symptome
Degeneration der Muskulatur

Befund
Muskelstatus erheben

Therapieziele
Muskelfunktionen möglichst lange erhalten

Elektrotherapeutische Verfahren

Mittelfrequenz

Kontraindikationen ☞ 16

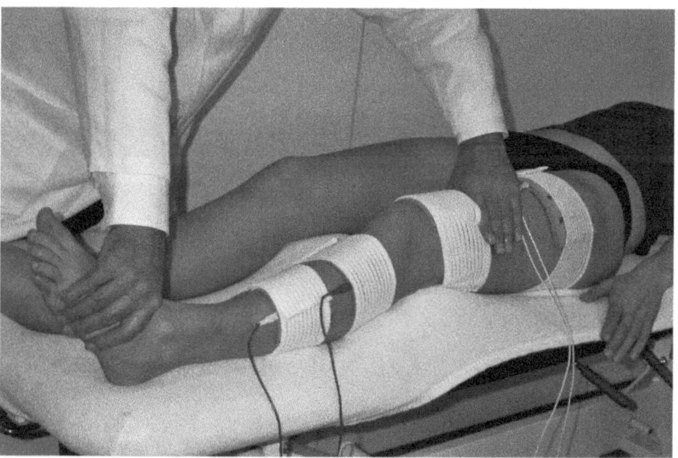

Abb. 11.26: AMS-Strom, gleichzeitige Reizung Ober- und Unterschenkel bei Muskelerkrankung

11

Amplitudenmodulierter Strom (AMS), 10–20 Hz (Mittelfrequenz)

Elektrodenanlage
großflächige Plattenelektroden im Bereich der zu behandelnden Muskulatur applizieren

Dosierung
- Intensität: motorisch überschwellig
- Dauer: bis zur Ermüdbarkeitsgrenze

Kombinationsmöglichkeiten

- Klopf-Druck-Massage
- Heliotherapie
- Atemtherapie

Klopf-Druck-Massage kann auch mit Ultraschall durchgeführt werden; dabei ist der Schallkopf im Sinne der Druckmassage mit intermittierendem Druck zu bewegen. 0,1 W/cm², 3–5 Min.

11.12 Paraesthesien

Missempfindungen auf der Haut in Form von Kribbeln oder Brennen.

Befund
- Oberflachensensibilität testen
- gestörte Areale eingrenzen

Therapieziele
normales Empfinden wieder herstellen

Elektrotherapeutische Verfahren

Niederfrequenz

Kontraindikationen ☞ 16

Stabiler faradischer Strom, 50 Hz (Niederfrequenz)

Elektrodenanlage
mit Rollen-, oder Pinselektrode das betroffene Gebiet reizen, Gegenelektrode z. B. Oberschenkel, LWS, oder HWS

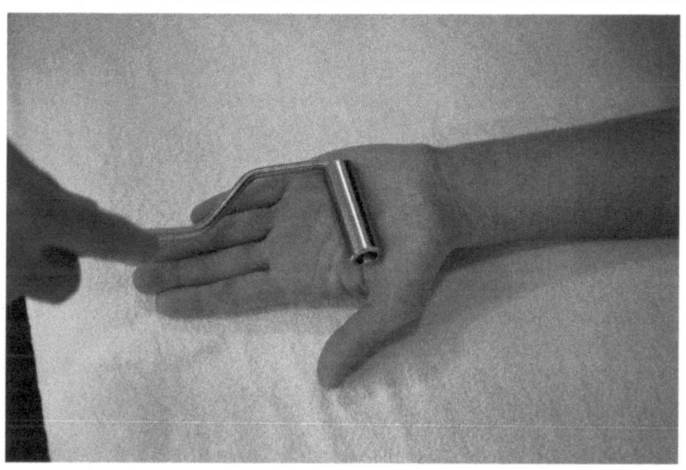

Abb. 11.27: Einsatz der Rollenelektrode bei Sensibilitätsstörungen der Handinnenfläche

Dosierung

- Intensität: deutlich sensibel schwellig
- Dauer: 20 Min.

Die sensible Reizschwelle muss natürlich an einer nicht betroffenen Hautstelle erprobt werden.

Kombinationsmöglichkeiten

- hydroelektrisches Zellenbad
- Eisabtupfungen
- Hautreizungen mit dem Igelball

12

Innere Medizin

12.1 Arterielle Durchblutungsstörungen

12.1.1 Endangitis obliterans - Winiwarter-Buerger-Krankheit

Chronische Entzündung der Gefäßinnenwände. Besonders sind die peripheren Gefäße betroffen. Tritt am häufigsten bei Männern zwischen dem 20. und 40. Lebensjahr auf.

Symptome

- blasse Haut
- im frühen Stadium kalte Akren (Spitzen von Fingern und Zehen)
- im weiteren Stadium aufsteigendes Kältegefühl an der betroffenen Extremität
- Muskelbelastungsschmerz, Claudicatio intermittens (Schaufensterkrankheit)
- später auch Schmerzen in Ruhe und Parästhesien möglich

Befund

- periphere Pulse tasten
- Temperatur festlegen
- Gehstrecke bestimmen

Therapieziele

- Schmerzen reduzieren
- Gehstrecke verlängern
- Durchblutung verbessern

Elektrotherapeutische Verfahren

Niederfrequenz

Kontraindikationen

- Arterielle Durchblutungsstörung des Stadiums III nach Fontaine ist eine relative Kontraindikation, das Stadium IV nach Fontaine stellt eine absolute Kontraindikation dar.
- ☞16

Galvanisation 0 Hz (Niederfrequenz)

Elektrodenanlage

- bipolar, wenn lediglich eine Extremität betroffen ist
- tripolar, wenn beide Extremitäten betroffen sind
- Längsdurchflutung

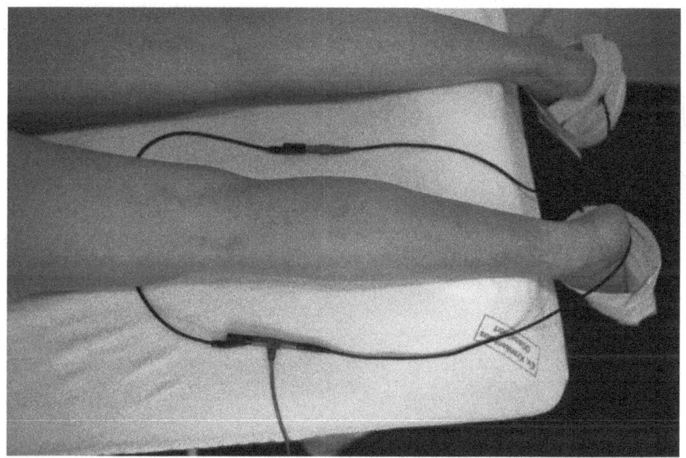

Abb. 12.1: Durchflutung beider Beine bei arterieller Durchblutungsstörung

Die Endstrombahnen der Finger oder Zehen, müssen mit den Elektrodenschwämmen bedeckt sein, die Kathode liegt immer in der Peripherie. Die Anode liegt zwischen den Schulterblättern, oder im Bereich des Os sacrums.

Dosierung

- Intensität: sensibel schwellig, bei Parästhesien von 0,1 bis max. 0,3 mA/cm^2 Plattenelektrode
- Dauer: bis zu 20 Min.

Alternativ ist auch eine Behandlung im hydroelektrischen Voll-, oder Teilbad möglich.

Kombinationsmöglichkeiten

- alle Formen des physiotherapeutischen Gefäßtrainings zur Bildung von Kollateralkreisläufen
- Bindegewebsmassage
- Wechselgüsse (im Anfangsstadium und zur Prophylaxe)

12.1.2 Arteriosklerose

Lumenverengung durch Ablagerungen an der Gefäßinnenwand der Arterien. Elastizitätsverlust der Gefäße

12

Symptome

- blasse Haut
- im frühen Stadium kalte Akren (Spitzen von Fingern und Zehen)
- im weiteren Stadium aufsteigendes Kältegefühl an der betroffenen Extremität
- Muskelbelastungsschmerz, Claudicatio intermittens (Schaufensterkrankheit)
- später auch Schmerzen in Ruhe und Parästhesien möglich

Befund

- periphere Pulse tasten
- Temperatur festlegen
- Gehstrecke bestimmen

Therapieziele

- Schmerzen reduzieren
- Durchblutungssituation verbessern
- Gehstrecke verlängern

Elektrotherapeutische Verfahren

Niederfrequenz

Kontraindikationen

- Arterielle Durchblutungsstörung des Stadiums III nach Fontaine ist eine relative Kontraindikation, das Stadium IV nach Fontaine stellt eine absolute Kontraindikation dar.
- ☞16

Impulsgalvanisation IG 50 mit einer Schwellfrequenz von 8 Schwellungen/Min. (Niederfrequenz)

Elektrodenanlage
Anode Lumbalregion, Kathode distaler Abschnitt des Oberschenkels

Dosierung
Intensität: motorisch überschwellig
Dauer: 20 Min.

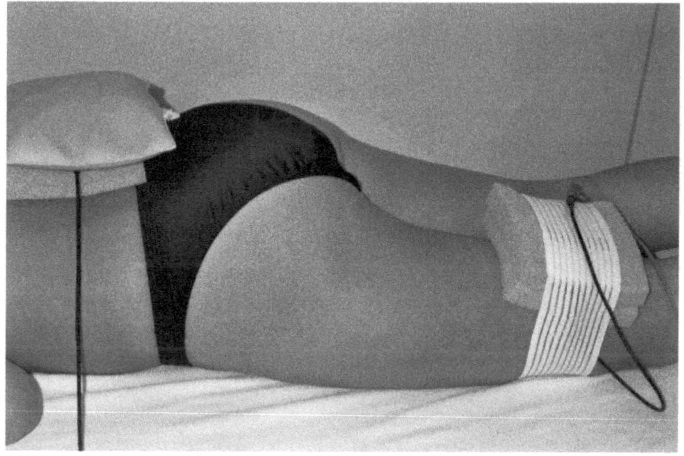

Abb. 12.2: Impulsgalvanisation bei Arteriosklerose

Kombinationsmöglichkeiten

- alle Formen des physiotherapeutischen Gefäßtrainings zur Bildung von Kollateralkreisläufen
- Bindegewebsmassage
- Wechselgüsse (im Anfangsstadium und zur Prophylaxe)

12.1.3 Morbus Raynaud

Durch Kälte oder emotionalen Stress ausgelöste Gefäßkrämpfe mit ischämischen Schmerzen, meist an der oberen Extremität auftretend, überwiegend junge Frauen betreffend.

Symptome

Intervallartig auftretender ischämischer Schmerz in den Fingern

Befund

- Schmerzen mittels VA-Skala messen
- Hauttemperatur palpieren
- periphere Pulse tasten

Therapieziele

- Schmerzen reduzieren
- vegetatives Gleichgewicht wieder herstellen

Elektrotherapeutische Verfahren

Niederfrequenz

Kontraindikationen ☞ 16

12

Diadynamische Ströme DF 100 Hz (Niederfrequenz)

Elektrodenanlage Phase I
gangliotrope Applikation am Ganglion stellatum

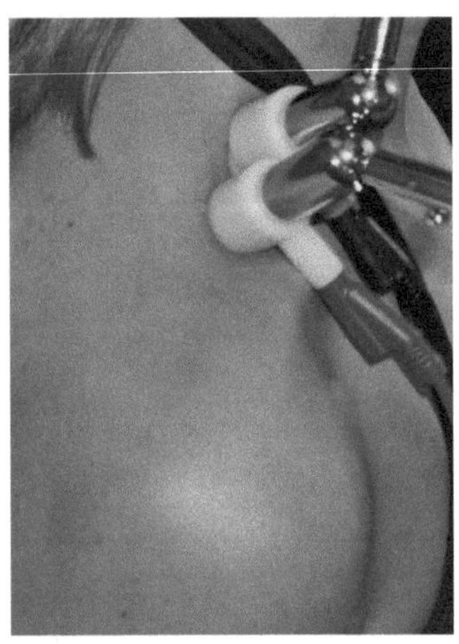

Abb. 12.3: Morbus Raynaud, gangliotrope Applikation am Ganglion stellatum (Niederfrequenz)

Dosierung
- Intensität: deutlich sensibel überschwellig
- Dauer: 3–5 Min.

Elektrodenanlage Phase II
Kathode unter die Handfläche, Anode zwischen die Schulterblätter

Dosierung
- Intensität: sensibel überschwellig
- Dauer: 15 Min.

Kombinationsmöglichkeiten

- Bindegewebsmassagen
- milde, warme hydrotherapeutische Maßnahmen

12.2 Venöse Durchblutungsstörungen - Chronisch venöse Insuffizienz

Infolge der gestörten Hämodynamik kommt es zum retrograden Blutfluss und somit zu venösen Stauungen. Dies ist eine der häufigsten Gefäßerkrankungen in der Praxis und betrifft 3xhäufiger Frauen.

Symptome

- trophische Störungen der Haut
- Blaufärbung
- Ödeme

Befund

- Umfang messen
- Stauungsödeme palpieren

Therapieziele

- venösen Rückfluss anregen
- Ödeme resorbieren

Elektrotherapeutische Verfahren

Niederfrequenz

Kontraindikationen

- chronisch venöse Insuffizienzen der Stadien II und III
- ☞16

Galvanisation 0 Hz (Niederfrequenz)

Elektrodenanlage

eine große Elektrode im Bereich der LWS, 2 kleinere Elektroden unter die Füße (Zehen müssen mit eingeschlossen sein)

Nach der Hälfte der Behandlungszeit ist umzupolen. Die Beine sind so zu lagern, dass der venöse Rückfluss gefördert wird.

Dosierung

- Intensität: sensibel überschwellig
- Dauer: 2x10 Min.

Diadynamische Ströme CP 50/100 Hz (Niederfrequenz)

Elektrodenanlage

Transregional im Bereich der ödematösen Schwellung (Es ist hier auf die entsprechende Lagerung der Beine zu achten.)

Dosierung
- Intensität: deutlich sensibel überschwellig
- Dauer: 15 Min.

Kombinationsmöglichkeiten
- kalte Güsse
- Bewegungstherapie
- Bindegewebsmassage

12.3 Ulcus cruris

Aufgrund von chronischen arteriellen und venösen Verschlusserkrankungen kommt es zu einem Substanzdefekt der Haut. 1,4 Millionen der Bundesbürger Deutschlands leiden unter einem Ulcus cruris.

Symptome
- penetrierender Ulcus
- Schmerzen im Bereich des Ulcus

Befund
Größe des Ulcus cruris festlegen

Therapieziele
- Schmerzen reduzieren
- Abheilungsvorgänge beschleunigen

Elektrotherapeutische Verfahren
Ultraschall

Kontraindikationen ☞ 16

Gleichschall (Ultraschall)
Applikation
Dynamische Schallkopfführung um das Ulcus cruris herum

 Es ist darauf zu achten, dass kein Kopplungsmittel in die Wunde gerät.

Dosierung
- Intensität: 0,5 W/cm^2 Schallkopffläche
- Dauer: 7–10 Min.

In der wissenschaftlichen Fachliteratur ist neben der Ultraschalltherapie auch die Wundgalvanisation beschrieben. Dieses Verfahren ist sehr aufwändig und wird im Rahmen dieses Leitfadens nicht beschrieben.

Kombinationsmöglichkeiten

- Manuelle Lymphdrainage nach Dr. Vodder
- Bindegewebsmassage

12.4 Vegetative Dystonie

Bei der Vegetativen Dystonie kommt es zu charakteristischen Funktionsstörungen verschiedener Organe. Wissenschaftlich ist der Begriff Vegetative Dystonie umstritten. Kritiker betrachten ihn als Verlegenheitsdiagnose. Die Vegetative Dystonie tritt auf, wenn das Gleichgewicht zwischen Erholung und Aktivitäten aus dem Takt geraten ist. Gerade in der heutigen hektischen Zeit, tritt dieses Krankheitsbild vermehrt auf.

Symptome

- Nervosität, Reizbarkeit
- Atemstörungen
- Kopfschmerzen
- Verkrampfungen der Muskulatur
- Herzrythmusstörungen
- Gefäßkrämpfe
- Krämpfe im Verdauungstrakt

In eher seltenen Fällen tritt die vegetative Dystonie in Form von Müdigkeit, Antriebslosigkeit und Vergleichbarem auf.

Therapieziele

Gleichgewicht des Vegetativums wieder herstellen

Elektrotherapeutische Verfahren

Magnetfeld, Niederfrequenz

Kontraindikationen ☞16

Pulsierende Magnetfeldtherapie (Magnetfeld)

Elektrodenanlage

Patient wird auf die Magnetfeldmatte gelegt

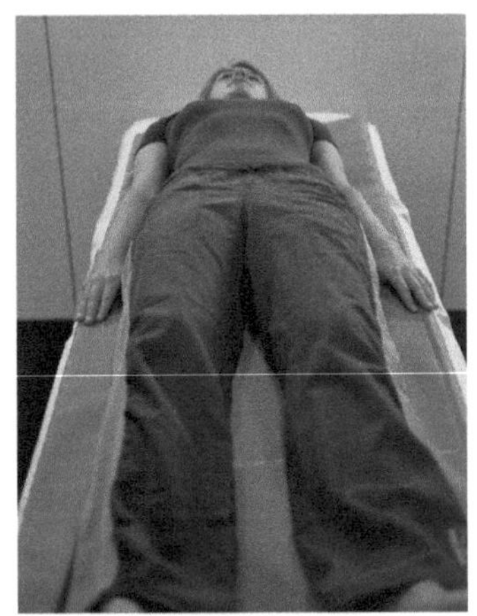

Abb. 12.4: Magnetfeldmatte bei Vegetativer Dystonie

Dosierung
Intensität: anfangs 20 Gauß, je nach Toleranz steigern, Hz nach Behandlungsziel wählen
Dauer: 30–40 Min.

Galvanisation/Stangerbad 0 Hz (Niederfrequenz)

Elektrodenanlage
- bei übererregbaren Patienten Längsdurchflutung, Kathode an den Füßen
- bei Ermüdungszuständen Längsdurchflutung, Kathode im Kopfbereich

Die Wassertemperatur richtet sich nach den verschiedenen Typen der vegetativen Dystonie. Absteigende Polung 37°, aufsteigende Polung 34°.

Kombinationsmöglichkeiten

- Ordnungstherapie
- Kneippanwendungen
- Bindegewebsmassage
- Bewegungstherapie
- Entspannungstherapie
- Stressbewältigung

12.5 Bronchitis

Durch verschiedene exogene Reize ausgelöste Entzündung der Bronchialschleimhaut.

Symptome
- chronischer Husten mit Auswurf
- Belastungsdyspnoe

Befund
Für die nachfolgende Atemtherapie ist der standardisierte physiotherapeutische Atembefund obligat.

Therapieziele
- Spasmen der Bronchien lösen
- Sekret lösen
- Durchblutung fördern

Elektrotherapeutische Verfahren

Hochfrequenz

Kontraindikationen ☞16

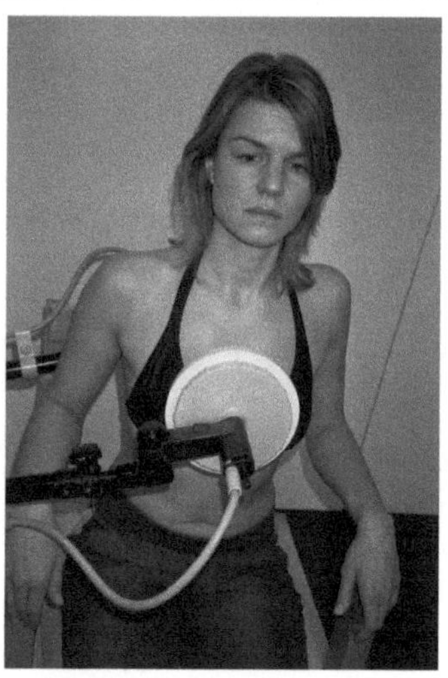

Abb. 12.5: Bronchitis, Bestrahlung mit Kondensatorfeldmethode

Kurzwelle 27,12 MHz (Hochfrequenz)

Applikation

Kondensatorfeldmethode mit zwei großen Schliephake-Elektroden, Anlage in Form einer sagittalen Thoraxdurchflutung (Brust/Rücken), EHA 3–4 cm

Dosierung

- Intensität: III nach Schliephake
- Dauer: 10–20 Min.

Bei akuten Erkrankungen kürzere Behandlungszeit und geringere Dosis; bei chronischen Geschehen längere Behandlungszeit und höhere Dosis.

Kombinationsmöglichkeiten

- Atemtherapie
- Bindegewebsmassage
- Inhalationstherapie

12.6 Pneumonie

Akute oder chronische Lungenentzündung. Ursache meist infektiös.

Symptome

- Vielfach ohne Vorzeichen beginnt die Krankheit mit Schüttelfrost und Fieber. *In diesem akuten Stadium ist eine Behandlung mit Elektrotherapie kontraindiziert.*
- im subakuten Stadium atmungsabhängige Pleuraschmerzen
- Verschleimung und Husten

Befund

Für die nachfolgende Atemtherapie ist der standardisierte physiotherapeutische Atembefund obligat.

Therapieziele

- Unterstützung der medikamentösen Therapie
- Entzündung hemmen

Elektrotherapeutische Verfahren

Hochfrequenz

Kontraindikationen ☞16

Kurzwelle 27,12 MHz (Hochfrequenz)

Applikation

Spulenfeldmethode (Diplode), ventrale Applikation mit der beschriebenen Elektrode

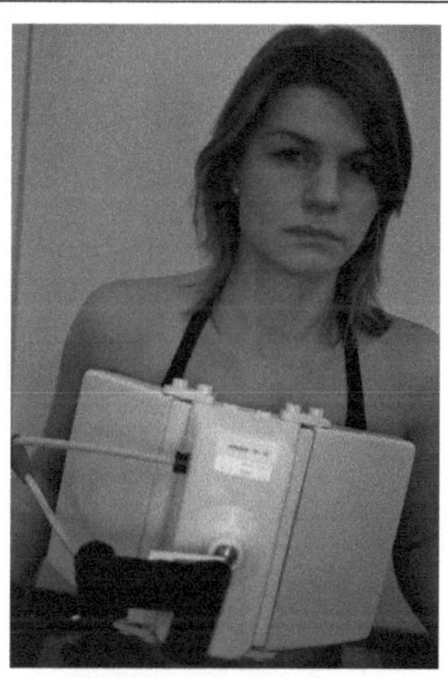

Abb. 12.6: Pneumonie, Behandlung mit der Diplode

Dosierung

Intensität: II–III nach Schliephake
Dauer: 10 Min.

Kombinationsmöglichkeiten

- Atemtherapie
- Inhalationstherapie
- Bindegewebsmassage

12.7 Asthma bronchiale

In Anfällen auftretende Atemnot aufgrund variabler und reversibler Verengungen der Bronchialäste.

Symptome
- Überblähung des Brustkorbes
- erschwerte Ausatmung

Befund
Für die nachfolgende Atemtherapie ist der standardisierte physiotherapeutische Atembefund obligat.

Therapieziele
- Atemfunktion verbessern
- Bronchospasmus senken

Elektrotherapeutische Verfahren

Mittelfrequenz, Hochfrequenz

Kontraindikationen ☞ 16

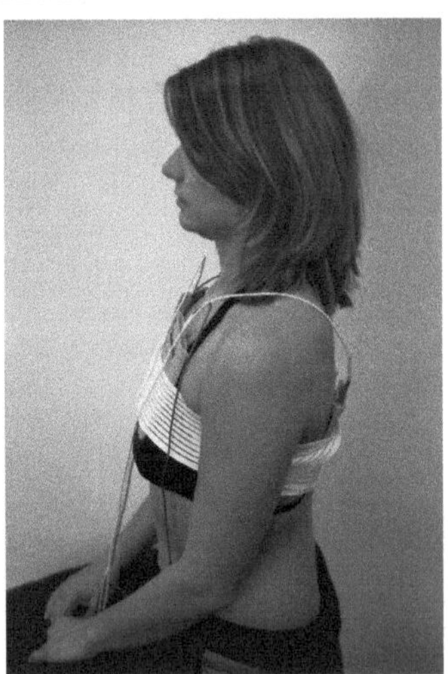

Abb. 12.7: Behandlung mit Interferenzstrom bei Asthma bronchiale

Interferenzstrom 100 Hz (Mittelfrequenz)

Insbesondere um die Atemfunktion zu verbessern.

Elektrodenanlage
Plattenelektroden, zwei Elektroden bedecken die beiden Mm. pectorales, zwei weitere im Bereich des M. latissimus dorsi rechts und links

Dosierung
Intensität: sensibel schwellig
Dauer: 20–30 Min.

Kurzwelle 27,12 MHz (Hochfrequenz)

Insbesondere um Bronchospasmen zu senken.

Applikation
Zwei große Schliephake-Elektroden transsagittale Brustkorbdurchflutung

Dosierung
Intensität: II nach Schliephake
Dauer: zu Beginn 3–5 Min., steigernd bis zu max. 10 Min.

Kombinationsmöglichkeiten

- Atemtherapie
- Inhalationstherapie
- Entspannungstherapie
- Bindegewebsmassage

12.8 Herzkatheter-Hämatom

Bei der Herzkatheter-Untersuchung, bei der der Herzkatheter über die Leiste eingeführt wird, treten häufig großflächige Hämatome in der Leistengegend auf.

Befund
Hämatomgröße festlegen

Therapieziele
Hämatom resorbieren

Elektrotherapeutische Verfahren

Ultraschall

Kontraindikationen ☞ 16

Gleichschall (Ultraschall)

Applikation

Dynamische Schallkopfführung

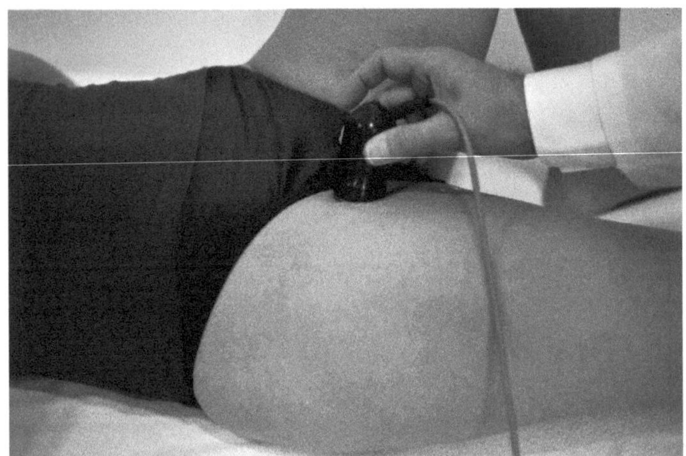

Abb. 12.8: Ultraschall bei Herzkatheterhämatom

Dosierung

Intensität: 0,7 bis 0,9 W/cm^2 Schallkopffläche
Dauer: in Abhängigkeit der Größe des Hämatoms 8–10 Min.

Kombinationsmöglichkeiten

milde Kaltwaschungen

12.9 Obstipation - Obstructio alvi

Aufgrund einer Darmträgheit kommt es zu einer verminderten Stuhlfrequenz. Die Darmträgheit kann von unterschiedlicher Genese sein.

Symptome

- weniger als 3x pro Woche abführen
- Blähbauch
- notwendiges starkes Pressen bei der Defäkation

Befund

Bauchdecke palpieren und die Form der Obstipation festlegen (spastisch oder atonisch)

Bei der spastischen Obstipation wird ein brettharter Bauch palpiert. Die Adduktoren sind verspannt. Völlegefühl. Bei der atonischen Obstipation schlaffe Bauchdecke.

Therapieziele

Darmfunktion normalisieren

Elektrotherapeutische Verfahren

Mittelfrequenz

Kontraindikationen

- jegliche Form des Ileus und mechanische Verschlüsse des Colons
- ☞16

Interferenzstrom 100 Hz (Mittelfrequenz) bei spastischer Obstipation

Elektrodenanlage

Plattenelektroden im Verlauf der schrägen Bauchmuskeln in Höhe des unteren Rippenbogens und im Bereich der Leiste

Dosierung

Intensität: sensibel schwellig
Dauer: 20–30 Min.

Interferenzstrom 5–10 Hz (Mittelfrequenz) bei atonischer Obstipation

Elektrodenanlage

Vakuumelektroden (ansonsten vgl. spastische Obstipation)

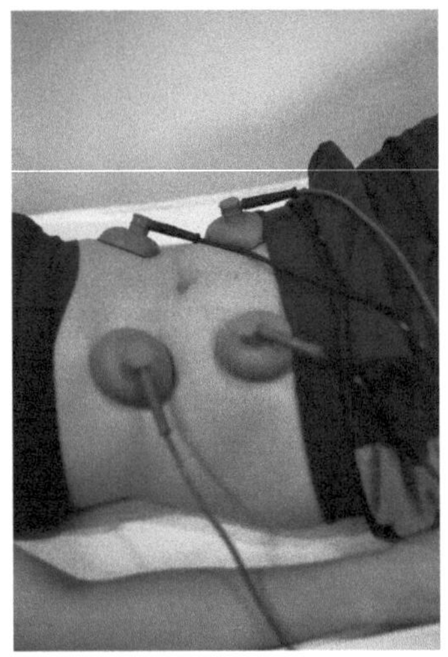

Abb. 12.9: Obstipationsbehandlung mit Vakuumelektroden

Dosierung

Intensität: deutlich sensibel überschwellig
Dauer: 15–20 Min.

Kombinationsmöglichkeiten

- Colonmassage nach Prof. Vogler
- Unterwasser-Druckstrahlmassage
- subaquales Darmbad
- Entspannungstechniken

12.10 Ödeme

Ansammlung wässriger Flüssigkeiten im Gewebe

Symptome
- je nach Lokalisation Schmerzen
- Bewegungseinschränkungen

Befund
- Schmerzen mittels VA-Skala messen
- Umfang messen
- Gelenkbeweglichkeit messen
- Ödemtest

Therapieziele
Ödeme resorbieren

Elektrotherapeutische Verfahren

Niederfrequenz, Mittelfrequenz

Kontraindikationen
- generalisierte Ödeme
- ☞16

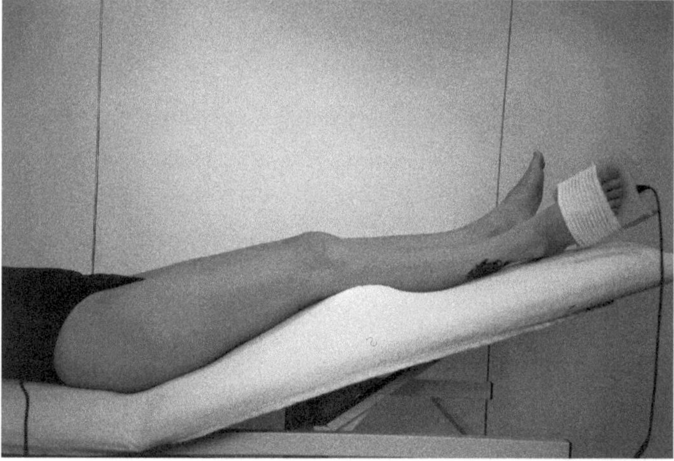

Abb. 12.10: transregionale Durchflutung in abflussfördernder Lagerung bei Ödemen

12

Diadynamische Ströme CP 50/100 Hz im rhythmischen Wechsel (Niederfrequenz)

Elektrodenanlage
transregional, großflächige Elektroden um das Ödem anlegen

Keine Stauungen durch Befestigungsbänder verursachen.

Dosierung
Intensität: sensibel schwellig
Dauer: 10 Min.

Unmodulierter Strom mittelfrequenter Strom 4000 Hz (Mittelfrequenz)

Elektrodenanlage
großflächige Plattenelektroden um das Ödem platzieren

Dosierung
Intensität: sensibel überschwellig
Dauer: 20–30 Min.

Kombinationsmöglichkeiten

- Manuelle Lymphdrainage nach Dr. Vodder
- aktive Bewegungstherapie

12.11 Dekubitus

Durch äußere längere Druckeinwirkung mit Kompression von Gefäßen entstehen trophische Störungen von Haut und Unterhautgewebe bis hin zur Nekrose.

Symptome
- Grad I: umschriebene Rötung
- Grad II: Hautdefekt
- Grad III: tiefer Hautdefekt
- Grad IV: tiefer Hautdefekt, bis zur Knochenbeteiligung
- darüber hinaus ab Grad II Schmerzsensationen bis hin zu ausgeprägten kontinuierlichen Schmerzen

Befund
- Schmerzen mittels VA-Skala messen
- Grad und Ausmaß des Dekubitus festlegen

Therapieziele
- Schmerzen reduzieren
- Dekubitus-Abheilung begünstigen

Elektrotherapeutische Verfahren

Licht- und Strahlentherapie, Ultraschall

Kontraindikationen ☞16

Blaulicht 420–480 nm (Lichttherapie)

Applikation
Lampe mit Blaulichtfilter, Abstand 15–25 cm (auf wundgereinigtem Dekubitus applizieren)
Dauer: 20–30 Min.

Gleichschall (Ultraschall)

Applikation
Dynamische Schallkopfführung, um die Wundränder herum

Es ist darauf zu achten, dass kein Kopplungsmittel in das Dekubitus gerät.

Dosierung
Intensität: 0,5 W/cm^2 Schallkopffläche
Dauer: 7–10 Min.

Kombinationsmöglichkeiten

- solange die Haut geschlossen ist, Eisabtupfungen
- Bindegewebsmassage

12.12 Post-Herpes-Zoster-Schmerzen

Äußerst hartnäckige und lang andauernde Schmerzzustände nach dem Abklingen des eigentlichen Herpes-Zoster.

Symptome
Schmerzen von mäßigem Dauerschmerz bis hin zum brennenden Schmerzgefühl

Post-Herpes-Zoster-Schmerzen sind die therapieresistentesten Schmerzsyndrome.

Symptome
Schmerzen mittels VA-Skala messen

Therapieziele
Schmerzen reduzieren

Elektrotherapeutische Verfahren

Niederfrequenz

Kontraindikationen ☞ 16

TENS 100 Hz (Niederfrequenz), biphasische Impulse

Elektrodenanlage
entweder beide Klebeelektroden im Bereich der Segmentwurzel, oder im Verlauf des Segmentes

Dosierung
- Intensität: sensibel überschwellig
- Dauer: bis max. 1 Std., mehrmals tägl.

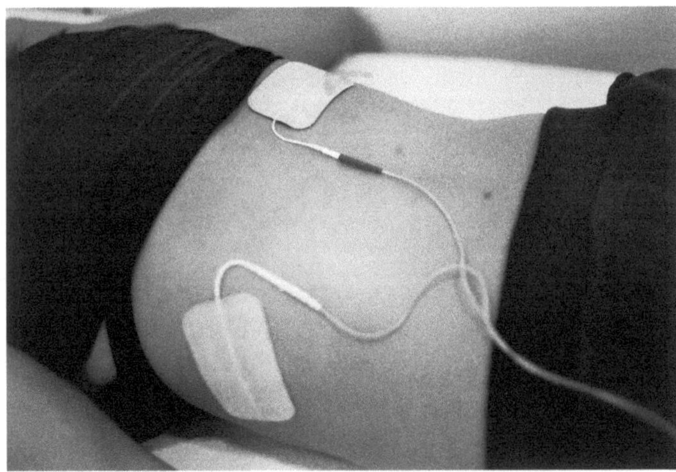

Abb. 12.11: TENS bei Post Herpes-Zoster Schmerzen

12.13 Hyperbilirubinämie - Ikterus neonatorum

Erhöhter Bilirubin-Spiegel bei Frühgeborenen oder Erhöhung des Bilirubins mit der Gefahr einer Intoxikation.

Symptome
Gelbfärbung der Haut

Therapieziele
Bilirubinspiegel senken

Elektrotherapeutische Verfahren

Licht- und Strahlentherapie

Kontraindikationen ☞16

Blaulichttherapie 420–480 nm (Licht- und Strahlentherapie)

Applikation
Strahler mit Blaulichtfilter für eine Ganzkörperbestrahlung, Abstand 20 cm

Dauer
2-stündige Bestrahlung, dann 12-stündige Pause, Mindestbestrahlung 24 Std.

13 Gynäkologie/Urologie

13.1 Adnexitis

Entzündung der Eileiter und Eierstöcke. Häufig bei sexuell aktiven Frauen (Altersgipfel 15–20 Jahre). Meist handelt es sich um eine aufsteigende Infektion aus der Vagina.

Symptome
Seitenbetonter starker Schmerz im Unterbauch, u. U. Fieber, Übelkeit und Erbrechen durch die gleichzeitige Bauchfellentzündung.

Befund
Schmerzen mittels VA-Skala messen

Therapieziele
- Schmerzen reduzieren
- Entzündung hemmen

Elektrotherapeutische Verfahren

Hochfrequenz, Mittelfrequenz

Kontraindikationen ☞16

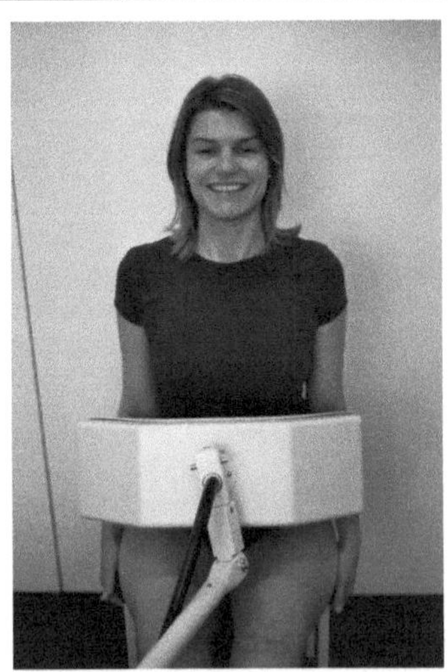

Abb. 13.1: Adnexitis, Bestrahlung mit dem Muldenstrahler

Mikrowelle 2450 MHz (Hochfrequenz)

Applikation

Muldenstrahler mit 1–2 cm Abstand frontal

Dosierung

- Intensität: II nach Schliephake
- Dauer: 7–10 Min.

Interferenzstrom 50–200 Hz (Mittelfrequenz)

Elektrodenanlage

Plattenelektroden, betroffene Areale liegen im Kreuzungsfeld der beiden Stromkreise

Dosierung

- Intensität: sensibel schwellig bis leicht überschwellig
- Dauer: 20 Min.

Kombinationsmöglichkeiten

- segmentale Heiße Rolle
- medizinische Bäder (Moorlauge-Bäder)

13.2 Dysmenorrhoe

Die Ursache der Dysmenorrhoe liegt meist bei Myomen (gutartige, hormonabhängige Tumoren der glatten Muskulatur des Uterus). Ca. 30 % der Frauen über 30 Jahre haben Uterusmyome.

Symptome

- schmerzhafte Regelblutungen
- Druckgefühl im Unterbauch

Befund

- Schmerzen mittels VA-Skala messen
- Menstruationstagebuch führen

Therapieziele

- Schmerzen reduzieren
- regelmäßige Menstruation anregen

Elektrotherapeutische Verfahren

Hochfrequenz, Niederfrequenz

Kontraindikationen ☞ 16

Mikrowelle 2450 MHz (Hochfrequenz)

Insbesondere um eine regelmäßige Menstruation anzuregen.

Applikation
Muldenstrahler segmental über der Michaelis-Raute (L1 – L5)

Dosierung
- Intensität: II nach Schliephake
- Dauer: 15 Min.

TENS 84 – 135 Hz (Niederfrequenz)

Insbesondere um Schmerzen zu reduzieren.

Elektrodenanlage
Zwei voneinander unabhängig geschaltete Stromkreise mit vier Klebeelektroden segmental im Bereich der Michaelis-Raute platzieren.

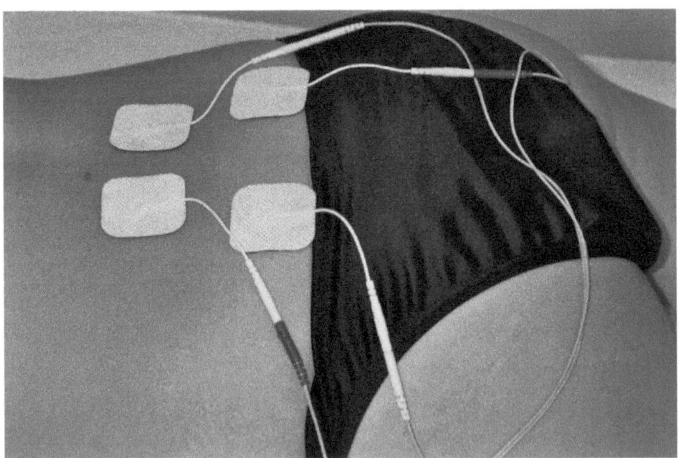

Abb. 13.2: TENS, Platzierung der Elektroden um Michaelis-Raute bei Dysmenorrhoe

Dosierung
Intensität: sensibel überschwellig
Dauer: 20 Min.

Kombinationsmöglichkeiten

- Bindegewebsmassage
- Heiße Rolle
- Entspannungstherapie

13.3 Harnverhalt

Allgemein sind Defekte der hinteren Vaginalwand eher für Symptome eines gestörten Öffnungsmechanismus verantwortlich. Ebenso kann es bei der vorderen Kolporrhaphie in wenigen Fällen zu einer relativen Überkorrektur des Uro-Retrovesicalen-Winkels kommen, welche, zunächst ödembedingt einen Harnverhalt durch einen erhöhten Urethraverschlussdruck hervorruft.

Symptome
Die Blase wird nur unzureichend entleert, da die Urethra zu früh wieder verschließt, bzw. ödembedingt einen Harnverhalt hervorruft (post-OP)

Befund
- Urinabgang über Blasenkatheter ermitteln (I. d.R. 5 Tage post-OP)
- Urinabgang messen (Miktionstagebuch)

Therapieziele
- Funktion des Detrusors verbessern
- Ödem resorbieren

Elektrotherapeutische Verfahren

Niederfrequenz, Mittelfrequenz

Kontraindikationen ☞ 16

Galvanisation 0 Hz im Hydroelektrischen Vollbad (Niederfrequenz)

Elektrodenanlage
Längsdurchflutung absteigend

Dosierung
- Intensität: sensibel schwellig
- Dauer: 20–30 Min.

13

Amplitudenmudolierter Strom (AMS) 0,5–250 Hz (Mittelfrequenz)

Insbesondere um die Detrusorfunktion zu verbessern und zur Ödemresorption.

Elektrodenanlage

Einkreisverfahren, Plattenelektroden suprasymphysär

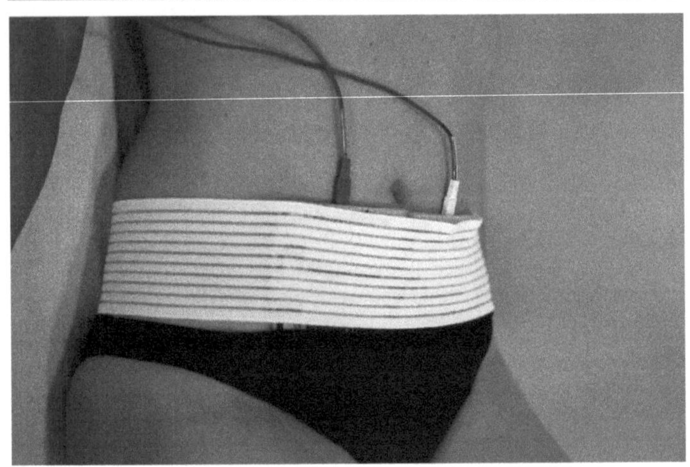

Abb. 13.3: Elektrodenanlage bei Harnverhalt (AMS)

Dosierung

- Intensität: sensibel schwellig
- Dauer: 20–30 Min.

Bei liegendem Blasenkatheter i.d.R. fünf Tage post-OP ist eine Elektrostimulation der Blase über eine transvesical platzierte Sonde, sowie einer suprasymphysären Hautelektrode möglich.

Kombinationsmöglichkeiten

- Entspannungstechniken
- Bindegewebsmassage

13.4 Inkontinenz

Eine Harninkontinenz ist die Unfähigkeit den Urin zu halten. Oft führt sie zu sehr starker psychischer Belastung, bis hin zur sozialen Isolation. Als Ursache kommen sowohl anatomische, als auch funktionelle Störungen in Betracht. Man unterscheidet verschiedene Formen der Inkontinenz. Die häufigste Form ist die Stressinkontinenz mit ca. 60–80 %. Die zweithäufigste Inkontinenz ist die Drang- oder Urgeinkontinenz mit ca. 10–15 %.

Symptome

Harnverlust bei Husten, Niesen, Lachen, körperlicher Arbeit, bis hin zum Urinabgang im Stehen ohne Belastung. Bei der Dranginkontinenz ist die typische Anamnese: „Ich muss ganz plötzlich zur Toilette, kann den Urin nicht mehr halten".

Befund

Urintagebuch

Therapieziele

Sphinkterfunktion verbessern

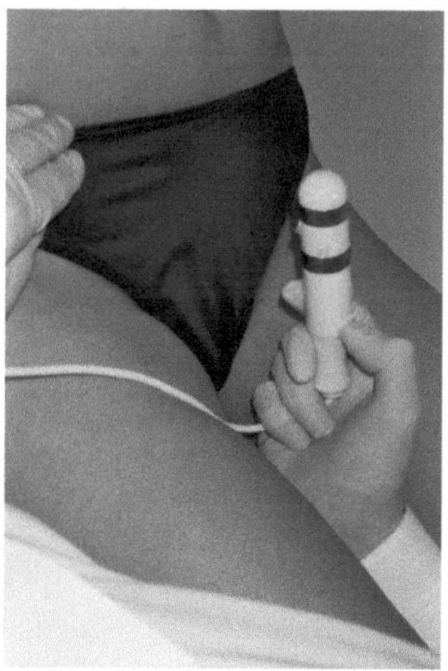

Abb. 13.4: Behandlung mit vaginaler Elektrode bei Inkontinenz

Elektrotherapeutische Verfahren

Niederfrequenz

Kontraindikationen ☞16

TENS 30 Hz (Niederfrequenz)

Elektrodenanlage

Vaginalsonde intravaginal platzieren

Dosierung

- Intensität: motorisch überschwellig
- Dauer: Ermüdbarkeitsgrenze (max. 20 Min.)

Bei der männlichen Harninkontinenz wird rektal stimuliert. Reizung der motorischen Fasern der Nn. pudendi führt zur Kontraktion der Beckenbodenmuskulatur. Ebenso bei gleichzeitigem Auftreten der Harn- und Stuhlinkontinenz bei der Frau und beim Mann.

Exponentialstrom 0,43 Hz (Niederfrequenz)

Elektrodenanlage

Kathode oberhalb der Symphyse, Anode im Bereich des Kreuzbeins

Dosierung

- Intensität: motorisch schwellig
- Dauer: Ermüdbarkeitsgrenze (max. 15 Min.)

Kombinationsmöglichkeiten

- EMG-getriggerte Elektrostimulation
- Beckenbodenmuskel-Training
- Brügger-Therapie

13.5 Mastitis

Beim Stillen können an der Mamille kleine Risse entstehen, die sich bei unzureichender Hygiene entzünden. Die Mamille ist dann stark gerötet, das Stillen ist sehr schmerzhaft.

Befund

- Umfang der Achsel messen
- Temperatur der Brust prüfen

Therapieziele

- Entzündung hemmen
- Abschwellen der Lymphknoten beschleunigen

Elektrotherapeutische Verfahren

Mittelfrequenz

Kontraindikationen ☞ 16

Unmodulierte Ströme 50 – 200 Hz (Mittelfrequenz)

Elektrodenanlage
transregionale Durchflutung

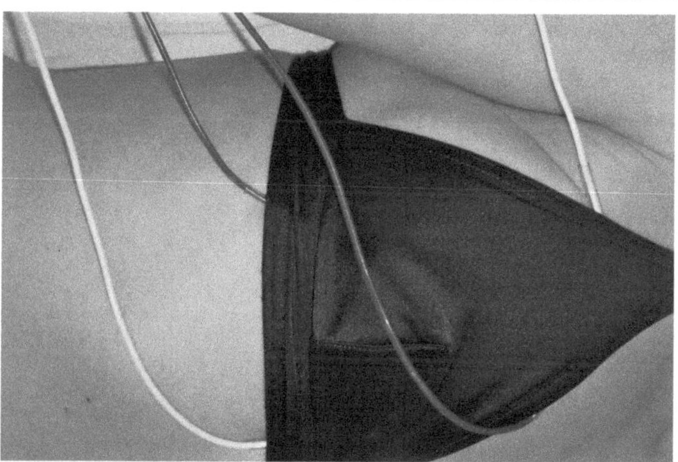

Abb. 13.5: Mastitis, Interferenzstorm mit Kryoelektroden

Besonders geeignet sind Kryo-Platteneleketroden.

Dosierung
- Intensität: sensibel schwellig
- Dauer: 20 Min.

Kombinationsmöglichkeiten

- Manuelle Lymphdrainage nach Dr. Vodder
- kühlende Wickel

13

13.6 Nephritis

Die unspezifische Entzündung nimmt primär oder sekundär in der urologischen Pathologie einen breiten Raum ein.

Symptome

Im akuten Stadium ist das Krankheitsgeschehen frisch und lebendig. Bei der chronischen Entzündung liegt ein Missverhältnis zwischen der Angriffsleistung der Erreger und der Abwehrkräfte des Organismus vor. Örtlich besteht stärkere Bindegewebsentwicklung, geringe Durchblutung. Der Organismus ist nicht mehr in der Lage, örtlich oder allgemein die notwendige Abwehrkraft aufzubringen. U. U. Brennende Schmerzen beim „Wasserlassen". Schmerzen im Nieren-Beckenbereich.

Befund

- Schmerzen mittels VA-Skala messen
- Muskeltonus palpieren

Therapieziele

- Schmerzen reduzieren
- Muskeltonus regulieren
- Entzündung hemmen

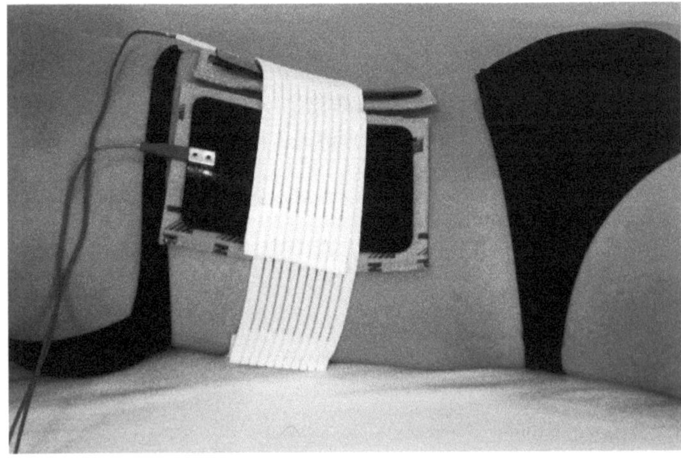

Abb. 13.6: Mittelfrequenz bei Nephritis

Elektrotherapeutische Verfahren

Mittelfrequenz, Hochfrequenz

Kontraindikationen ☞16

Unmodulierte Ströme 50–200 Hz (Mittelfrequenz)

Elektrodenanlage
Einkreisverfahren, zwei Plattenelektroden paravertebral

Dosierung
- Intensität: sensibel schwellig
- Dauer: 20 Min.

Mikrowelle 2450 MHz (Hochfrequenz)

Applikation
Muldenstrahler über dem betroffenen Gebiet

Dosierung
- Intensität: II nach Schliephake
- Dauer 8–10 Min.

Kombinationsmöglichkeiten

- Heiße Rolle
- Reflexzonenmassage

13.7 Plazentainsuffizienz

Bei der Plazentainsuffizienz sind die Nährstoff- und Sauerstoffversorgung des Kindes, sowie der Hormonproduktion der Plazenta eingeschränkt.

Symptome
Minderdurchblutung der Plazenta. Die chronische Plazentainsuffizienz verursacht keine Beschwerden oder Symptome bei der Mutter.

Therapieziele
Durchblutung der Plazenta verbessern (ausreichende Plazenta-Minuten-Volumina)

Elektrotherapeutische Verfahren

Niederfrequenz

Kontraindikationen ☞ 16

TENS 50 Hz (Niederfrequenz)

Elektrodenanlage

2-paarige, selbstklebende Elektroden segmental Th 10 und L2 paravertebral

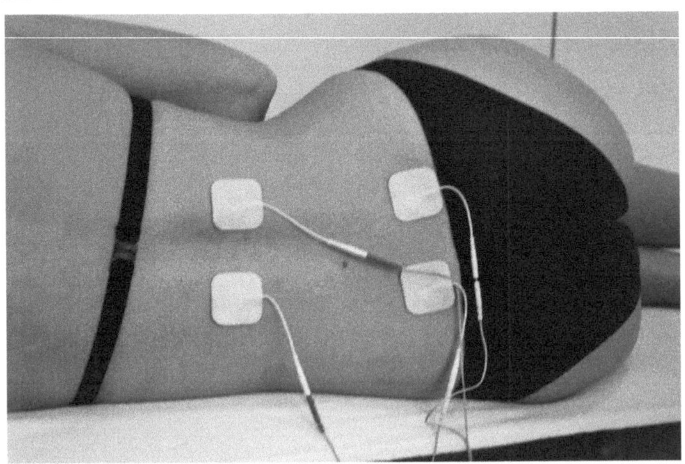

Abb. 13.7: TENS, segmentale Elektrodenanlage bei Plazentainsuffizienz

Dosierung

- Intensität: deutlich sensibel schwellig
- Dauer: 30 Min.

Kombinationsmöglichkeiten

Entspannungstherapie

13.8 Prostatitis

Akute oder chronische Entzündung der Prostata.

Symptome
- Dysurie
- Schmerzen bei der Defektion
- ggf. Harnverhalt

Befund
- Schmerzen mittels VA-Skala messen
- Miktionstagebuch

Eine weitere Befunderhebung ist durch den Physiotherapeuten nicht möglich.

Therapieziele
- Schmerzen reduzieren
- Entzündung hemmen

Elektrotherapeutische Verfahren

Hochfrequenz

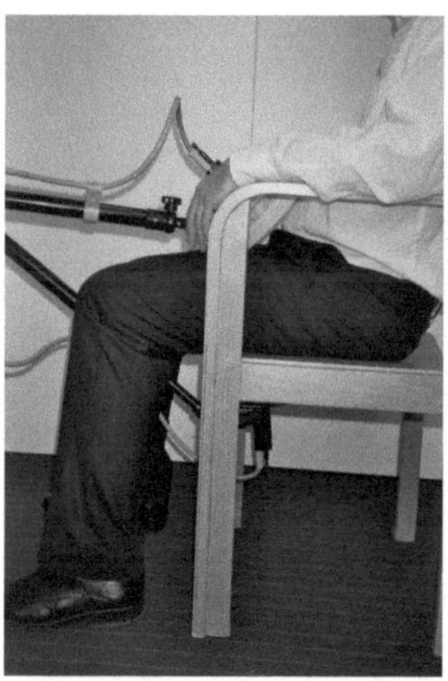

Abb. 13.8: Schliephake-Elektroden, Prostatitis

Kontraindikationen
- Fieber und Schüttelfrost
- ☞ 16

Kurzwelle 27,12 MHz (Hochfrequenz)

Applikation
Große Schliephake-Elektrode von ventral, kleine Weichgummielektrode auf der der Patient sitzt
- EHA der großen Schliephake-Elektrode, 4 cm
- EHA der kleinen Plattenelektrode, 1cm (mit Filzkissen regulieren)

Die Behandlung muss auf Hochfrequenzstuhl (Holzstuhl) erfolgen!

Dosierung
- Intensität: I–II nach Schliephake
- Dauer: 3–7 Min.

Kombinationsmöglichkeiten

milde Hydrotherapie

13.9 Pyelonephritis

Häufigste bakterielle Erkrankung der oberen Harnwege bzw. des Nierenbeckens

Symptome
- Schmerzen im Nierenbeckenbereich (Nierenlager)
- Nierenfunktionsstörung

Befund
Schmerzen mittels VA-Skala messen

Therapieziele
Schmerzen reduzieren

Elektrotherapeutische Verfahren

Hochfrequenz

Kontraindikationen
- akute Pyelonephritis mit Fieber und Schüttelfrost
- ☞ 16

Mikrowelle 2450 MHz (Hochfrequenz)

Applikation

Körpermuldenstrahler im Nierenbereich

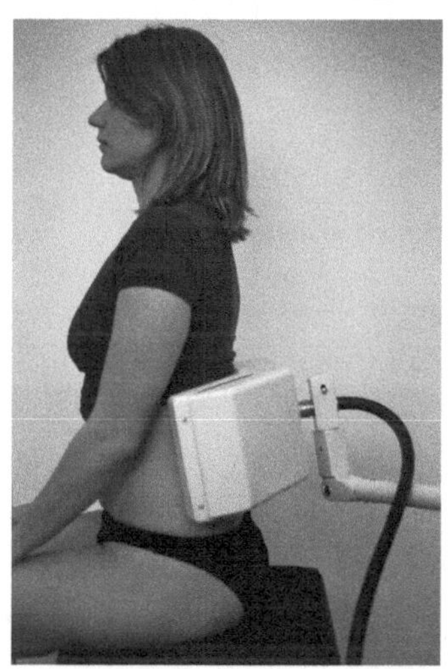

Abb. 13.9: Pyelonephritis, Behandlung mit Muldenstrahler

Dosierung

- Intensität: I–II nach Schliephake
- Dauer: 7–10 Min.

Kombinationsmöglichkeiten

Trinkkuren nach Kneipp

13.10 Zystitis

Infektiöse Entzündung der Blasenschleimhaut.

Symptome

- häufiger Harndrang
- unwillkürlicher Harnabgang (tropfenweise)

13

Befund
Miktionstagebuch

Therapieziele
Entzündung hemmen

Elektrotherapeutische Verfahren

Hochfrequenz

Kontraindikationen ☞ 16

Mikrowelle 2450 MHz (Hochfrequenz)

Applikation
Rundfeldstrahler über der Blase

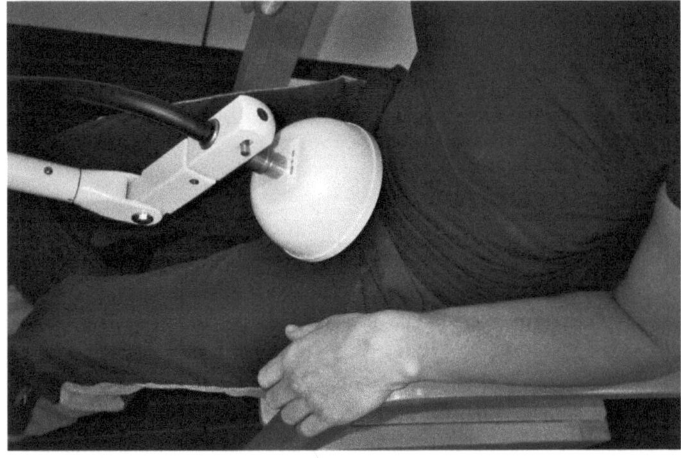

Abb. 13.10: Zystitis, Behandlung mit dem Rundfeldstrahler

Dosierung
- Intensität: I–II nach Schliephake
- Dauer: 3–7 Min.

Kombinationsmöglichkeiten

milde Wärmetherapie, z. B. Heublumensäckchen

14 Dermatologie

14.1 Akne

Eine Gruppe verschiedener Erkrankungen der Talgdrüsenfollikel mit Störungen der Sekretions- und Verhornungsvorgänge

Symptome

Es werden drei Phasen mit unterschiedlichen Symptomen beschrieben

- 1. Phase: nicht entzündliche Primäreffloreszenzen (Hautblüten)/Mitesser
- 2. Phase: sekundär entzündliche Effloreszenzen-Pickel
- 3. Phase: nicht mehr entzündliche Effloreszenzen-Aknenarben

14

Befund

- Ursachen erfragen, z. B. Hormonumstellungen, Stress, Umgang mit gewissen Chemikalien
- Phase und Ausmaß der Akne festlegen

Therapieziele

Abheilen der Akne

Elektrotherapeutische Verfahren

Licht- und Strahlentherapie

Kontraindikationen

- Hauttumore, photoallergische Reaktionen, akute Infektionen, Chemotherapie, durch Strahlenschäden vorbelastete Haut
- ☞ 16

Augenschutz ist bei der UV-Bestrahlung zwingend vorgeschrieben

UVA-Bestrahlung (Licht- und Strahlentherapie)

Applikation

Betroffene Gebiete werden bestrahlt, nicht betroffene Areale abdecken, Abstand 1,20m

Dosierung

je nach Hauttyp oder vorgeschaltetem Erythemtest 5–20 Min.

- Hauttyp I, sehr lichtempfindlich: 5 Min.
- Hauttyp II, empfindlich: 10 Min.
- Hauttyp III, normal empfindlich: 15 Min.
- Hauttyp IV, wenig empfindlich: 20 Min.

Die Behandlung sollte in einem medizinischen Institut erfolgen, nicht in einem Sonnenstudio, da die dort eingesetzten Turbobräuner z. B. ganz andere Wellenlängen haben, die ggf. die Haut schädigen. Zudem hat das Personal keine medizinische Ausbildung und kann Reaktionen nicht beurteilen.

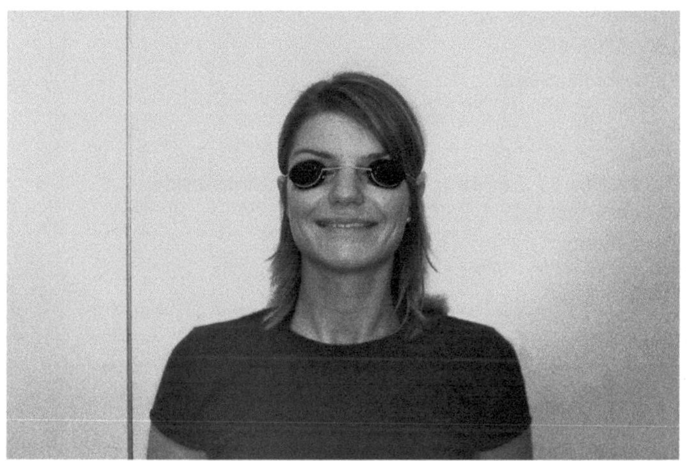

Abb. 14.1: Aknebehandlung, UVA-Bestrahlung

Kombinationsmöglichkeiten

Aknebehandlungen bestehen aus mehreren Verfahren, wie geänderte Hautpflege, Ernährungsumstellung, Medikamente wie Antibiotika oder Isotretinoin (Hemmer der Talgproduktion).

14.2 Furunkel (Karbunkel)

Akute eitrige Entzündung eines Talgdrüsenfollikels, dieses kann bis zu einigen Zentimetern groß werden.

Symptome

- gerötete Schwellung, ggf. mit Eiterpfropfen
- Schmerzen

Befund

- Größe und Stadium des Furunkels festlegen
- Schmerzen mittels VA-Skala messen

Therapieziele

Abheilen des Furunkels

Elektrotherapeutische Verfahren

Hochfrequenz

Kontraindikationen
- Furunkel im Gesicht, z. B. Lippen
- ☞16

Kurzwelle 27,12 MHz, Kondensatorfeldmethode (Hochfrequenz)

Applikation

Schliephake-Elektroden in der Größe des Furunkels, Gegenelektrode etwas größer, EHA 2–3 cm

Dosierung
- Intensität: I nach Schliephake (Dauerbetrieb)
- Intensität: II nach Schliephake (Impulsbetrieb)
- Dauer: 3–5 Min. (tägl. behandeln)

Mikrowelle 2450 MHz, Strahlenfeldmethode (Hochfrequenz)

Applikation

Fokusstrahler oder Rundfeldstrahler, EHA 7 cm

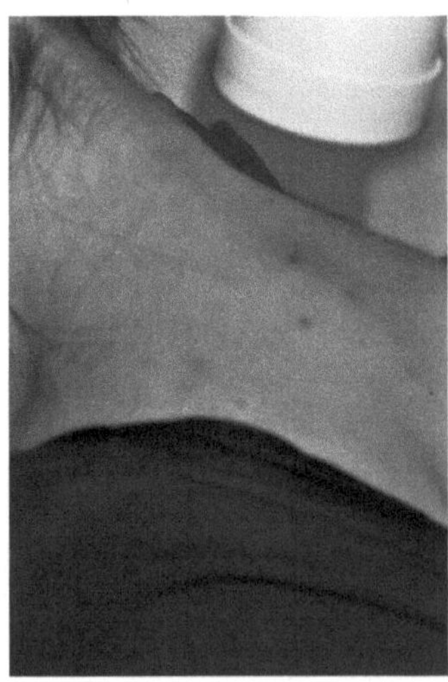

Abb. 14.2: Behandlung eines Furunkels im Nacken mit dem Fokusstrahler

Dosierung
- Intensität: I nach Schliephake (Dauerbetrieb)
- Intensität: II nach Schliephake (Impulsbetrieb)
- Dauer: 3–5 Min. (tägl. behandeln)

Kombinationsmöglichkeiten

Bis zur Reife können feuchtwarme Verbände oder Rotlicht zusätzlich eingesetzt werden.

14.3 Hyperhidrosis

Abnorme, generalisierte oder lokale Steigerung der Schweißsekretion.

Symptome
Vermehrte Schweißbildung

Befund
- Abklären der vegetativen Mitbeteiligung und evtl. vorliegender neurologischer oder internistischer Grunderkrankungen
- Erfassen der betroffenen Körperteile

Therapieziele
Schweißbildung reduzieren

Elektrotherapeutische Verfahren

Niederfrequenz
„Leitungswasseriontophorese“, dieser etwas irreführende Begriff wird häufig für diese Behandlung gewählt

Kontraindikationen ☞16

Konstanter Gleichstrom/Galvanischer Strom 0 Hz (Niederfrequenz)

Elektrodenanlage
Betroffene Extremitäten werden in den Kunststoffwannen des Vier- oder Zweizellenbades durchflutet. Ebenso wird mit dem Hyperhidrosis-Set verfahren.

Dosierung
- Intensität: sensibel überschwellig
- Dauer: 20 Min. (3–5x pro Woche)
- Polung: unbedeutend

14

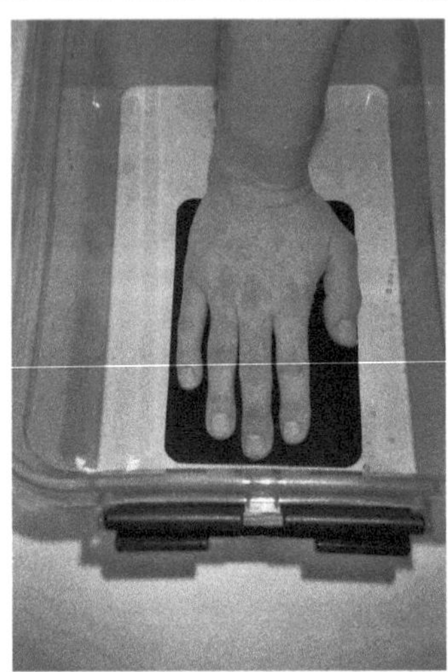

Abb. 14.3: Handwanne bei der Hyperhydrosisbehandlung

Kombinationsmöglichkeiten

Adstringierende Bäder

14.4 Neurodermitis - atopisches und endogenes Ekzem

Chronisch verlaufende Hauterkrankung mit Bildung von stark juckenden Ekzemen, beginnt im Kindesalter, schubweiser Verlauf

Symptome

- meist symmetrisches Muster der befallenen Hautareale, besonders an den Beugeseiten der Gelenke (Kniekehle, Ellenbogen)
- stark juckende Papeln
- trockene Haut

Befund

Größe der betroffenen Hautareale festlegen

Therapieziele
- Ekzeme schneller abheilen
- erneuten Schüben vorbeugen

Elektrotherapeutische Verfahren

Licht- und Strahlentherapie

Kontraindikationen
- Hauttumore, photoallergische Reaktionen, akute Infektionen, Chemotherapie, durch Strahlentherapie vorbelastete Haut
- ☞ 16

 Augenschutz ist bei der UV-Bestrahlung zwingend vorgeschrieben.

UVB Bestrahlung, kein IR Anteil! Kombination mit UVA möglich (Licht- und Strahlentherapie)

Applikation
Bestrahlung der betroffenen Hautareale, Abstand 1,20 m

Dosierung
je nach Hauttyp oder vorgeschaltetem Erythemtest zwischen 5–20 Min., ☞ 14.1

Kombinationsmöglichkeiten

Solebäder, ☞ 14.5

Bei besonders schweren Formen der Neurodermitis gibt es eine Hochdosistherapie mit UV Strahlen, diese sollte nur unter Aufsicht eines Dermatologen durchgeführt werden.

Umstritten ist der Einsatz der Magnetfeldtherapie. Einige Autoren sprechen von sehr guten Ergebnissen, andere lehnen Magnetfeldtherapie kategorisch ab.

14.5 Psoriasis - Schuppenflechte

Meist im zweiten Lebensjahrzehnt auftretende Hauterkrankung, die auf einer zehnfach erhöhten Teilungsaktivität der Zellen in der Basalschicht der Haut beruht. Durch die starke Neubildung von Zellen kommt es zur massiven Schuppung.

Symptome
- scharf begrenzte weiße Schuppen
- Juckreiz
- entzündliche Zeichen im unter der Epidermis gelegenen Bindegewebe

Befund
- Für die elektrotherapeutische Behandlung ist es von Bedeutung, welche Hautareale befallen sind. Bezieht sich die Erkrankung auf Hände und Füße, ist die Behandlung mit amplitudenmodulierten Strömen empfehlenswert. Ist der gesamte Körper befallen, ist UV-Betrahlung das Mittel der Wahl.
- Größe der betroffenen Areale festlegen

Therapieziele
- Schuppenbildung reduzieren
- Juckreiz reduzieren

Elektrotherapeutische Verfahren

Mittelfrequenz, Licht- und Strahlentherapie

Kontraindikationen
- **Mittelfrequenz:** Sollte nach drei Monaten keine Reaktion erfolgen, ist die Therapie abzubrechen.
- **Licht- und Strahlentherapie:** Hauttumore, photoallergische Reaktionen, durch Strahlentherapie vorbelastete Haut, akute Infektionserkrankungen, Chemotherapie
- ☞16

Augenschutz ist bei UV-Bestrahlungen zwingend vorgeschrieben.

Amplitudenmodulierter Strom 10 und 100 Hz (Mittelfrequenz)

Im Wechsel von Behandlung zu Behandlung. (Nicht ganz korrekt wird die Stromform auch häufig als Interferenzstrom bezeichnet).

Elektrodenanlage
Hände und Füße kommen in mit Wasser gefüllte Wannen, in denen die Elektroden liegen

Dosierung
Intensität: 100 μA/cm² Elektrodenfläche
Dauer: 5 Min. (2x tägl.), behandelt wird bis zur Abheilung des Befalls
Einige Autoren sprechen auch von höherer Dosierung und längerer Zeitdauer, andere wiederum beschreiben, dass eine stärkere Dosierung zu einer drastischen Abnahme der Wirksamkeit führt. Wir empfehlen mit der angegebenen Dosierung zu beginnen, sollten sich keine Erfolge einstellen, mit höherer Dosis zu arbeiten.

Ultraviolettphototherapie, UVB Strahlen (Licht- und Strahlentherapie)

Applikation
Ganzkörperbestrahlung, Abstand 1,20–1,50 m

Dosierung
Je nach Hauttyp oder vorgeschaltetem Erythemtest, ☞ 14.1

Kombinationsmöglichkeiten

Solebäder und UV-Bestrahlung
Während des Solebades entstehen in der Haut Mikrokristalle. Diese verstärken die Wirkung des UV-Lichtes. Der Patient darf deshalb nach dem Bad nicht abgeduscht werden und geht nass zur UV-Bestrahlung. Diese Form der Therapie wird auch als Bade-PUVA (Balneophototherapie) bezeichnet. Daneben gibt es noch die orale PUVA, hierbei gibt man dem Patienten zwei Std. vor der UVA-Bestrahlung das Medikament Meladinine. Nachteile sind die Nebenwirkungen des Medikamentes auf den Magen-Darmtrakt und die häufig sehr starke Lichtempfindlichkeit der Augen.

14.6 Zellulitis/Cellulite

Nicht entzündliche Degeneration der kollagenen und elastischen Fasern des subkutanen Bindegewebes. Es kommt dadurch bedingt zu Veränderungen der Haut, die sog. Orangenhaut. Zellulitis ist im eigentlichen Sinne keine Erkrankung und die Therapie wird nicht von den Sozialversicherungsträgern bezahlt. Sie ist als IGEL oder kosmetische Leistung anzusehen.

14

Symptome

Orangenhaut, besonders an den Oberschenkeln

Befund

Umfangmessungen

Therapieziele

- Hautsituation verbessern
- Umfang reduzieren

Elektrotherapeutische Verfahren

Mittelfrequenz

Kontraindikationen ☞16

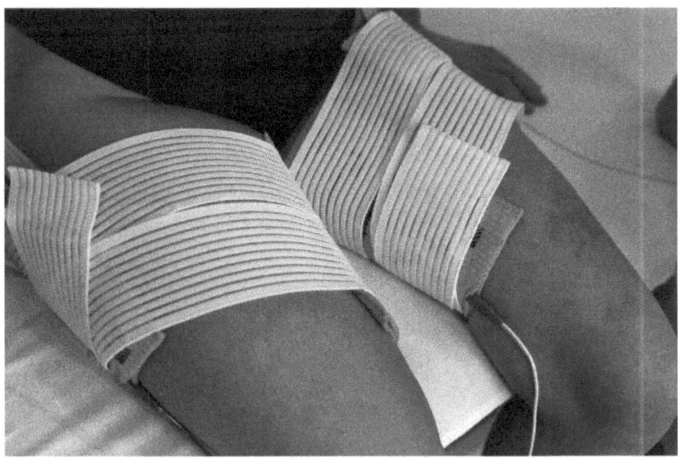

Abb. 14.4: Behandlung mit AMS-Strom bei Zellulitis

Amplitudenmodulierter Strom, Interferenzstrom 3 Hz (Mittelfrequenz)

Elektrodenanlage
transregional durch die betroffenen Gebiete

Dosierung
- Intensität: deutlich sensibel überschwellig bis motorisch schwellig
- Dauer: bis zu 90 Min.

Kombinationsmöglichkeiten

- Ernährungsumstellung
- gezielte Physiotherapie
- Sport

Für eine sinnvolle Behandlung sind Mehrkanalgeräte erforderlich. Es sind bis zu 12-Kanal-Geräte erhältlich. Einige Geräte sind speziell für diese Therapie ausgelegt, z. B. Bodyformer. Sie beinhalten computergesteuerte Programme, die mit verschiedenen Frequenzen mehrere Wirkwege beschreiten.

15

Hals-Nasen-Ohren-erkrankungen

15.1 Funktionelle Heiserkeit

Funktionelle Stimmstörung (Hyperfunktion), nicht beabsichtigte übertriebene Kontraktion der Phonationsmuskulatur (einschl. Atem-, Artikulations- und Halsmuskulatur). Folge eines unökonomischen Stimmgebrauches, z. B. bei Sprechberufen, oder Z. n. Recurrensparese,
☞15.4

Symptome
Heisere Stimme mit hartem Stimmeinsatz, Räusperzwang

Befund
- Phonationstests
- Tonus der Atemmuskeln prüfen
- Tonus der Halsmuskulatur prüfen

Therapieziele
- Sprechfunktion verbessern
- Tonus der Atemmuskulatur regulieren
- Tonus der Halsmuskulatur regulieren

Elektrotherapeutische Verfahren

Niederfrequenz, Hochfrequenz

Kontraindikationen ☞16

Jontophorese/Galvanisation 0 Hz (Niederfrequenz)

mit Idometacin
Insbesondere um die Sprechfunktion zu verbessern.

Elektrodenanlage
transregional, unter Kathode befindet sich das Medikament

Dosierung
- Intensität: 0,1 – 0,5 mA/cm^2 Elektrodenplattengröße
- Dauer: 15 Min.

Serienimpulsstrom 50 Hz (Niederfrequenz)

Insbesondere um die Sprechfunktion zu verbessern.

Elektrodenanlage
transregional im Bereich des Kehlkopfes

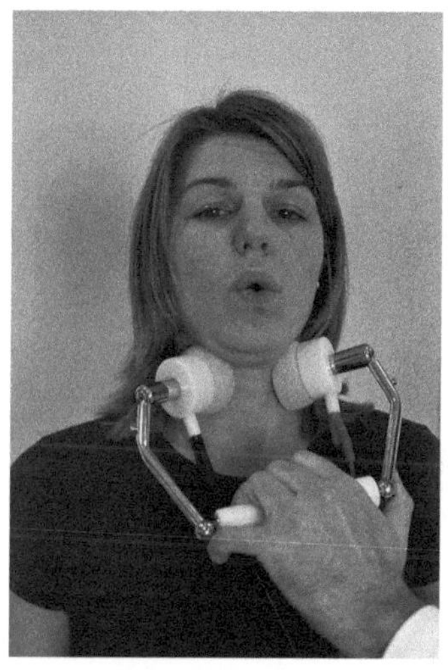

Abb. 15.1: Niederfrequenz-Stimulation mit gleichzeitigen phonetischen Übungen

Dosierung
Intensität: motorisch überschwellig
Dauer: 7–10 Min. (max. Ermüdbarkeitsgrenze)

Mikrowelle 2450 MHz (Hochfrequenz)

Insbesondere zur Tonusreglation der Atem- und Halsmuskulatur.

Applikation
Fokusstrahler mit 1–2cm Abstand frontal zum Kehlkopf

Dosierung
- Intensität: I–II nach Schliephake
- Dauer: 7–10 Min.

Kombinationsmöglichkeiten

Funktionelle Stimmtherapie (Logopädie)

15.2 Neck dissection - Halsdissektion

Die kurative Neck dissection ist der klassische Operationseingriff bei Vorliegen gesicherter Lymphknotenmetastasen. Bei der funktionellen Neck dissection belässt man den M. sternocleidomastoideus, die V. jugularis interna, den N. accessorius und andere funktionell bedeutsame Halsweichteilstrukturen.

Symptome

Ausfall der vom N. accessorius versorgten Muskulatur, Lymphrückflussstörungen mit reflektorischen Funktionsstörungen des Gesamtorganismus

Befund

- Bewegungsausmaß der Extremität auf der betroffenen Seite messen
- Muskeltonus prüfen
- Umfang messen

Therapieziele

- Inaktivitätsatrophie vermeiden
- Tonus regulieren
- Lymphabfluss verbessern

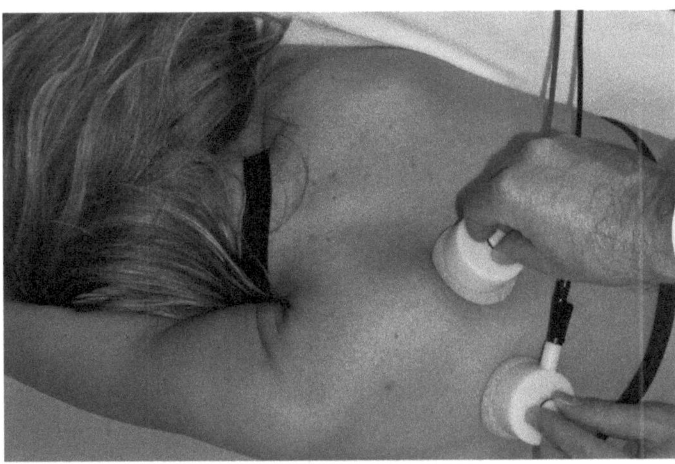

Abb. 15.2: Neck dissection, Reizung des M. serratus anterior (Niederfrequenz)

Elektrotherapeutische Verfahren

Niederfrequenz, Mittelfrequenz

Kontraindikationen ☞16

Exponentialstrom 0,43 Hz (Niederfrequenz)

Insbesondere um eine Inaktivitätsatrophie zu vermeiden.

Elektrodenanlage
Kathode auf Muskel oder Nervenreizpunkt, Anode distal, bzw. im Nervenursprungsgebiet

Dosierung
- Intensität: motorisch überschwellig
- Dauer: Ermüdbarkeitsgrenze.

Bei Wiederkehr der faradische Erregbarkeit Stimulation mit Serienimpulsen

15

Interferenzstrom 30–50 Hz (Mittelfrequenz)

Insbesondere um den Lymphabfluss zu verbessern.

Elektrodenanlage
Bei Applikation der Elektroden darauf achten, dass das Behandlungsgebiet in den Therapiefeldern um die Schnittstelle liegt, i. d.R. quadratische oder rechteckige Anlage der vier Elektroden.

Dosierung
Intensität: sensibel schwellig
Dauer: 20–30 Min.

Kombinationsmöglichkeiten

- Manuelle Lymphdrainage nach Dr. Vodder
- funktionelle aktive und passive Physiotherapie

15.3 Otitis media chronica - Mittelohrentzündung

Es handelt sich um eine chronische Schleimhauteiterung unterschiedlicher Genese.

Symptome

- Absonderung von Exsudat

Die Otitis weist Perioden völliger Schmerzfreiheit auf. Im Vergleich zur akuten Otitis media fehlende Schmerzen und guter Allgemeinzustand.

Befund

akute Otitis media ausschließen

Therapieziele

- Mittelohr „trockenlegen“
- Ohrendruck bei Ohrenkatarrh beseitigen
- chronische Entzündung reduzieren.

Elektrotherapeutische Verfahren

Hochfrequenz

Kontraindikationen ☞ 16

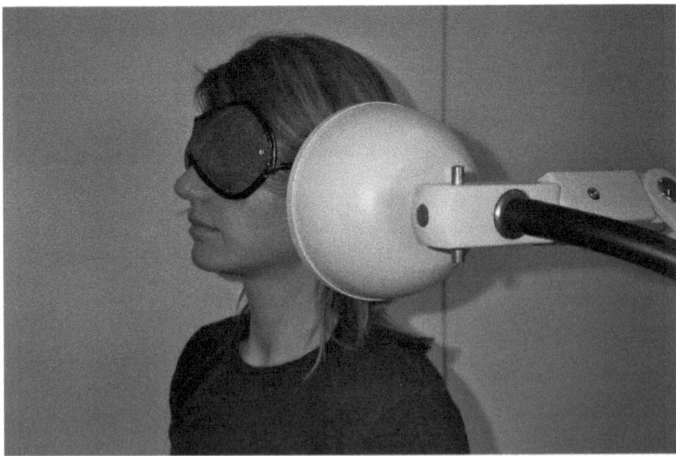

Abb. 15.3: Mittelohrentzündung, Bestrahlung mit dem Rundfeldstrahler

Mikrowelle 2450 MHz (Hochfrequenz)

Applikation

Rundfeldstrahler oder Fokusstrahler mit 1 – 2 cm Abstand zum betroffenen Ohr

Dosierung

Intensität: I – II nach Schliephake
Dauer: 5 – 10 Min.

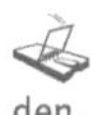
Zum Schutz der Augen muss eine Drahtgitter-Schutzbrille getragen werden.

Kombinationsmöglichkeiten

Manuelle Lymphdrainage nach Dr. Vodder

15.4 Recurrensparese

Die Strumektomie ist die häufigste Ursache einer Kehlkopfmuskellähmung. Darüber hinaus gibt es weitere Ursachen der Recurrens-Parese, z. B. das Bronchialkarzinom, besonders bei Sitz im Ober- und Mittelgeschoss und bei mediastinalen Lymphknotenmetastasen. Es handelt sich bei der Recurrensparese um eine Lähmung mit Ausfall sämtlicher innerer Kehlkopfmuskeln der betroffenen Seite.

Symptome

Dysphonie bei akuter Parese, später Stimmverbesserung

Befund

Sprach und Singvermögen testen

Therapieziele

- kompensatorischen Stimmlippenschluss erzielen
- Sprech- und Singfunktion wieder erlangen.

Elektrotherapeutische Verfahren

Niederfrequenz

Kontraindikationen ☞16

Exponentialstrom 0,76 Hz (Niederfrequenz)

Elektrodenanlage

transregional

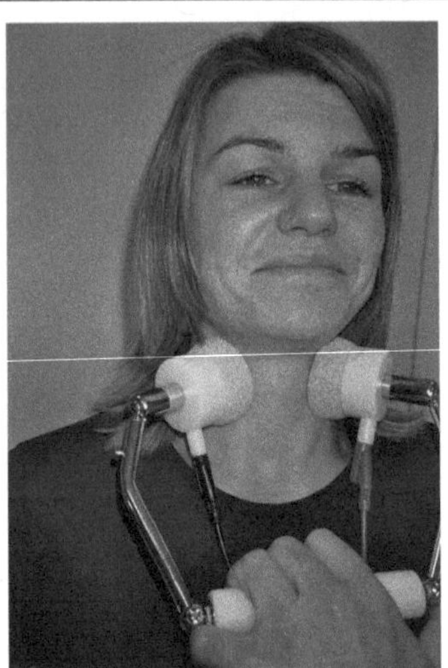

Abb. 15.4: Niederfrequenz bei Recurrensparese

Liegt die faradische Erregbarkeit vor, Reizung mit Serienimpulsen.

Dosierung
- Intensität: motorisch überschwellig
- Dauer: Ermüdbarkeitsgrenze

Kombinationsmöglichkeiten

Sprech- und Singübungen (Logopädie)

15.5 Sinusitis

Die Ätiologie, Pathophysiologie, Pathologie, aber auch klinischen Gesichtspunkte sind bei Entzündungen der verschiedenen Nasen-Nebenhöhlen oft identisch, oder zumindest ähnlich. Deshalb werden sie zusammengefasst dargestellt. „Banale" Entzündungen überwiegen weitaus – spezifische Entzündungen kommen vor allem als fortgeleitete Erkrankungen der Nasen-Haupthöhle vor, sind aber sehr selten. Jeder einfache Schnupfen zieht auch die Schleimhaut der Nebenhöhlen in Mitleidenschaft („Begleitsinusitis").

Symptome
Gesichts- und Kopfschmerzen, für welche charakteristisch ist, dass sie beim Bücken, bzw. bei erhöhtem Druck in den Nebenhöhlen stärker werden. Bei akuter Sinusitis sind die Schmerzen i. d.R. sehr viel stärker als bei chronischem Verlauf, hier können die Schmerzen ganz fehlen.

Befund
- Erhöhung des Drucks in den Nebenhöhlen provozieren
- betroffene Seite lokalisieren (Klopftest)

Therapieziele
- Nasenschleimhäute der Nasen-Nebenhöhlen „beruhigen"
- Sekretfluss fördern

Elektrotherapeutische Verfahren
Hochfrequenz, Licht- und Strahlentherapie

Kontraindikationen ☞16

Mikrowelle 2450 MHz (Hochfrequenz)
Applikation
Rundfeld oder Fokusstrahler mit 1–2 cm Abstand frontal

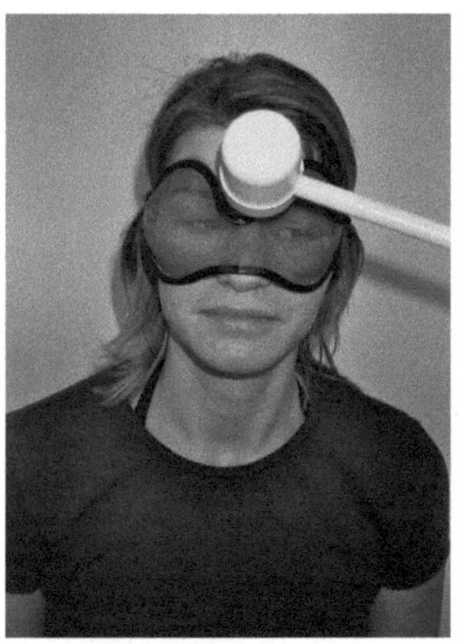

Abb. 15.5: Sinusitis, Bestrahlung der Stirnhöhlen mit dem Fokusstrahler

Zum Schutz der Augen muss eine Drahtgitter-Schutzbrille getragen werden. Es ist darauf zu achten, dass die Brille die zu behandelnden Areale nicht beeinträchtigt.

Dosierung
- Intensität: I–II nach Schliephake
- Dauer: 7–10 Min.

Rotlicht (Licht- und Strahlentherapie)

Applikation
Strahler mit Rotlichtfilter in einem Abstand von 30 cm frontal

Dosierung
- Intensität: Wärmeempfinden
- Dauer: 15 Min.

Kombinationsmöglichkeiten

- Inhalationstherapie (Nachen-Rachendusche/Nasenspülung)
- Manuelle Lymphdrainage nach Dr. Vodder (Mundinnendrainage)
- mäßige Wärme mittels Kirschkernsäckchen (direkte Auflage).

15.6 Tinnitus

Unter Tinnitus werden verschiedene Traumata unterschiedlicher Genese als sog. Ohrgeräusch zusammengefasst.

Symptome
- Schwindel
- Gleichgewichtsstörungen
- Erbrechen

Befund
- Ohrgeräusche mittels VA-Skala messen
- Schwindelsymptomatik bestimmen

Therapieziele
Ohrgeräusche reduzieren

Elektrotherapeutische Verfahren

Mittelfrequenz

Kontraindikationen ☞ 16

Interferenzstrom 100 Hz (Mittelfrequenz)

Elektrodenanlage

Doppelkissenelektroden bds. an Processus mastoidei mit Klettband fixieren

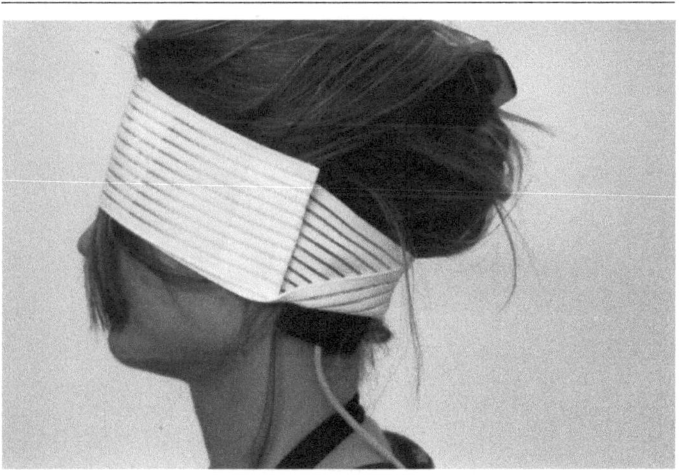

Abb. 15.6: Tinnitus, Behandlung mit zwei kleinen Tetrapolarelektroden

Dosierung

- Intensität: sensibel schwellig bis leicht überschwellig
- Dauer: 30 Min.

Kombinationsmöglichkeiten

- aktive Physiotherapie („Schwindeltraining")
- Schlingentisch
- Funktionsmassagen
- Manuelle Therapie
- Fußreflexzonenmassage

16

Kontra-indikationen

Liest man sich in die aktuelle, wie auch in die historische Literatur ein, so ergeben sich immer wieder die selben Kontraindikationen. Hierfür finden sich allerdings keine evidenzbasierenden Studien, die als Hintergrund herangezogen werden können. Kritisch betrachtet werden Kontraindikationen von Autor zu Autor weitergegeben. Hier wäre es ratsam, neuere Untersuchungen mit einzubeziehen. Sicherlich sind es häufig auch forensische Gründe, die dazu führen, dass nur allzu leicht ein Verfahren als Kontraindikation dargestellt wird. Prof. David an der Fakultät in Witten Herdecke, hat sich z. B. mit dem Thema „Herzschrittmacher" beschäftigt und herausgefunden, dass dieser nicht generell als absolute Kontraindikation zu gelten hat. Die aktuellste Untersuchung von Prof. David weist auf die verschiedensten Komponenten der Kontraindikationen, auch in Bezug auf die Bauart der verschiedenen Herzschrittmacher hin.
Die Autoren Bossert und Vogedes setzen sich seit Jahren dafür ein, dass vermeintliche Kontraindikationen differenzierter gesehen werden.
Es werden unterschieden:

- Absolute Kontraindikationen = A
- Relative Kontraindikationen = RK
- Regionale Kontraindikationen = R
- Zeitlich begrenzte Kontraindikationen = Z

Niederfrequenz

Krankheitsbild	Kontraindikation
Depressionen	A, Ultrareizstrom, Impulsgalvanisation
Elektronische Implantate (Schrittmacher)	R, „50-50-Regel", d. h. 50 cm jeweils Abstand zum Implantat
Entzündliche Hauterkrankungen	R, außer Hochvoltströme
Infektionserkrankungen, fieberhafte Erkrankungen	Z
Kardiologische Erkrankungen	R
Morbus Bechterew	Z
Psychosen	Z
Rheumatisches Fieber	Z
Schwangerschaft	R, Z
Sensibilitätsstörungen	R, außer stabiler faradischer Strom
Strahlenschäden der Haut	R
Thrombosen (frisch)	R
Tumoren ungeklärter Genese	R

Mittelfrequenz

Krankheitsbild	Kontraindikationen
Elektronische Implantate (Schrittmacher)	R, „50-50-Regel“, d. h. 50 cm jeweils Abstand zum Implantat
Schwangerschaft	R, Z
Thrombosen (frisch)	R

Hochfrequenz

Krankheitsbild	Kontraindikation
Akute Prozesse	R
Elektronische Implantate (Herzschrittmacher)	A
Feuchte Verbände	R
Floride Entzündung	R
Metallimplantate (Piercing, Granatsplitter, u. Ä.)	R
Schwangerschaft	R, RK
Schwerste Sensibilitätsstörungen	R
Ungeklärte Tumoren	R

Ultraschall

Krankheitsbild	Kontraindikation
Akute Prozesse	R
Elektronische Implantate (Herzschrittmacher)	R, „50-50-Regel“, d. h. 50 cm jeweils Abstand zum Implantat
Feuchte Verbände	R
Floride Entzündung	R
Metallimplantate (Piercing, Granatsplitter, u. Ä.)	R
Schwangerschaft	R, RK
Schwerste Sensibilitätsstörungen	R
Ungeklärte Tumoren	R

Licht- und Strahlentherapie

Infrarot

Krankheitsbild	Kontraindikation
Fieberhafte Erkrankungen	A
AVK Stadium III und IV	A
Thrombose frisch	A
Ulcus	R

Ultraviolett

Krankheitsbild	Kontraindikation
Infektionskrankheiten	A
Lichtdermatosen	A
Lichtsensibilisierung z. B. durch Medikamente	A
Lungen-Tbc	A
Lupus erythematodes	A
Rheumatische Erkrankungen (im akuten Schub)	Z
Schilddrüsenüberfunktion	A

17 Anhang

Adressen

Arbeitsgemeinschaft Elektrotherapie im ZVK
Co Ev. Krankenhaus Düsseldorf
Kirchfeldstr. 40
40217 Düsseldorf
Tel.: 02 11 / 9 19-4971
Fax: 02 11 / 9 19-3988
E-Mail: frank-p.bossert@evk-duesseldorf.de

BGW Hauptverwaltung
Pappelallee 35/37
22089 Hamburg
Postfach 760224
22052 Hamburg
Tel.: 0 40 / 2 02 07-0
Fax: 0 40 / 2 02 07-525

Bundesverband selbstständiger Physiotherapeuten-IFK e. V.
Lise-Meitner-Allee 2
44801 Bochum
Tel.: 02 34 / 9 77 45-0
Fax: 02 34 / 9 77 45-45
E-Mail: ifk@ifk.de

Deutsche Gesellschaft für Elektrotherapie und Elektrostimulation e. V.
Bundesgeschäftsstelle: c/o Hedon-Klinik
Hedon-Allee 1
49811 Lingen (Ems)
Tel.: 05 91/9 18-1235, -1237
Fax: 05 91/9 18-16
Website: www.geset.de, E-Mail: vorstand@geset.de

Deutsche Gesellschaft für Physikalische Medizin und Rehabilitation e. V.
Westbahnhofstr. 2
07745 Jena
Tel.: 0 36 41 / 62 21 78
Fax: 0 36 41 / 62 21 78
E-Mail: LoBeyer@t-online.de

Deutscher Verband für Physiotherapie-Zentralverband der Physiotherapeuten/ Krankengymnasten (ZVK) e.V.
Postfach 210280
50528 Köln
Tel.: 02 11 / 98 10 27-0
Fax: 02 11 / 98 10 27-25
E-Mail: info@zvk.org

17

ifess International Functional Electrical Stimulation Society
International Office
Nico Rijkhoff, Ph. D., Secretary
Dept. of Health Science and Technologie
Center for Sensory-Motor Interaction
Fredrik Bajers Vej 7, A2-208
DK-9220 Aalborg
Dänemark
Tel.: +45 / 96 35 / 88 10
Fax: +45 / 98 15 / 40 08

Physio-Akademie gGmbH
Wremer Specken 4
27638 Wremen
Tel.: 0 47 05 / 95 18-0
Fax: 0 47 05 / 95 18 10
E-Mail: info@physio-akademie.de

Sanum,Spitzenverband ambulante Nerven- und Muskelstimulation
Salierring 44
50677 Köln
Tel.: 02 21 / 9 23 67 91
Fax: 02 11 / 2 40 86 70
E-Mail: sanum@verbandsbuero.de

VDB-Physiotherapeutenverband e.V., Berufs- und Wirtschaftsverband der Selbstständigen in der Physiotherapie
Prinz-Albert-Str. 41
53113 Bonn
Tel.: 02 28 / 21 05 06
Fax: 02 28 / 21 05 52
E-Mail: vdb@physio.de

Verband Physikalische Therapie
Vereinigung für die physiotherapeutischen Berufe (VPT) e. V.
Postfach 762165
22069 Hamburg
Tel.: 0 40 / 22 72 32 22
E-Mail: info@vpt-online.de

Literaturverzeichnis

Alken, C.-E., Sökeland, J.: Urologie, 9. Auflage, Georg Thieme Verlag, Stuttgart, New York 1983

Becker, W., Naumann, H. H., Pfalz, C. R.: Hals-Nasen-Ohren-Heilkunde, 3. Auflage, Georg Thieme Verlag, Stuttgart, New York, 1986

Bjordal, J.M.: Clinical Electrotherapy. Your Guide to Optimal Treatment. HoyskoleForlaget, Kristiansand 2001

Bossert, F.-P., Vogedes, K.: Elektrotherapie, Licht- und Strahlentherapie, 1. Auflage, Urban&Fischer Verlag, München, Jena 2003

Cameron, M.H.(ed): Physical Agents in Rehabilitation. From Research to Practice. Second Edition. Saunders, St. Louis 2003

Edel, H.: Fibel der Elektrodiagnostik und Elektrotherapie. 6. Auflage. Verlag Gesundheit, Berlin 1991

Fischer, G., Kölbl, H.: Uro-Gynäkologie in Praxis und Klinik, 1.Auflage, Walter de Gruyter, Berlin, New York 1995

Gersh, M.R.(ed): Electrotherapy in Rehabilitation. Davis, Philadelphia 1992

Herold, G. et al: Innere Medizin, 2.Auflage, Verlag Arzt+Information, Köln, 1999

Jantsch, H., Schuhfried, F.: Niederfrequente Ströme zur Diagnostik und Therapie, 8. Auflage, Verlag W. Maudrich, Wien, München,Bern, 1981

Kitchen, S., Bazin, S. (eds): Claytońs Electrotherapy. 10th Edition. Saunders, London 1996

Kolster, B., Eibelt-Paprotny, G., Hirsch, M.: Leitfaden Physiotherapie, 1. Auflage, Jungjohann Verlagsgesellschaft, Neckarsulm-Stuttgart, 1994

Low, J., Reed, A.: Electrotherapy Explained. Principles and Practice. Third Edition. Butterworth Heinemann, Edinburgh 2000

Makoschey, D.: Funktionelle Elektrostimulation, 1. Auflage, Evangelische Stiftung Volmarstein, Forschungsinstitut Technologie-Behindertenhilfe, Wetter 1996

Masur, K. F., Neumann, M.: Neurologie, 4. Auflage, Hippokrates Verlag, Stuttgart, 1998

Michlovitz, S.L. (ed): Thermal Agents in Rehabilitation. Third Edition. Davis, Philadelphia 1996

Nelson, R.M., Currier, D.P. (eds): Clinical Electrotherapy. Second Edition. Appleton & Lange, Norwalk 1991

Nelson, R.M., Hayes, K.W., Currier, D.P. (eds): Clinical Electrotherapy. Third Edition. Appleton & Lange, Stamford 1999

Niethard, F. U., Pfeil, J.: Orthopädie, 3. Auflage, Hippokrates Verlag, Stuttgart, 1997

Pschyrembel: Klinisches Wörterbuch, 259. Auflage, Walter de Gruyter, Berlin, New York, 2002

Reifferscheid, M., Weller, S.: Chirurgie, 7. Auflage, Georg Thieme Verlag Stuttgart, New York, 1986

Rüppel, B., Waldmann, S., Reuss, Ch.: Gynäkologie und Geburtshilfe, 1. Auflage, Gustav Fischer Verlag, Lübeck, Stuttgart, Jena, Ulm, 1998

Robinson, A.J., Snyder-Mackler, L. (eds): Clinical Electrophysiology. Electrotherapy and Electrophysiologic Testing. Second Edition. Williams & Wilkins, Baltimore 1995

Walsh, D.M.: TENS: Clinical Applikations and Related Theory. Churchill Livingstone, New York 1997

Index

i

F

G

H

I

K

U

V

W

Z

i

Krankheitsbilder (alphabetisch geordnet)

(Fortsetzung Krankheitsbilder M-Z bitte umblättern ☞)

Einteilung der Elektrotherapie nach Frequenzen

Galvanisation: 0 Hz
Niederfrequenztherapie: 1–1.000 Hz
Mittelfrequenztherapie: 1.000–100.000 Hz
Hochfrequenztherapie: > 100.000 Hz
Ultraschalltherapie: 50.000 – 3.000.000 Hz

Einteilung analgetischer niederfrequenter Stromarten nach Frequenzen

Diadynamische Ströme 50/100 Hz
Ultrareizstrom 143 Hz
Biphasische Ströme 1–250 Hz
TENS 1–150 Hz

Einteilung der Mittelfrequenzströme

Endogen moduliert: Interferenzstrom
Exogen moduliert: 1-Kanal-Mittelfrequenzstrom

Wirkungen der Mittelfrequenzmodulationen

Analgesie 100 (50–250) Hz
Verbesserung kutaner Mikrozirkulation 2–4–(10) Hz
Verbesserung muskulärer Mikrozirkulation 8–12– (20) Hz
Annäherung an eine physiologische motorische Aktivierung 15–25 Hz
Detonisierung durch Schwellungen

Einteilung der Hochfrequenztherapie

Kurzwelle 27,12 MHz (Wellenlänge 11,06m)
Dezimeterwelle 433,92 MHz (Wellenlänge 69cm)
Mikrowelle 2450 MHz (Wellenlänge 12,5cm)

Einteilung der Ultraschalltherapie

Niederfrequente < 120000 Hz
Hochfrequente >700000 Hz

Pathologische Befunde in der Reizstromdiagnostik schlaffer Lähmungen

I/t-Kurve Anstieg und Rechtsverschiebung
Chronaxie > 1 ms
Akkomodationsquotient < 2

Elektromyostimulation nicht denervierter Muskeln mit Schwellströmen

Impulsfrequenzen 3–50 Hz
Schwellungsdauer 5–15 sec
Pause 50–10 sec
Behandlungszeit 5–30 Min

Medikamentenpolung bei der Iontophorese

Positiv:
Acetylcholin, Bienengift,
Doloarthrosenex®
Negativ:
Voltaren-Emulgel®,
Exhurid®, Mobilat®,
Heparin, Salycilsäure